神经外科
手术精要与并发症

（第2版）

主　编　赵继宗

副主编　王江飞　刘伟明

北京大学医学出版社

SHENJING WAIKE SHOUSHU JINGYAO YU BINGFAZHENG

图书在版编目（CIP）数据

神经外科手术精要与并发症／赵继宗主编．—2 版．
—北京：北京大学医学出版社，2017.8
ISBN 978-7-5659-1625-0

Ⅰ．①神…　Ⅱ．①赵…　Ⅲ．①神经外科手术—并发症
Ⅳ．①R651.06

中国版本图书馆 CIP 数据核字（2017）第 130962 号

神经外科手术精要与并发症（第 2 版）

主　　编：赵继宗
出版发行：北京大学医学出版社
地　　址：（100191）北京市海淀区学院路 38 号　北京大学医学部院内
电　　话：发行部 010-82802230；图书邮购 010-82802495
网　　址：http://www.pumpress.com.cn
E - mail：booksale@ bjmu.edu.cn
印　　刷：北京佳信达欣艺术印刷有限公司
经　　销：新华书店
责任编辑：冯智勇　韩忠刚　　责任校对：金彤文　　责任印制：李　啸
开　　本：889 mm × 1194 mm　1/16　印张：18.5　字数：534 千字
版　　次：2017 年 8 月第 2 版　　2017 年 8 月第 1 次印刷
书　　号：ISBN 978-7-5659-1625-0
定　　价：128.00 元

编 者 名 单

（按姓氏笔画排序）

王　胜　华中科技大学同济医学院附属同济医院
王　峰　宁夏医科大学总医院
王　涛　北京大学第三医院
王　硕　首都医科大学附属北京天坛医院
王　超　第四军医大学唐都医院
王　景　第四军医大学唐都医院
王永刚　首都医科大学附属北京天坛医院
王亚明　中国人民解放军海军总医院
王江飞　首都医科大学附属北京天坛医院
王茂德　西安交通大学第一附属医院
王学廉　第四军医大学唐都医院
尹　怡　第三军医大学西南医院
叶　迅　首都医科大学附属北京天坛医院
田　军　贵州省贵阳市金阳医院
兰　青　苏州大学附属第二医院
冯　华　第三军医大学西南医院
刘　泠　首都医科大学附属北京天坛医院
刘　晓　温州医科大学附属第一医院
刘　源　新疆医科大学第一附属医院
刘　藏　首都医科大学附属北京友谊医院
刘伟明　首都医科大学附属北京天坛医院
刘建民　第二军医大学附属长海医院
江基尧　上海交通大学医学院附属仁济医院
孙　涛　宁夏医科大学总医院
李　奇　西安交通大学第一附属医院
李昉晔　中国人民解放军总医院
吴安华　中国医科大学附属第一医院
余新光　中国人民解放军总医院
汪　鑫　第四军医大学唐都医院
张　华　第四军医大学唐都医院
张　宇　温州医科大学附属第一医院
陈立华　中国人民解放军陆军总医院附属八一脑科医院
屈　延　第四军医大学唐都医院

赵继宗　首都医科大学附属北京天坛医院

洪　波　第二军医大学附属长海医院

费　舟　第四军医大学西京医院

姚红新　北京大学第一医院

贺世明　第四军医大学唐都医院

贾桂军　首都医科大学附属北京天坛医院

钱若兵　安徽省立医院

徐宇伦　首都医科大学附属北京天坛医院

徐如祥　中国人民解放军陆军总医院附属八一脑科医院

高大宽　第四军医大学西京医院

高国栋　第四军医大学唐都医院

唐　健　四川省人民医院

诸葛启钏　温州医科大学附属第一医院

黄光富　四川省人民医院

菅凤增　首都医科大学附属宣武医院

曹楚南　贵州省贵阳市金阳医院

康德智　福建医科大学附属第一医院

傅先明　安徽省立医院

舒　凯　华中科技大学同济医学院附属同济医院

游　潮　四川大学华西医院

雷　霆　华中科技大学同济医学院附属同济医院

衡立君　第四军医大学唐都医院

第1版序

我国的神经外科事业在王忠诚院士等老一辈专家的带动下，几十年来取得了长足的进展；许多基层医院都已开展了神经外科手术。现在，我国已经经历了经典神经外科和显微神经外科阶段，并正在向微创神经外科的方向迈进。

随着我国经济的迅速发展，人民生活水平的不断提高，病人对医疗质量的要求也越来越高，不仅要求安全的手术治疗，还要求保持良好的生活质量。在这种实际情况下，病人对神经外科医生提出了更高的要求。神经外科本身就是一个高风险和高致残率的学科，医生在进行手术治疗时，不仅要考虑手术能达到什么目的和能否胜任这个手术，同时还必须关注手术后病人的生活质量，能够重新开始正常的生活和工作。

在医疗实践中，掩饰错误，推卸责任，不敢正视并发症的存在，都是不可取的。诊疗工作中有了错误应勇于承认，从错误中学习才能不断提高。首都医科大学附属北京天坛医院赵继宗教授为了不断总结成功的经验和汲取失败的教训，乃将国内众多有丰富临床经验的神经外科专家的手术体会、应注意的问题和不良效果加以总结，希望以最小的创伤、最大限度的保护，减少医源性损伤以及手术后并发症，以恢复脑神经功能，这对提高医疗质量和促进神经外科学科的发展将是一项有益的创举。

今天，这部《神经外科手术精要与并发症》出版问世了，作者结合他们多年来的丰富临床经验，撰写的章节内容翔实、观点明确、叙述全面，是一部很有参考价值的好书。期望我国的神经外科事业不断地与时俱进，冲出亚洲，走向世界，进入国际医学界，特别是神经外科领域的先进行列。

袁洁祖

中国科学院院士

中华医学会外科学分会名誉主任委员

前　言

2003 年我国外科学之父裘法祖院士提议编纂出版 "非正规手术学" 系列专著，包括腹部外科、泌尿外科、心胸外科和神经外科等。当时考虑到 "非正规手术学" 可能引起业内外误解，编者很难把握，遂将本书易名为《神经外科手术精要与并发症》。2004 年本书第 1 版由北京大学医学出版社出版，问世后受到读者好评。

正如裘法祖先生在本书第 1 版的序中所言：

"神经外科本身就是一个高风险和高致残率的学科，医生在进行手术治疗时，不仅要考虑手术能达到什么目的和能否胜任这个手术，同时还必须关注手术后病人的生活质量，能够重新开始正常的生活和工作。

在医疗实践中，掩饰错误，推卸责任，不敢正视并发症的存在，都是不可取的。诊疗工作中有了错误应敢于承认，从错误中学习才能不断提高……将国内众多有丰富经验的神经外科专家的手术体会、应注意的问题和不良效果加以总结，希望以最小的创伤、最大限度的保护，减少医源性损伤以及手术后并发症，以恢复脑神经功能，这对提高医疗质量和促进神经外科学科的发展将是一项有益的创举。

期望我国的神经外科事业与时俱进，冲出亚洲，走向世界，进入国际医学界，特别是神经外科领域的先进行列。"

重温裘法祖先生的谆谆教诲，我们仍然感到十分亲切和受益。今天本书再版，我们希望能领会裘法祖先生 13 年前为本书命名 "精要" 的深意，为此特讨教中国社会科学院文学研究所研究员、博士生导师蒋寅先生，明了 "精要" 之解，即精髓和要点。蒋先生认真查阅大量文献，摘引如下：

"精要" 之解，即精髓和要点。《说文》："精，择也"，本义为择米，延伸为择取精华。"要" 有三解，（一）关键、要害之义，（二）简明扼要之义，（三）玄秘深隐之义。"精" 即精髓，"要" 可根据书的内容、篇幅，取概要、重要、深刻之一，或并举而解之。

精要组成复合词，有精当而扼要之义。医家所用精、要字，见《黄帝内经·素问》。以精要名书，似始于宋·陈自明（字良甫）《外科精要》三卷（公元 1263 年）。

进入 21 世纪，医学迈入微创时代，在显微神经外科学的基础上新医疗手术技术不断涌现，如神经导航、内镜、质子刀等，推进神经外科继续前行。神经外科手术理念随之发生变化，患者手术后生存质量被放到治疗效果首位。近年，医学界提出了精准医学（precision medicine）的概念，更是从疾病的本质上确定发病机制，针对每位病人采用个体化治疗。为了体现近十余年神经外科手术的变化，继续贯彻裘法祖先生为本书提出的 "精要" 要义，此次再版各章节做了较大幅度调整，分为两部分：第一部分，神经外科手术精要，主要是各类手术术中处理要点及一些意外情况的处置。第二部分，神经外科手术并发症的预防及处理，主要讲对术后并发症的认识和处理，这些都是在神经外科临床实践中很重要的内容，在第 1 版中仅为一章。这次再版，将第二部分 "神经外科手术并发症的预防及处理" 增为 11 章，即从第二十四章到第三十四章，分别介绍手术后颅内压增高、手术后血肿以及术后感染等，强调术前方案的重要性，为预防发生神经外科手术并发症提供系统方法和策略。对于渴望通过学习同行从业过程中所遇到的问题，从而提高自身水平，使患者获益的神经外科医师而言，汲取神经外科并发症的防治经验是非常有价值的。

各位编者参阅文献，介绍自己的个人临床经验。个人经验和临床指南来源不同。个人经验来源于个人在临床工作中的总结和体会，而临床指南来源于临床（研究）证据。这两个方面从循证医学观点看是同等重要的。临床指南只能在治疗的某几个关键点上总结出推荐的治疗手段，指南的内容不会涵盖治疗的整个过程，因为具体治疗过程中很多小的细节是无法量化和系统合成的。换言之，仅凭一本指南是无法完成医疗过程的。具体到每例神经外科手术，手术细节很难量化。譬如，用多大的力量牵拉肿瘤是安全的？很难回答。一方面，牵拉肿瘤的力量不容易量化，很难准确地描述出来。术中牵拉肿瘤的力量反馈到术者的记忆学习系统，经过多次重复，总结术后患者的反应情况，通过不断的实践学习，总结出个人经验。另一方面，患者存在个体差异，在手术中不同部位或质地的肿瘤，采用不同的力量牵拉，甚至同一肿瘤的不同部位牵拉的力量也不一样，这就更难量化。所以，提高神经外科手术技术需要经验的积累。本书的特点在于，各位编者将很多需要"意会"的技能"言传"出来，期望对读者会有所裨益。

本次再版更新扩大了编者队伍，由第1版的22位编者增至55位编者，都是近年来活跃在临床一线并且崭露头角的神经外科新生力量，充分展现我国不断壮大的神经外科队伍。

本书再版过程中，两位副主编王江飞教授和刘伟明教授付出了巨大努力。北京大学医学出版社的冯智勇和韩忠刚编辑为本书出版倾注了精力，在此表示诚挚感谢！神经外科手术做到精要实属不易，手术后发生并发症在所难免，各位专家对问题的理解也可能存在异议，衷心希望广大读者对本书的缺点和问题提出批评和建议，以便再版时改正。

赵继宗

中国科学院院士

国家神经系统疾病临床研究中心

首都医科大学附属北京天坛医院神经外科学系教授、主任

目 录

绪　论

第一节　神经外科学内涵

一、神经外科学与基础医学的关系

神经外科学是现代神经科学 11 个分支学科之一，与神经科学同源，息息相关，不可分割。

神经外科学源于脑功能发现。1861 年，法国外科医师、神经病学家布罗卡（Paul Broca，1824—1880）通过观察一例脑外伤后失去了语言功能的病人，病人去世后经尸检发现左侧大脑额下回损伤，于是将这个部位定为运动性语言中枢。十多年后，法国韦尼克（C Wernick，1848—1905）又发现一例左侧大脑半球颞叶损伤病人，无法理解对方的语言，从而发现了感觉性语言中枢。1890 年，英国外科医师霍斯利（V Horsley，1857—1916）等通过电刺激猩猩大脑半球中央区研究，发表了大脑皮质肢体运动定位图。1909 年，德国神经外科医师布罗德曼（K Brodmann，1868—1918）根据大脑皮质不同区域的细胞筑构不同，将人大脑皮质分为 52 区，现在仍被采用。1931 年，加拿大神经外科医师潘菲尔德（W G Penfied，1891—1976）在颅脑手术中采用电刺激脑皮质方法，研究癫痫病人的颞叶功能。1950 年，潘菲尔德和拉斯穆森（T B Rasmussen，1910—2002）共同绘制出一幅人体感觉区和运动区大脑皮质功能定位图。20 世纪上半叶，脑功能研究为神经外科学的建立奠定了理论基础。

20 世纪下半叶，脑功能磁共振（fMRI）、磁共振频谱技术（MRS）以及正电子发射断层显像（PET）、单光子发射计算机断层显像（SPECT）等活体人脑功能成像技术为探索人脑功能开拓了新途径。影像形式由平面到断层，由静态到动态，由单纯的解剖形态到形态与功能融合影像。通过测量和分析脑高级活动时多个激活脑区时空特性，获得人脑活动许多新认识，脑功能研究跳出神经生理或某一学科范畴。这些基础研究发现，如手术中定位肢体运动区和语言区，转化应用在神经外科开颅手术中，能使病人的语言、肢体运动功能更好地得以保护，同时这些新发现也在人体研究中得到进一步验证。

在技术发明推进下，百年神经外科学从经典阶段、显微阶段到微创阶段，实现了从脑解剖结构保护到脑功能保护的飞跃。没有神经科学基础研究和技术进步，就没有今天的神经外科学。

基础研究与临床医学的转化，仍有大有作为的空间。很多神经科疾病如胶质瘤、复杂性脑血管病、药物依赖、神经损伤修复、阿尔兹海默病（Alzheimer's disease）、帕金森病（Parkinson's disease）、植物人微意识及精神分裂症等的病因学研究、早期诊断和治疗问题亟待解决。还原临床医学和科研本质关系，努力跨越基础研究与临床应用的鸿沟，逐渐淡化神经内外科、精神科等医学专业之间界限，不同专业领域关注焦点相互连接，发现、凝练临床问题参与合作研究；验证基础研究结果，参与开发和实践生物工程产品；提供临床数据库和规范临床生物标本库的桥梁，是以创新继续驱动神经外科学发展的必由之路。

当今，神经外科学业已达到很高水平。神经外科医师除了要掌握手术技术，还必须具备神经生理、病理、影像学等基础理论知识，甚至数理化知识。

二、手术在神经外科学中的地位

神经外科学包括神经系统疾病的诊断、治疗、预防等理论知识，还包括技术操作。因此，神经外科学是一门自然科学，也是一门治疗艺术。

手术是神经外科治疗重要组成部分之一，但并非是治疗疾病的唯一方法。马克·吐温（Mark Twain，1835—1910）说过，如果你唯一的工具是把锤子，你往往会把一切问题看成钉子。作为一名神经外科医师，不能把手术刀变成马克·吐温比喻的"锤子"。虽然很多神经性疾病需要手术治疗，如破裂的颅内动脉瘤、压迫视神经的垂体腺瘤等，只有实施外科手术，病人才能恢复健康，因此，手术应当受到重视，但是在为病人选择治疗方案时应该考虑得更全面，如何尽量避免手术给病人增加的神经功能损害，始终是神经外科医师应当恪守的治疗原则。

任何外科手术治疗，无论目的是根治还是为了缓解症状，应当视手术为全面治疗的一部分。因此，单纯具备熟练的手术技术，并不能成为一位良好的神经外科医师；同样，单纯追求手术技术也绝不是外科医师努力的方向。有些青年医师往往过分重视手术操作，错误地认为外科即是手术，这种想法是绝对不正确的。神经外科的治疗方法不仅包括手术治疗，还包括非手术治疗，围术期的准备和治疗。只有合适的手术方案制订和成功的手术操作，病人才会获得良好预后。

三、神经外科手术面临的新问题

（一）无症状的神经系统疾患手术选择

处在微创神经外科时代的神经外科医师面对病人的期盼背负更重的责任。现代影像学使很多无症状者，经 CT 和 MRI 检查，偶然发现神经系统疾患，如老年颅内脑膜瘤、未破裂动脉瘤、侧裂蛛网膜囊肿等，面对这些病人是否都需要选择手术？如何评估手术利弊、怎么界定暂不治疗与手术治疗的潜在风险孰轻孰重，是现今神经外科医师面临的新问题。

（二）权衡手术效果与手术后并发症

早期的医学伦理都是以医师为中心，相信医师会全心全意为病人考虑。但近代一些案例，医师考虑问题的出发点和病人的意愿不一定相同。《柳叶刀》杂志曾发表一篇文章，调查听神经瘤专科医师："如果您自己患有小听神经瘤（直径小于 2cm），会采取手术治疗吗？"结果出人意料，80% 被访者拒绝手术治疗。神经外科医师常被病人问的一个问题是"我手术的成功率是多少"，医师往往很难回答。对"手术成功"的理解，医患之间差异很大。如体积大的听神经瘤切除术中面神经损伤发生率比较高，一般医师认为，这是很难避免的，但有些病人却很难接受。

外科治疗必须权衡手术对病人的影响。任何手术都会在切除病灶时影响神经生理功能，均有负面影响。手术治疗效果与手术代价二者如何平衡，是医师需要认真考虑的伦理问题。

手术利弊分为以下几种情况：

1. 手术治疗有效，完全阻断了疾病进展的恶果，病人获益，如手术切除颅内占位征象明显的良性肿瘤。

2. 手术治疗部分有效，暂时阻断了疾病继续发展，病人也能获益，如手术切除恶性胶质瘤，可延长病人生存时间。

3. 手术治疗看似有效，但疾病本身不发展，病人并没有获益。如手术切除老年人无症状的小脑膜瘤，虽然切除肿瘤很成功，但很难说对病人有帮助。

4. 手术治疗对阻断或延缓疾病的发展无效，病人没有获益，或适得其反，增加病人的痛苦。如无症状先天性侧裂囊肿或扩大的枕大池，因为这类肿瘤或囊肿，生长缓慢或根本不生长，手术不仅不能使病人获益，采用分流手术后还可能造成病人癫痫或出现小脑症状等合并症。

由于神经外科手术作为干预手段风险大，手术前一定要认真评估，排除上述 3、4 两种情况。这两种情况病人没有获益，徒增手术并发症的风险。特别是某些疾病自然史缺乏循证医学结果，更需慎重。

（三）医师的责任与对仪器设备的过度依赖

步入 21 世纪，新的神经外科手术设备不断出现，如床旁 CT 以及电生理监测、神经内镜、神经导航等设备；止血材料、人工硬脑膜、生物胶等耗材，为提高神经外科手术效果发挥了重要作用。但是，如果手术中止血依赖止血材料、使用人工硬脑膜而忽略缝合质量，都是不可取的。手术后仅按照"常规"给病人做头部 CT 检查，

而忽视临床观察，不仅会延误诊断，而且对提高医师诊疗水平不利。手术前了解病史、与病人交流，手术后认真观察病人病情变化并详细记录，根据病情变化及时修改医嘱，对保障手术效果是非常重要的。

大脑是一个十分复杂的器官，即使是经验丰富的神经外科医师，也很难避免出现手术后并发症。提高手术质量，不能完全依靠仪器设备检查，医师对病人的责任心是首位。

第二节　神经外科手术并发症

研究并发症性质和发生率对于预防和减少并发症是必需的。人们从个别错误中学习到的知识远远多于从顺利手术中学习到的知识。

神经外科手术属高风险的手术。20 世纪初，近代神经外科创始人库欣（Harvey Cushing，1869—1939），通过努力使神经外科手术死亡率降至 10%，在当时是不可思议的事情。神经外科经过 20 世纪 50 年代显微手术时代，进入 21 世纪迈入微创手术时代，当下神经外科手术死亡率低于 1%。这一骄人成绩，归功于科学技术的进步和医学理念更新，后者是促使医师克服手术并发症的动力。

一、并发症含义

并发症"complications"和"morbidity"是一个复杂的医学概念，是评价神经外科手术效果的两个关键词，含义如下：

complication

1. a thing that makes a situation more complicated or difficult 使更复杂化（或更困难）。

2. （medicine 医）a new problem or illness that makes treatment of previous one more complicated or difficult 并发症

morbid

1. having or expressing a strong interest in sad or unpleasant things，especially disease or death 病态的；不正常的

2. （medicine 医）connected with disease 病的；与疾病有关的—morbidity

［牛津高阶英汉双解词典（第 6 版），商务印书馆，2005］

我国神经外科业内将 complication 翻译为合并症，将 morbidity 翻译为"致残率"，与字典有别。如果按照字典解释，"complication"和"morbidity"有以下两种情况：

其一，一种疾病在发展过程中引发另一种疾病或症状，后者即为前者的并发症。如动脉瘤破裂出血后造成脑血管痉挛，进一步发展为脑梗死和（或）脑积水。

其二，在诊疗过程中，除病人所患疾病外，伴有与这种疾病相关或无关的另一种或几种疾病。如斜坡脑膜瘤切除后，病人出现后组脑神经损伤，进一步造成吸入性肺炎，或因脑脊液漏继发脑膜炎。又如颈内动脉内膜狭窄行内膜切除手术后，发生脑过度灌注、心肌梗死等。

二、手术并发症的原因

并发症原因有以下几种：未能预知的解剖变异；对药物或者移植物的特异反应；植入器材失灵；病人较差的依从性；诊断、治疗差错。

手术并发症原因主要分为 3 类（表 0-1）：

1. 病人资料缺少、信息有误或信息混乱。

2. 判断有误。

3. 手术实施错误。

表 0-1　造成手术后并发症的原因

I．资料缺少/信息有误/信息混乱	C．术中生理学并发症（通常与技术性并发症、信息缺失和判断失误有关）
A．资料不正确或混乱	1．脑肿胀
1．要做手术的病人有误	2．空气栓塞
2．手术侧别有误	3．高血压
3．脊髓手术水平有误	4．心律失常
4．错用药品/血液/液体	5．出血
B．由于忽略病人全身条件导致并发症	6．向上或者向下形成的脑疝
1．出血疾病	D．术后并发症（通常与术中并发症/病人信息缺乏/判断失误有关）
2．糖尿病高血糖	1．物理性并发症
3．内分泌疾病	a．脑脊液漏
4．电解质紊乱	b．帽状腱膜下积液
5．心血管疾病	c．伤口愈合不好或者伤口裂开
6．肺部疾病	d．伤口感染
7．过敏反应	e．系统感染
II．错误的判断	f．头皮切口影响美观，包括损伤面神经或颞肌导致肌力弱
A．手术方案错误（不了解其病理）	g．颅内血肿
B．手术不充分（病灶没有切完全）	h．颅内积气
C．手术侧别错误	2．生理学并发症
D．手术脊髓水平错误	a．心律失常
E．病灶的手术路径不当（手术入路错误）	b．低血压/高血压
III．手术实施错误	c．低氧血症
A．体位错误或不恰当	d．癫痫
1．静脉回流受阻	e．细菌性脑膜炎
2．胸腔受压	f．无菌性脑膜炎
3．颈部过曲或者过伸导致的脊髓损伤	g．脓毒血症
4．压力诱导的皮肤损害	h．水、电解质紊乱，尤其是低钠血症
5．压力导致的神经损伤	i．代谢紊乱，尤其是高血糖
6．钉固定导致的头皮或者颅骨损伤	j．肺栓塞
B．术中技术性或者物理性并发症	k．心肌梗死
1．侧脑室插管失败	
2．硬脑膜撕裂	
3．脑牵开器导致的损伤	
4．主要动脉撕裂或者闭塞	
5．穿通动脉损伤	
6．主要引流静脉回流受阻	
7．感觉/运动/语言皮质受损	
8．脊髓或者马尾神经损害	
9．脑神经或脊髓神经根受损	

（引自 Robert G. Grossman. Properative and Surgical Planning for Avoiding Complications. In：Michael I.J.，ed. Apuzzo.：Brain Surgery-Complication Avoidance and Management. P4，1993，New York：Churchill Livingstone.）

三、发生并发症后处理

并发症一旦出现，术者能做得最重要的是及时详细告知病人及家属。包括何种并发症、并发症发生原因，提供住院期间与病人出院后并发症继续治疗措施和预后。医师采用精确的专业术语，在病历详细记录并发症和处理的措施，记录交代病情时间和内容。

发生并发症时法律所关注的四个方面：①医师是否预测到并发症的发生，并对可能会发生的并发症有预防措施和积极治疗计划；②知情同意是否完备；③发生并发症后医师反应是否积极；④事件发生后医师对病人及其家属的解释和记录。做好以上四条可以减少发生医疗纠纷。

四、避免并发症信条

为了避免并发症，医师应遵守以下信条，供参考：

1. 没有简单的神经外科手术。

2. 避免并发症比处理并发症更容易。

3. 避免并发症花费的时间，比出现并发症后再处理的时间更长。

4. 术中遇到困难时应该毫不犹豫寻求帮助。

5. 任何情况下术者应该小心谨慎做手术，想象躺在手术床上的是自己，如果自己做同样手术的心情，这种体验会让术者受益颇深。

第三节　如何预防手术并发症

2400 年前，古希腊医生，西方医学的奠基人希伯克拉底（Hippocorates，约公元前 460 - 前 377）的历史名言："首要之务是不可伤害，然后才是治疗"（Primum non nocere, deinde curare），今天仍不失其深刻涵义。

从手术并发症的原因与类型可以看出，很多严重并发症是由于对病人的病情了解不足，或对病人需求理解不充分造成的。

避免手术并发症关键在于积极与全面的术前准备。神经外科医师喜欢把"积极"一词理解为"积极治疗"或者"积极手术"。然而最重要的是"积极准备"，手术每一阶段与手术结果息息相关，为每位病人做好手术计划，对手术每一步都一丝不苟，方能获得良好的手术效果。不要忽略手术每一个细节，成功的显微外科手术，可能因最后草率缝合切口，导致脑脊液漏和感染等手术并发症。

可分五个阶段预防手术并发症。

1. 术前交流与术前评估；

2. 正确诊断；

3. 选择手术入路；

4. 手术实施；

5. 术后治疗护理。

一、术前交流与术前评估

1. 尊重病人对治疗方法的选择

医师应向病人及其家属介绍各种治疗方法、手术目标，以及不同的治疗方法会遇到的技术性问题，手术后如何度过康复期。尊重病人选择治疗方式。如能利用脑模型或画图解释大脑、脊髓解剖，更有助于病人了解手术过程和手术的局限性。在与病人的交流中也有助于医师了解病人对手术的期望，共同制订手术方案，尽量满足病人的期望。

2. 术前病情评估和准备

术前需要充足时间评估病人神经功能与全身状况，除了神经外科疾病外，病人全身健康状况也要认真评估，如血液病、心血管疾病、肺部和内分泌功能，以及病人过敏史。手术前神经外科、神经内科、神经放射与其他相关专业医师参与评估。听取各位医师意见，特别是对手术方案的不同意见，应给予足够重视。如果内科医师或麻醉医师认为病人全身健康状态不适合手术，应给予适当处理达到手术条件方可实行手术。

如果估计手术可能大量失血，术前需要在血库备血。大量输血后要关注凝血功能障碍。手术中自体血液回输是不错的选择。

如果手术中需要神经病理学检查，手术前应与神经病理学医师讨论。

神经电生理监测在神经外科手术中有重要作用，尤其是在听神经瘤、海绵窦肿瘤、髓内肿瘤和血管畸形切除等手术。术前讨论时，与神经电生理医师说明手术范围和对检测的需求，以便设置手术中需要监控的部位和所采用的参数。

手术需要使用的特殊设备，如超声吸引器、神经导航设备和神经内镜等，应在术前提交给手术室，备齐并按照要求放置。

二、正确诊断

要使手术治疗获得良好效果，术前诊断和手

术适应证必须明确，先入为主形成的诊断会导致出现并发症。目前，到神经外科就诊的病人，通常已做完 MRI、CT 和 DSA 等项检查，做出了某种疾病诊断。对于每位转诊的病人都应该重新亲自询问病史和查体，记录症状和体征。备齐相关实验室检查，以及病人既往病史和治疗经过，做出正确定位和尽可能的定性诊断。

如发现错误的放射学、神经病理或检验科报告，应该和出报告的医师讨论交流。如果报告确认不正确，需要纠正或重新出报告。

三、选择手术入路

每一例手术都是个性化的，需要根据病人年龄和全身状况、工作需要和病人根治疾病期盼、可能接受神经功能损害程度而定。这些准确信息只能在术前医师与病人面对面交流时获得。

作为一名神经外科医师应该掌握多种手术入路及其每个环节。如翼点入路夹闭动脉瘤，病人的头位向动脉瘤对侧转动角度，根据动脉瘤部位不同而异，颈内动脉–后交通动脉瘤 30°，大脑中动脉瘤 45°，大脑前动脉瘤 60°。

了解神经解剖结构及其变异可避免很多并发症。对于脑内病灶，应该熟练掌握通向病灶的"入路通道"解剖结构，要有三维立体解剖构图，神经导航技术能提供帮助。手术前功能磁共振（fMRI）定位大脑半球运动、感觉和语言区域，对大脑半球肿瘤和血管畸形手术非常重要。根据 CT 和 DSA，3D 打印颅内动脉瘤和脑肿瘤模型，有助于外科医师手术前选择手术路径，模拟手术操作。

四、手术实施

术者身体和心理状态与手术效果直接相关。术前术者需要保证充足睡眠，进入手术室保持平静心情，避免不良情绪带进手术室。手术日的工作安排不宜过于紧密。

病人、手术医师、护士、麻醉师以及麻醉机、显微镜等手术设备在手术室位置合理布局。病人体位摆放要求：①为病人提供最舒适体位；②术者手术不感到劳累、不需过度弯腰或过

度抬高手臂。肥胖病人做脊椎手术需要专用框架固定体位，防止胸部或者腹部受压。

如果术中准备行头部或脊椎放射线检查，病人特定体位提前摆好。

术前与麻醉师交流非常必要。病人插管时，对颈部伸展程度需要交换意见。气管插管期间，术者应该在场。插管后亲自摆病人头、体位。神经外科医师在手术中随时了解病人血压、血液丢失量、尿出量、液体类型和补入量。手术结束前，需要与麻醉师讨论如何防止病人术后高血压，尤其是对于颅后窝手术，术后病人是否要保留气管插管。

术者在手术时应该感到舒适。完成显微神经外科手术，术者双手操作需要高度准确和稳定。大多数神经外科医师坐位手术，用手托支撑手臂，保障术者操作更稳定，减轻疲劳。手术后期，术者疲劳会影响手术质量，尤其是切除巨大脑膜瘤或动静脉畸形手术，术者更替是必要的。

放置手术显微镜时，术者需要考虑助手位置。如病人坐位行右侧桥小脑区（CPA）手术，助手站在术者右手侧有利于协助手术。病人俯卧位行右侧 CPA 区手术时，助手在术者左手侧有利于操作。

以下技巧对避免术中并发症有意义：

1. 手术时术者要时刻牢记病人头所处空间位置。病人影像学资料应该插在手术室灯箱，以便随时参考。

2. 手术目标是恢复病人原有神经解剖和功能。术者必须了解正常解剖位置。尤其是枕骨和脊椎切开手术，应该逐层切开肌肉，关颅时也需要逐层缝合。按照解剖切开和缝合各层组织，很少发生脑脊液漏。如果手术没有缓解脑积水，应该行脑脊液分流手术。

3. 病人进入手术室后，术者、助手、护士和麻醉师都应分别再次核对病人、手术侧别和位置。

4. 手术显微镜下操作术野局限，容易迷失方向，术者可以间断肉眼直观确认术野方向。

5. 器械台上所有盛液体、药品、对比剂的容器、玻璃制品都要标出。

6. 所有术者都会遇到技术性困难，这时术者的应变能力是解决问题的关键。冷静和深思熟虑

比草率和偏激决定更重要,可以避免判断失误。

7. 海绵、缝针、棉条计数不可轻视。如果计数不正确,需要给病人做 CT 或 X 线检查,寻找丢失在大脑内的物品。

8. 如果骨瓣不小心掉在地上,合理的处理方法是用含碘外科洗涤液清洗或高压蒸汽消毒,之后骨瓣可以按照通常方式复位。

9. 大量生理盐水干净、彻底清洗术野,可以减少手术后感染。但要小心,不要弄湿洞巾。

10. 手术室内医护人员谈话需低声,仅限于交流传递器械、讨论病情和教学。

11. 手术记录应该在手术完成后马上完成,即使手术做到很晚。这样术者才会记得手术全过程。手术每个步骤都要详细、准确记录。

五、术后治疗护理

手术结束,病人是否拔除气管插管,尤其是颅后窝手术病人,取决于手术情况。术后采用生理监护仪监测颅内压、动脉血压、血氧饱和度是必要的。

术者应向重症监护和恢复室人员介绍手术过程和术后可能会出现的问题。神经外科医师也应该时常检查医嘱,发现漏开的医嘱。术后随时详细记录病人神经功能状态,能及时发现病人病情变化。

（赵继宗　刘伟明）

参考文献

1. 赵继宗. 临床诊疗指南:神经外科分册(2012 版). 北京:人民卫生出版社,2013.

2. 赵继宗. 神经外科诊疗常规. 北京:中国医药科技出版社,2012.

3. 赵继宗. 临床技术操作规范:神经外科分册. 北京:人民军医出版社,2009.

4. (法)阿尔塞尔·凯恩等著. 西医的故事. 闫素伟 译. 北京:商务印书馆,2015.

5. 陈晓霖,赵元立,王硕,叶迅,赵继宗. 252 例老年颅内肿瘤术后并发症的相关因素分析. 中华神经外科疾病研究杂志,2013,12(4):336-340.

6. Zhao JI. A simple neurosurgery complications classification system is needed. World Neurosurgery,2011,75(5-6):610-611.

7. Robert GG. Preoperative and Surgical Planning for Avoiding Complications. In: Michael L. J. Apuzzo ed. Brain Surgery. New York:Churchill Livingstone,1993.

8. Kalmon DP,Emily F,Paul M. Postoperative Complications in Intracranial Neurosurgery. Thieme,1993.

9. Bliss M. Harvey Cushing. A Life in Surgery. New York:Oxford University Press,2005.

10. Huy PTB. Operating on intracanalicular acoustic neuroma what would ENT doctors choose for themselves? The Lancet,1998,351(9113):1406.

11. George Samandouras. The Neurosurgeon's Handbook. OUP Oxford,2010,575-577.

第一部分

神经外科手术精要

第一章　颅脑损伤手术精要

颅脑损伤占全身各部位伤的 17%~22%。据世界卫生组织报告：全球每年有约 3000 万人因交通事故导致颅脑损伤（中国，100 万~150 万/年），其中 120 万人死亡（中国，8 万~10 万/年），重型颅脑损伤死亡率居全身各部位伤的首位，高达 30%~50%。颅脑损伤的救治是神经外科的难题，规范化救治是提高颅脑损伤救治水平的关键。

第一节　急性脑肿胀

一、临床特点

急性脑肿胀是指严重颅脑损伤后数小时内，GCS 评分（Glasgow Coma Scale）进行性下降，一侧或双侧瞳孔散大。急性脑肿胀主要是脑血管急剧扩张，脑血容量迅速增加引起一侧或双侧脑组织的广泛肿胀，造成颅内压急剧增高，继发二次脑损伤、脑干损害。病情进展迅速，易出现难以控制的颅内高压及脑疝形成。急性弥漫性脑肿胀也是颅脑损伤手术中急性脑膨出的主要原因之一。

二、发生机制

1. 急性弥漫性脑肿胀伤后神经功能调节紊乱，机体处于高血流动力学状态。
2. 外伤后急性脑血管扩张

脑血管调节中枢广泛存在于丘脑、下丘脑、中脑和延髓、中脑网状结构及脑桥蓝斑等，外力，尤其旋转性外力产生的剪应力使血管调节中枢损伤，使脑血管自动调节功能丧失后麻痹，脑血管过度扩张，引起急性脑血管充血，脑血流量和血容量迅速增加。这可能是急性弥漫性脑肿胀形成的主要病理生理学基础。多见于头部旋转外力产生剪切性脑损伤，脑干及弥漫性白质损伤，

累及下丘脑和脑干血管调节中枢，血管调节功能丧失而麻痹。清除血肿后减压，使血管外压力突然减低，引起脑血管扩张，脑血流量和血容量迅速增加，引起急性弥漫性脑肿胀，产生急性脑膨出。同侧基底池、环池、第三脑室及侧脑室皆有不同程度的受压或消失。

三、影像学特点

CT 检查表现为一侧或双侧明显的脑水肿、弥漫性脑肿胀、广泛脑挫裂伤、弥漫性轴索损伤，而未见明显颅内血肿。头部 CT 扫描特点是脑室、脑池（环池及基底池）受压变窄或消失，其中第三脑室和基底池形态与颅内压密切相关。血肿量不大，血肿产生的占位效应也不明显，但脑中线结构移位显著，超过血肿厚度，脑室及脑池缩小或闭塞。

四、术中急性脑肿胀的特点和预防

急性脑肿胀是术中出现急性脑膨出的主要原因之一。急性脑肿胀诱发的术中急性脑膨出有以下特点：剪开硬脑膜减压时，严重的脑膨出往往快速发生，少数在剪开硬脑膜减压时即发生脑膨出，并快速进展为"恶性脑膨出"，术中电凝止血异常困难。术中快速清除血肿后有部分病例仍

继续进展，术中 B 超扫描仅可显示严重的脑肿胀，脑室受压并明显缩窄，中线可有一定程度的移位。

对这类术中可能出现急性脑肿胀的病人，术前要心中有数，术前要采取 20% 甘露醇及利尿剂脱水降低颅内压、控制性降血压等措施，防止脑组织快速疝出，同时减少再灌注损伤。应用脱水药物，适度控制和降低血压，过度换气效果欠佳时，术中可采取去大骨瓣减压。

五、治疗策略

（一）内科治疗

常规使用过度通气和脱水剂，控制动脉收缩压以缓解脑血管的急性扩张。降低脑血容量，避免脑膨出的发生或使脑膨出的脑组织缩小。过度换气使 $PaCO_2$ 下降至 $25\sim30mmHg$ 时，脑血管较快地收缩，而颅内压下降。加深麻醉，短暂性控制动脉压，将收缩压维持在 $75\sim90mmHg$，平均动脉压 $>70mmHg$，促使脑血管自动调节功能恢复。控制性降压最常用的方法是加大丙泊酚的用量，丙泊酚能收缩脑血管，减少脑血流量，从而降低

颅内压，还可抑制脑组织的代谢率，具有一定的脑保护作用，静脉给予丙泊酚维持麻醉时，脑循环自身调节功能可保持完整，能维持平均动脉压正常，使脑血管对二氧化碳张力的反应性良好，有助于术中应用过度换气以进一步降低颅内压。

（二）外科治疗

积极行标准外伤去大骨瓣开颅减压术是抢救生命的唯一手段。其手术治疗的理想目标：①在脑肿胀颅内压增高的状态下，手术全程颅内压始终保持在可控制范围内，不发生突然的"失压"，以免引起脑血管的被动性扩张，加剧脑充血和脑肿胀。②在特殊方法下完成硬脑膜的切开或减张缝合，同时避免脑组织及表面血管出现严重嵌顿和静脉回流障碍。

急性脑肿胀去大骨瓣开颅减压时，术中易迅速出现脑肿胀性急性脑膨出，大片脑皮质组织从硬脑膜切口和骨窗缘疝出，静脉回流受阻，脑膨出的程度大多已经超出骨窗平面，无法关闭硬脑膜，甚至无法适当地关闭头皮切口。急性脑肿胀术中若出现急性脑膨出，可行脑室穿刺放出脑脊液，脑组织能有一定程度的回复。

第二节　标准去大骨瓣减压术

一、标准去大骨瓣减压术的必要性

颅脑损伤时，颅内出血、脑水肿、出现脑疝等致恶性颅内高压是造成最后死亡或致残的最主要的原因。及时有效地控制并降低颅内压是阻止病情恶化、降低残死率、提高治疗成功率的关键。去大骨瓣减压后，脑组织向减压侧骨窗膨出，代偿了颅腔内容积，解除了脑疝对脑干的压迫，有效地保护了脑功能。而常规骨瓣由于骨窗面积较小，具有减压不充分、继发性出血、切口疝、脑膨出、脑脊液漏等缺点，继发急性脑肿胀时，膨出脑组织易嵌顿于骨窗缘，更易造成缺血性脑水肿、脑组织缺血坏死，增加继发性血肿和（或）脑水肿所致脑疝的发生率。

标准去大骨瓣减压术，具有暴露范围广，止

血彻底，有效降低颅内压的作用，特别是显露前颅中窝底，可使颞叶和部分额叶能向外凸出，减轻对脑干及外侧裂血管的压迫等优点。既能充分显露额叶、颞叶，清除血肿及脑挫裂伤灶，又能达到充分减压的效果，能有效减少减压窗术后脑膨出嵌顿、脑脊液漏发生。在治疗重型颅脑创伤合并严重脑挫裂伤、弥散性脑水肿、恶性颅内高压病人方面，与常规骨瓣开颅减压术比较，标准去大骨瓣减压术的死、残率明显降低，标准去大骨瓣减压术是救治难治性颅内高压的最后手段和挽救生命的有效步骤。而且病人术后并发症（迟发性血肿、再次手术、切口疝和脑脊液漏）的发生率也明显低于常规骨瓣组。标准去大骨瓣减压手术，既可以作为急性颅内血肿、脑挫裂伤、高颅压时手术的常规治疗方法之一，又可以作为对于颅脑损伤后或术后顽固性颅内高压经保守治疗

效果不佳的二线治疗方法。

二、手术适应证

去骨瓣减压在术后存在一系列问题，如皮瓣下积液；脑组织经骨窗疝出，引起局部脑梗死甚至大面积脑水肿，进一步加重脑损伤；术后需要再次修补颅骨等。因此，正确掌握去大骨瓣手术的适应证，可有效避免或减小并发症的发生。如果不适当地应用这一术式，除可能造成后期难以避免的并发症外，还明显增加了手术创伤和后期颅骨修补的难度。

1. 广泛而严重的脑挫裂伤、急性脑肿胀，经各种保守治疗无效，减压作为主要治疗目的者，去大骨瓣手术可能作为最后一个选择，有时可能会达到戏剧性的治疗效果。急性脑肿胀临床上进展快，病人往往在短时间内死于脑干功能衰竭。掌握手术适应证及正确选择手术时机，尽快解除脑受压，有利于脑干功能恢复。

2. 颅内血肿，术前有表现脑疝者；术中清除血肿及失活脑组织后，颅内压缓解不满意者；脑表面静脉尤其是侧裂静脉颜色变黑，考虑有静脉血栓形成以及脑搏动恢复不良者；估计术后脑肿胀严重，需要充分减压或估计可能发生严重脑水肿，而需要后期充分减压的病人，均应考虑去除骨瓣减压。

3. 脑挫裂伤、脑肿胀合并颅内血肿（≥30ml）或GCS评分3~8分，第三脑室及基底池严重闭塞，半球肿胀明显，中线移位大于10 mm者，应考虑去大骨瓣减压手术，同时清除血肿。GCS评分≥7分，第三脑室、基底池尚存在者可先行保守治疗，但须严密观察意识状态、瞳孔等，动态CT复查（24h内），若出现迟发性血肿，或意识障碍加深、血肿增大、中线结构移位加重，以及第三脑室、基底池闭塞加重就积极手术治疗。

4. 严重的颅内压增高或估计可能产生严重颅内压增高的其他颅脑损伤病人，且其损伤部位以额颞顶及其交界区为主。非广泛性的脑挫裂伤或估计无严重颅内压增高的病人均不应考虑应用该术式，可经翼点手术入路处理。

术前无脑疝或仅有轻度脑疝表现者，在充分

清除血肿及坏死脑组织后，颅内压缓解满意、脑搏动良好者多可保留骨瓣。

三、手术步骤

（一）减压骨瓣的设计

术前精确设计去骨瓣减压的骨瓣大小和部位，骨窗大小以损伤范围而定。减压骨窗的大小一般为（10~12）cm×（12~14）cm，以达到有效、充分的减压为目的，以病人需要减压的范围和程度而定。重点减压的部位是额颞部及颞底和额底，因此骨瓣应平颅前底和颅中底，以达到充分的减压。最好一次性控制所需去除骨瓣的大小，主要是控制额顶和枕区的骨瓣大小，术中尽量一次性完整去除骨瓣，避免再次扩大骨窗，以使得所去骨瓣可以二期还纳。

（二）蝶骨嵴的处理

由于蝶骨嵴的骨性突起，脑在旋转活动时将形成剪切力，从而损伤脑组织及硬脑膜。脑肿胀时，突起的骨嵴也会加重脑的剪切力损伤，并压迫侧裂血管；同时蝶骨嵴区域的颅骨板障与脑膜之间存在导血管，部分板障血管经导血管向硬脑膜的脑膜静脉引流。因此，颅脑损伤术中应当特别注意蝶骨嵴的处理。如果处理不当，除术中可能引起持续不断的出血外，还可引起额下回的损伤（优势半球此处正是运动性语言中枢）、损伤性梗死、术后迟发性血肿等。

正确的处理方法是：可用神经剥离子及双极电凝仔细、小心分离并咬除蝶骨嵴的明显突起的骨脊部分，电凝硬脑膜血管，用磨钻磨平蝶骨嵴并用骨蜡封闭止血，最后悬吊蝶骨嵴周围的硬脑膜。

（三）硬脑膜的处理

采用以蝶骨嵴为中心，硬脑膜充分、广泛弧形切开，再沿骨缘周围放射状切开硬脑膜，使受压脑组织获得最大程度的减压，确保外侧裂处主干静脉回流减压充分，有助于清除术野内出血灶和止血，术毕用自体颞肌筋膜和骨膜修补、减张缝合硬脑膜，减少术后脑脊液漏和感染等并发症。

额颞部大骨瓣减压区有脑膜中动脉前支经过，并有相应的静脉伴行。术中若硬脑膜中动脉损伤，则常表现为较大的动脉性出血，出血较多。可分离硬脑膜、沿脑膜中动脉的走行方向快速寻找出血源，并电凝止血。部分止血困难者常是由于脑膜中动脉走行于蝶骨脊的骨管内所致，需用骨蜡进行堵塞止血。硬脑膜上的少量渗血，多数是因为颅骨与硬脑膜之间剥离的缘故，填塞止血常常无效。须悬吊硬脑膜进行压迫止血，效果良好。

（四）硬脑膜下血管的保护

额颞大骨瓣减压区所显露的是侧裂血管，大脑中浅静脉与大脑上引流静脉及大脑下引流静脉相通，该静脉系统损伤后可能造成严重的脑肿胀，并且可伴发梗死性出血。

（五）脑挫裂伤的处理

优势半球侧裂上方为额下回，运动性语言中枢位于此区域，若此区域已有原发性挫裂伤，不要对此区的脑挫伤轻易清除，而应用生理盐水反复冲洗观察是否存在活动性出血，若有活动性动静脉出血可用止血纱布贴覆止血。否则有可能造成术后不可逆性语言功能障碍（运动性失语）。病人术后是否有语言功能障碍还是取决于其原发损伤的严重程度。额极、颞极、额底和颞底挫碎、糜烂的脑组织和血肿应积极清除，达到一定的内减压目的和避免术后挫裂伤区水肿。颞上回是重要的听觉中枢，对颞叶行内减压手术时应当避免损伤颞上回；清除颞叶内的血肿时，可选择经颞中回进入或侧裂进入，避免损伤颞上回结构。

（六）硬脑膜减张缝合

1. 硬脑膜扩大修补，减张缝合，特别强调的是在减张的基础上尽可能严密修补缝合硬脑膜，起到有效的张力保护作用。减张修补硬脑膜时要留有足够大的空间，以免随着脑组织膨出及脑水肿导致颅内压恶性增高。自体颞肌筋膜是良好的减张缝合硬脑膜修补材料，大腿阔筋膜、人工硬脑膜及人工心脏瓣膜也是很好的修补材料。颞肌

筋膜的实用性为最强，颞肌筋膜与颞肌共同形成的张力结构可阻止慢性脑膨出。减张缝合技术除可以防止早期的脑组织过度膨出和嵌顿外，对于后期防止脑组织的慢性膨出也有重要作用。减张缝合后的颞肌筋膜与硬脑膜形成的张力膜是一层有效的张力结构膜。硬脑膜减张缝合具有以下优越性：

（1）保持硬脑膜的完整性、连续性，密闭硬脑膜下腔，使正常的颅内解剖生理结构得以恢复，并对整个脑组织起到了覆盖保护作用，恢复了内环境的稳定。

（2）严密缝合硬脑膜可以阻止脑脊液外渗，并避免硬脑膜外的血液弥散或渗入至蛛网膜下腔引起脑血管的痉挛，减少了外伤性脑积水、脑脊液漏的发生率，同时减少了颅内的感染率。

（3）减张缝合修补硬脑膜增加了硬脑膜下颅腔容积，缓解了脑组织肿胀、水肿后的空间，以达到充分减压的作用。另外，用于硬脑膜修补的材料具有一定的弹性，减轻了高颅压后形成"骨窗疝"的机会，同时减少了恶性脑膨出和脑室穿通畸形、癫痫的发生概率。

（4）减张缝合硬脑膜可减少术后脑皮质与皮下组织的粘连。在硬脑膜与头皮下组织之间形成了比较清晰的层次，对于后期的颅骨修补可以提供明确的解剖层次，便于修补术中容易分离，避免因常规手术缝合后的解剖层次不清，颅骨修补手术所致的损伤。

2. 缺点 由于减压作用充分，可出现减压后出血、慢性脑膨出、硬脑膜下积液和脑积水等。为避免这些并发症，可采用硬脑膜减张缝合技术。减张缝合技术有时可以起到有效防止脑膨出等慢性并发症的作用，同时并不因减张缝合而降低去骨瓣减压的作用。

四、手术入路注意事项

1. 保护颞肌和眶上神经，特别是采用颞肌筋膜修补硬脑膜时，更应当注意保护颞肌及其深层筋膜的完整性。从颞肌附着的颞上线开始，完整分离颞肌，保护颞深筋膜。

2. 去大骨瓣减压区涉及脑膜中动脉前、后支，术中注意止血。注意颞浅动脉、颞深动脉及

三、迟发性颅内血肿的特点

(一) 迟发性颅内血肿临床特征

迟发性颅内血肿常发生在伤后 3~72 小时，多见于减速性损伤的对冲性脑挫裂伤。手术出现的迟发性颅内血肿可发生于术中或术后短期内，多发生在术后 24 小时内。

1. 迟发性脑内血肿　脑损伤程度较轻，有短暂原发性神经障碍，继发性意识障碍进行性加重 (有意识障碍好转期)，逐渐出现颅内压增高的症状与体征、局限性神经缺失的症状与体征。首次 CT 检查所显示的脑损伤程度较轻，常表现有轻度的脑挫裂伤伴有点状出血、脑沟或脑池积血征，脑沟变浅、脑室变小、变形或移位等。T_2WI 可发现 CT 不能显示的脑挫裂伤灶与小量出血。

2. 迟发性硬脑膜外血肿　常见于加速性颅脑损伤，血肿部位多见于颅骨骨折部位。症状与体征较轻微，常无局限性神经功能缺失表现。CT 表现与急性、亚急性硬脑膜外血肿相同。

3. 迟发性硬脑膜下血肿　临床特征与迟发性脑内血肿相类似，发生率很低。

(二) 术中并发迟发性颅内血肿的特点

剪开硬脑膜减压时，在较短的时间内逐渐出现急性脑膨出，脑膨出进展的速度取决于迟发性颅内血肿的出血速度。少数在剪开硬脑膜减压时即发生脑膨出，也可在清除血肿脑组织塌陷后，经过一段时间再度发生脑膨出。多数迟发性颅内血肿的出血速度相对较慢，导致的脑膨出进展大都相对较慢，其严重程度往往会渐进地经过由轻至重的过程。

四、预防和治疗措施

迟发性颅内血肿与损伤类型和特点密切相关，其发生和发展与颅内压减低后颅内容物的迅速移位有关。临床工作中若能注意以下几点，有助于减少甚至避免其发生。

1. 严密注意病情变化，一旦有意识改变，血压升高或新的神经系统定位体征时应及时复查头部 CT，以便及时发现再出血并及时清除血肿。

2. 当 CT 影像显示有发生迟发性血肿可能的病例，要做好双侧开颅准备，备好血源，术中出现脑膨出后一般处理无效的可根据术前 CT 判断迟发性颅内血肿的位置采取钻颅探查，有条件者先快速行术中 CT、MRI 和多普勒彩超检查 (病情允许的前提下)。钻孔探查仍不明原因者，应快速止血、缝合头皮，包裹伤口后急行头部 CT 检查确诊。

3. 及时复查 CT　颅脑创伤是动态变化过程，存在多变、易变、突变的特点。伤后数小时 (6 小时) 内行首次 CT 检查者，要依据颅脑损伤病情的变化 (如意识障碍加重、瞳孔光反射或大小有改变、新出现神经系统阳性体征等)，及时复查头部 CT，有助于及时发现迟发性颅内血肿的发生及脑水肿情况。

4. 动态颅内压监测　虽然 CT 复查可以显示颅内损伤灶是否增大，但是不加选择地频繁使用 CT 复查是不合适的。

(1) 颅内压监测可以动态、实时了解颅内压力的变化，为临床诊治提供可靠的信息，早期发现进展性脑损害，提示是否有必要进行影像学检查 (排除医源性操作、体位和其他颅外因素)。

(2) 指导颅内压或脑灌注压靶向治疗：根据动态颅内压监测结果和趋势，可以评估治疗方案 (包括渗透疗法、低温疗法、过度通气和巴比妥昏迷疗法等) 的有效性并进行针对性调整，避免传统经验治疗的盲目性，减少脱水、利尿等药物的过度应用和不良反应，也是评估治疗方案的参考指标。

(3) 脑脊液引流，控制颅内高压：脑室内颅内压监测还可通过间歇或持续引流脑脊液，发挥控制颅内压和引流血性脑脊液的作用。如果发生感染，还可通过脑室引流管进行冲洗和引流。

(4) 评估预后：颅内高压的程度和持续时间，均会影响颅脑损伤病人的预后。如果顽固性颅内高压不能得到有效控制，往往提示病人预后不佳。

(5) 动态颅内压监测有助于颅内血肿早诊早治，与神经影像 (CT 扫描) 和临床监测 (临床病情和意识观察) 相结合，能更好地指导治疗。

5. 术中减压不宜太快，要逐渐减压，切忌骤然减压，需分步缓慢减压。

6. 术中出现急性脑膨出，只要条件允许，应先抓紧时间复查头部 CT，不宜盲目进行手术探查。禁忌强行关颅，更不允许在原因未明的情况下盲目切除大块脑组织做内减压术。只有当所有措施皆无效时，才考虑将挫伤的脑叶切除以达到减压的目的。

7. 清除迟发性颅内血肿。术中 B 超或术中 CT、MRI 确诊为迟发性颅内血肿时，临床上已经出现对侧瞳孔散大，应立即用湿纱布包裹原手术区后，血肿侧快速钻孔，清除部分血肿减压，再扩大骨窗寻找出血点，完全清除血肿。清除血肿后原手术侧膨出的脑组织即可复位，再从容关颅。

（1）手术指征：血肿导致颅内高压或临床症状或体征进行性加重者，影像学检查有明显占位效应，尤其是迟发性颅内血肿导致发生术中急性脑膨出者，应尽快实施血肿清除术。血肿致意识障碍者，甚至出现瞳孔改变者，应急诊行血肿清除术。颅后窝出血量大于 10ml，就应尽早清除血肿。

（2）主要手术步骤：选择距血肿最近、且避开重要功能区的部位清除血肿；根据脑挫伤情况，确定脑内血肿的位置，从挫伤重的部位进入，可发现浅部的脑内血肿；如血肿位置较深，可在挫伤处行脑穿刺来确定血肿位置，或采用术中 CT 定位血肿和明确血肿清除情况定。清除脑内血肿时，用窄颅内压板协助显露血肿，吸引器按穿刺的方向逐渐向脑深部分离，直达血肿腔内。清除血肿过程中，遇活动性出血时需电凝止血。

（3）术中注意要点：深部血肿的脑皮质切口应选择在非功能区和距血肿近的部位，且切口不宜过大，避免加重脑损伤。清除血肿过程中，避免强力吸引损伤血肿壁，以防诱发新的出血和加重脑损伤。用吸引器清除血肿时，最好用一小棉片贴于血肿壁的创面上，防止误吸血肿壁。不易吸除、粘连较重的小凝血块，且无活动性出血者，可不必勉强清除，以防引起新的出血。软化、坏死的脑挫裂伤组织必须彻底清除，以减轻术中水肿。静脉窦损伤后可形成骑跨性血肿，需注意静脉窦损伤情况，是否需进行修补与重建。

第五节　术后脑脊液漏

一、颅脑损伤发生脑脊液漏原因

（一）外伤撕裂鼻旁窦附近硬脑膜

颅脑损伤引起硬脑膜开放、蛛网膜撕裂，均可引起损伤后脑脊液漏。颅底骨折常涉及额窦、筛窦、蝶窦及岩骨等，以颅前窝骨折最为常见。临床表现为颅脑损伤后发生脑脊液鼻漏或耳漏。大部分病例可以自然愈合，少部分较大漏口需要手术修补才能治愈。修补手术成功的关键是漏口定位和对漏口部选择不同手术入路。各部位漏口修补方法基本相同。

（二）术后脑脊液漏

颅脑损伤术后切口脑脊液漏是术后常见的并发症之一。原因包括：

1. 术中硬脑膜敞开，帽状腱膜层也未严密缝合，破坏了正常解剖结构及生理功能，导致皮下积液。

2. 头皮出血电凝过度，致使皮缘血运障碍，术后张力性切口疝，加重了伤口愈合不良。

3. 颅内血肿及坏死脑组织清除不彻底，骨窗不够大，减压不充分，术后脑肿胀、脑积水、脑水肿明显，致使颅内压持续增高，脑组织膨出嵌顿于骨窗边缘影响硬脑膜的愈合，导致脑脊液漏。

4. 人工硬脑膜修补硬脑膜缝合不严，硬脑膜外存在死腔，易诱发术后积液。

5. 重型颅脑损伤病人头皮切口经过了严重挫伤区或使用了原伤口，术后愈合不良。术后伤口感染、颅内感染、大剂量和长时间使用糖皮质激素、应激性溃疡、电解质紊乱、低蛋白血症，影响切口愈合。

6. 伴有糖尿病、肝炎以及梅毒等基础疾病，免疫力低下也会影响切口愈合。

二、脑脊液漏确诊

（一）依据临床表现

1. 鼻旁窦漏 外伤性后鼻旁窦或伤口反复有液体渗出，多为颅底骨折撕裂颅底硬脑膜，颅内可见积气或者脑脊液经口、鼻漏出。应注意部分病人可能由于脑脊液经口咽而被病人吞咽入腹，有时病人仅表现为晨起时口有咸味，头痛，查体有颈强直表现，为临床不重视，有时直到病人出现颅内感染如脑膜炎时才考虑到脑脊液漏。脑脊液漏的诊断首先应判断漏出液是否为脑脊液。

2. 切口漏 术后并发的脑脊液漏多为伤口张力过高，愈合不良，伤口处发生脑膨出和脑脊液漏。此时可拆除松脱缝线，清除漏口周围失活组织，留取标本作细菌培养及药敏试验，如渗液清亮，漏口可行水平褥式缝合加间断缝合，局部加压包扎，可防止切口再次漏液。如切口漏出液为明显脓性液，应先清创，控制感染。

（二）漏出液检诊

采用漏出液糖定量测定，如漏出液含糖且含糖量与脑脊液相当，则漏出液可断定为脑脊液，外伤性脑脊液漏的诊断可确定。

（三）寻找漏口

经内科治疗无效的反复脑脊液漏者，则需明确寻找到漏口的位置，以便于指导手术修补漏口。

1. 切口漏 伤口愈合不良导致伤口渗液，可在镜下清创，寻找硬脑膜缺损位置。

2. 耳鼻喉科鼻镜检查寻找哪侧有漏出液和从哪个漏口渗出，间断判断脑脊液从哪个鼻旁窦渗透出。

3. 颅底 CT 骨窗位像 通常判断脑脊液漏口位置较为困难。颅底 CT 薄层扫描及颅底薄层 CT 冠状扫描，并进行颅底三维重建，寻找骨折线的位置、骨折线累及鼻旁窦的位置、鼻旁窦积液位置，来间接判断和寻找漏口位置。水溶性造影剂 CT 脑池对寻找漏口的位置也有一定帮助。

4. MRI 检查 T2-Cube 序列可直接发现漏口的位置。

三、治疗原则

脑脊液漏的主要风险有：①持续的脑脊液漏导致的颅内压力过低，可能出现相应的低颅压发作，或撕裂桥静脉，出现硬脑膜外血肿；②持续的脑脊液漏导致的细菌逆行感染，出现脑膜炎或脑脓肿等。因此，脑脊液漏的治疗原则是：明确脑脊液漏的病因，寻找漏口的位置，消除病因和修补漏口。

（一）预防脑脊液漏

针对术后切口脑脊液漏的常见原因，应该注意以下几点：

1. 头皮手术切口设计应避开头皮严重挫伤区，尽量不使用原伤口，手术时保护皮瓣基底部大血管，对头皮切缘出血适度电凝即可，以免影响血运。

2. 尽可能彻底清除颅内血肿、坏死脑组织，颅内压明显增高时切除额颞极行内减压。

3. 颅骨减压窗应足够大并达颅底，骨窗边缘应处理平整，减轻锐性骨缘对脑组织的损伤。

4. 硬脑膜应减张缝合，密闭颅腔。

5. 帽状腱膜层应严密缝合。

6. 根据需要在颅内减压腔、硬脑膜外留置引流管，减少积液。

7. 术后及早换药，发现切口脑脊液漏及时缝合并使用有效抗生素，避免发展成颅内感染。

8. 减少不必要的糖皮质激素使用。

9. 加强营养支持，早期胃肠内营养，纠正低蛋白血症、贫血，控制血压、血糖，纠正电解质紊乱，维护肝肾功能，提高机体免疫力。

10. 尽量减少人工材料的使用。

（二）内科治疗

1. 预防感染 外伤性脑脊液漏病人绝大部分可通过非手术治疗治愈，首先应采取非手术治疗措施。常规应用广谱抗生素预防感染，尤其是针对既往存在鼻窦炎、伴有气颅的外伤性脑脊液漏及耳道感染的病人。同时应警惕张力性气颅的出现。

2. 腰椎穿刺置管持续引流，以降低颅内压，颅内压力的减轻也会使脑脊液漏口缩小，促进漏口加速愈合。同时，使用脱水药，降低颅内压。伴有颅内压增高、局部脑膨出者，可先加强脱水降颅压治疗后腰椎穿刺释放脑脊液，待膨出脑组织复位后，骨窗处弹力绷带包扎防止脑组织再次膨出。

（三）手术治疗

1. 脑室-腹腔分流术　伴有脑积水、颅内压顽固性增高者，可行脑室外引流术。

2. 修补漏口　寻找并修补漏口。

四、手术修补漏口

（一）手术适应证

1. 脑脊液漏持续 4 周不能自愈，有感染倾向者，应手术修补避免致死性颅内感染的风险。

2. 脑脊液漏反复发生、无自愈倾向者。

3. 张力性气颅引起颅内压增高者。

4. 反复多次发生颅内感染者，应清创修补漏口，减少颅内感染概率。

（二）修补方法

根据脑脊液漏漏口位置不同采取相应的手术入路，采用自体筋膜或人工硬脑膜修补撕裂硬脑膜、带蒂肌肉组织+生物胶填塞裂孔等方法封堵漏口。

（三）手术要点

1. 如漏口在颅前窝底的额窦和筛窦，则取发际内双侧冠状切口，分离皮瓣时，要将额骨骨膜与双侧颞筋膜连接处用刀切开，使额骨骨膜与皮瓣筋膜呈一体翻向额下。低位双侧额肌骨瓣翻向一侧，硬脑膜瓣翻向中线，结扎上矢状窦前端，探查颅前窝底。如漏口在筛窦可咬除鸡冠，将双侧额叶抬向后上方，如有脑组织嵌入漏口应一并

切除。如额窦后壁、筛窦上壁粉碎骨折片可予以摘除并切除窦黏膜，以碘伏（聚维酮碘）处理窦腔，用肌肉块、骨水泥或骨蜡封闭。硬脑膜裂口严密缝合，并根据硬脑膜裂口大小做移植筋膜修补。如缺损较大，可采用分离有颅骨骨膜的筋膜瓣，将其筋膜覆盖在颅底硬脑膜缺损处，间断与周边硬脑膜缝合并用 EC 胶粘合边缘。术中尽可能保存嗅神经及嗅支，关颅前可抬高头位注水，观察是否有液体从鼻孔流出。

2. 如漏口在蝶窦，开颅在鞍上进行修补时，虽可发现硬脑膜裂口，但多不完全，修补极为困难。近年来采用经口鼻入路以肌肉充填蝶窦的方法，从硬脑膜外将漏口封闭，效果较好。手术入路与经鼻蝶入路垂体瘤切除术相同。进入蝶窦后，观察蝶窦脑脊液漏口，切除蝶窦内黏膜，避免手术后继续分泌黏液，用医用胶封闭鞍底的漏口，再用脂肪填塞蝶窦，并用取自鼻中隔的骨片支撑防止其移位或滑落。

3. 如漏口在岩骨颅中窝部，则采用颞下骨瓣开颅，抬起颞叶寻找漏口；如漏口在岩骨颅后窝部，则采用单侧枕下乙状窦后入路；如漏口于中、颅后窝同时存在，则应采用颞下-枕下联合入路，沿岩骨嵴切开天幕，寻找漏口。

4. 切口漏　清创重新修补缝合硬脑膜。

（陈立华　徐如祥）

参考文献

1. 徐如祥. 颅脑损伤救治需要重视的问题. 中华神经医学杂志,2011,10(12):1189-1190.

2. Chesnut RM,Temkin N,Carney N,et al. A trial intracranial pressure monitoring in traumatic brain injury. N Engl J Med,2012,367(26):2471-2481.

3. Aarabi B,Hesdorffer DC,Ahn ES,et al. Outcome following decompressive craniectomy for malignant swelling due to severe head injury. J Neurosurg,2006,104(4):469-479.

第二章　脑胶质细胞瘤手术精要

胶质瘤（gliomas）是源自神经上皮系统的一大类肿瘤，包括星形细胞肿瘤、室管膜肿瘤、少突胶质细胞肿瘤和少突星形细胞肿瘤等，根据其核分裂象、坏死及囊变等病理特点，可将胶质瘤分为Ⅰ~Ⅳ级，其中Ⅰ、Ⅱ级肿瘤生长较缓慢，与脑组织边界比较清楚，病人生存期长，预后较好，又称为低级别胶质瘤；Ⅲ、Ⅳ级肿瘤因生长迅速，与脑组织边界不清，病人生存期短，预后较差，又称为高级别胶质瘤或恶性胶质瘤。脑胶质瘤多呈浸润性生长，手术不易全切，治疗效果差。在全身肿瘤中，恶性胶质瘤5年死亡率仅次于胰腺癌和肺癌，居第三位，5年生存率不足10%。

第一节　脑胶质细胞瘤手术概要

单纯手术切除脑胶质细胞瘤难以根治，术后还需要采取放射治疗、化疗等综合治疗措施。而目前手术仍是此类肿瘤治疗的首选方法。

一、手术治疗的目的

手术治疗的目的：①大量缩减肿瘤体积，为后续放射治疗、药物及免疫治疗等奠定良好基础；②取得肿瘤组织标本，获得明确的病理及分子病理诊断，为指导个体化的综合治疗方案及预后判断提供依据，还可为可能的免疫治疗提供疫苗；③能迅速降低颅内压、缓解脑疝，有效地延长生存时间，为进一步治疗提供机会。

已有多项临床研究报告表明，术后病人生存的时间与肿瘤切除的程度正相关，尤其是低级别胶质瘤。所以美国NCCN（National Comprehensive Cancer Network）及我国胶质瘤专家共识均提倡：在保护脑功能的前提下，最大范围安全切除肿瘤。一般而言，低级别胶质瘤，如果不是毗邻运动区、感觉区、语言区、椎体束等对人体功能影响较大的结构（下文统称为功能区，此类肿瘤则称为非功能区胶质瘤），由于其边界比较清楚，应尽可能做到全切（total resection），甚至可扩大切除肿瘤周边部分受侵袭的脑组织，以充分减少肿瘤负荷。如果肿瘤毗邻上述功能区（此类肿瘤则称为功能区胶质瘤），切除肿瘤时要在其内部进行，尽量避免伤及周围脑组织，必要时甚至残留少许侵入功能区的肿瘤，以最大程度保护其神经功能，提高病人的生存质量。

二、手术前评估

胶质瘤手术中仅凭肉眼观察有时很难区别肿瘤和正常脑组织。为做到既能全切除肿瘤，又不致误伤正常脑组织，可在术前及术中综合利用不同的影像技术及肿瘤识别技术。

手术前常规行MRI及增强检查、弥散张量成像（diffusion tensor imaging，DTI）、功能性磁共振成像（血氧水平依赖性功能MRI，简称BOLD-fMRI或fMRI）等。有癫痫症状的病人最好还能行脑电图（EEG）或脑磁图（MEG）检查，以确定癫痫病灶的位置，因为很多时候，癫痫病灶并非肿瘤本身，而是在其临近部位。若病变临近神经纤维束，应行DTI检查以判断病变与神经纤维束的位置关系及纤维束受推挤或受侵袭的状态。若病变临近功能区，则可行fMRI检查，以了解功能区与病变的关系。如有条件，还应做好术中导航所需的术前检查。对于低级别胶质瘤，利用 T2 像或液体衰减反转恢复序列（fluid attenuated inversion recovery，简称 FLAIR 成像）可以更准确地显示肿瘤大小。

三、手术切口

在设计头皮切口时应充分考虑到肿瘤的复发及再次手术，所以笔者建议皮瓣不宜太小。可根据影像表现，绘制肿瘤在头皮的投影后设计皮肤切口。由于大多数肿瘤复发发生在原术野 2cm 内，所以适当扩大皮瓣可为肿瘤复发后的再次处理提供条件。而骨瓣可根据实际肿瘤大小钻孔，不必太大，以减少病人的创伤。

四、切除伴有癫痫的胶质瘤

如果病人有癫痫症状，应在术中行脑电监测，寻找可能的"癫痫灶"，根据具体情况予以电灼或切除。如果位于上述结构内或与之毗邻，则应根据影像表现制订相应的手术策略，并利用术中电生理刺激和监护，确定准确的功能区位置，从远离功能区的方向开始切除肿瘤，在距离功能区 1cm 的距离即停止切除。由于大脑的功能具有代偿和可塑性，一些肿瘤残留病人在术后一段时间后复查功能 MRI，会出现功能区转移到与病变有一定距离的位置，这样为再次手术全切肿瘤提供了条件。

五、切除高级别胶质瘤

如果高级别胶质瘤不是毗邻功能区，由于其浸润性生长，边界不清，血供丰富，应尽量避免进入肿瘤内部，而应在病变周边 0.5～1cm 的范围逐步分离，切断其血液供应，从而尽可能全切肿瘤，这便是所谓"切脑组织，不动肿瘤"。其实这里所讲的"切脑组织"，也是切除含有相对少量肿瘤细胞的受浸润的脑组织。在分离血供的过程中，需仔细辨别"供瘤血管"和"路过血管"，千万不要伤及"路过血管"，并注意保护周围静脉。静脉的保护有时会被忽略，事实上，静脉的损伤有时会造成灾难性后果。如果肿瘤位于功能区内或与之毗邻，则不可勉强全切肿瘤，甚至有时做到部分切除（partial resection）即可。切除策略可采取从远离功能区的方向开始切除肿瘤，在距离功能区至少 1cm 的距离即停止切除，以最大程度保护病人功能。

由于恶性胶质瘤，尤其是部分胶质母细胞瘤（glioblastoma，GBM）血供极其丰富，术前应注意充分备血，并在术前仔细观察 MRI 表现，判断供血动脉的来源及走向，做到心中有数。

六、手术中脑保护技术

（一）术中神经导航

术中神经导航（neuronavigation）有助于准确的手术切口设计和病变定位。对于位置较深、体积不大的肿瘤尤其必要。可在术前根据影像表现做好手术规划。还能与 DTI、fMRI 等图像融合，有助于选择适当的手术入路。但应注意：开颅后颅腔的密闭性遭受破坏，特别是在切除大块实质性组织或大量丢失脑脊液之后，脑组织结构在颅腔内的空间位置发生了变化而产生的影像漂移。

（二）术中 MRI

可动态观察病变切除的程度，克服导航系统的图像漂移，从而提高肿瘤的全切率，并可及时发现术中出现的脑内血肿，减少手术的并发症。随着术中 MRI 技术的不断发展，还可以与激光、神经内镜、冷冻、射频消融以及术中脑功能评价等技术结合运用于神经外科手术中，具有巨大的发展前景。但设备昂贵，手术耗时较长，且需特定的手术器械及监护仪器，目前只在有限的几家医院开始使用。

（三）术中 B 超

术中 B 超使用方便，操作简单，分辨率较高，可显示肿瘤的血供情况。还可利用超声造影剂提高肿瘤分辨率。游离骨瓣后在硬膜外即可进行肿瘤的探测，获得良好的超声颅内解剖和病变图像，并可据此设计硬脑膜切口。一般来讲，实质性肿瘤的回声较脑实质高，为中等回声至高回声；囊液回声为边界清晰的无回声区；脑出血则呈高回声。其显示颅内病变的位置、大小与手术前 CT 或 MRI 图像吻合率极高，很少出现假阳性和假阴性，值得大力推广。

（四）术中荧光实时显像技术

术中肿瘤的实时显像有利于促进肿瘤的准确切除。如果能够在手术过程中将肿瘤组织特异性染色，无疑将大大提高手术效率。荧光实时显像是近年来发展起来的一项新技术，主要通过向病人注入荧光染料，然后在特殊激发光的照射下使肿瘤组织或瘤周的水肿组织产生肉眼可见的荧光，从而能够区分肿瘤组织、正常脑组织及瘤周

水肿组织，引导术者最大程度切除肿瘤而避免损伤脑组织。目前有报道的显像剂有 δ- 氨基-γ- 酮戊酸（5-aminolevulinic acid，5-ALA）、荧光素钠（fluorescein sodium，FLS）、纳米探针 Cy5.5-CLIO 及 Cy5.5-CLIO-Cltx 等。

（五）术中唤醒及电生理监测

利用术中唤醒技术和皮质及皮质下电极刺激，可使病人在清醒状态下进行语言、运动等功能的测试，从而准确定位功能区，达到有效保护功能区，避免和减轻并发症的目的。对于以癫痫起病的病人，术中脑电监测还有助于寻找致痫灶，以便术中干预处理，减少术后癫痫的发生。

第二节 不同部位脑胶质瘤的特点及切除方法

一、大脑半球胶质瘤

发生于新皮质各脑叶的肿瘤，大多数为星形细胞瘤和胶质母细胞瘤。临床表现因肿瘤所在部位不同而异：感觉运动皮质（中央区）附近的肿瘤，首发症状经常是单瘫、失语，或局灶性癫痫，容易引起病人的注意，而就诊时可能尚无颅内压增高症状和体征；额叶肿瘤，一般表现为进行性颅内压增高，缺乏神经系统定位体征；枕叶或颞顶枕（三角区）部肿瘤侵犯视皮质或视放射时，检查可发现象限性或同向性视野缺损；颞叶肿瘤多以癫痫发作作为临床表现。

手术治疗需结合临床表现和影像检查所见精心设计，做到既有利于延长生存期、为实施综合治疗创造最佳条件之目的，又不至于增加神经系统的功能缺陷。不同位置的胶质瘤处理方式如下。

（一）额叶胶质瘤（非功能区）

开颅时要考虑到外侧裂的暴露。切除肿瘤前先行解剖关系辨识，确认外侧裂、眶回、额下回后部等结构。额叶胶质瘤有明显颅内压增高和（或）伴随显著占位征象者，可行额叶切除手术。

切除范围可以扩大到中央前回以前 1cm、扣带回以上、外侧裂以内的全部脑回，仅保留直回和嗅三角，优势半球则需同时保留额下回后部。术中注意保护胼周动脉、嗅神经及视神经视交叉等结构。可用术中 B 超观察肿瘤边界及脑室的位置。切除过程中尽量避免侧脑室额角开放，一旦发生脑室破损，可适当扩大开放范围，以免因活瓣作用形成张力性憩室或脑穿通畸形，并在术中酌情放置引流管，术后 2～3 天拔除。

（二）颞叶胶质瘤

颞叶胶质瘤容易引发颞叶沟回疝，危及生命，所以手术应相对积极，术中注意充分减压。切除脑叶的范围包括 Labbe 静脉以前的颞叶，优势半球可适当缩小切除范围。可先解剖外侧裂，电灼并切断来自大脑中动脉供应肿瘤及颞前叶的血管，可明显减少术中出血，方便全切肿瘤。以癫痫起病的病人，术中可利用脑电监测辨识癫痫灶，一并处理。可用术中 B 超观察肿瘤边界及脑室的位置。如侧脑室颞角开放，可放置引流管，术后 2～3 天拔除。如术中发现内减压不充分，可辅助行颞肌下减压，并酌情去除骨瓣。

（三）功能区胶质瘤

功能区胶质瘤包括中央前回、中央后回、额

下回后部 Broca 区及旁中央小叶等的胶质瘤。尽管此类肿瘤手术创伤导致肢体瘫痪，或使已经偏瘫的肢体瘫痪加重的可能性较大，如果手术设计合理且操作精细，则可能不但不增加功能损害，甚至可能因减压带来功能恢复的契机。术前行 fMRI 及 DTI 检查，明确功能区的受压或受侵袭情况及与肿瘤的相对位置。体积较大、特别是由额叶或顶叶向中央区侵犯的肿瘤，术中先利用 B 超、导航及电生理检测等手段辨明中央沟的位置，自远离功能区的位置起，采取碎块切除的方式逐步削减肿瘤体积，勿因追求暴露过分牵拉导致感觉运动皮质及其投射纤维损伤，影响减压效果。局限于感觉运动皮质的小肿瘤，于距离最近处切开脑回或脑沟的皮质，有明确边界者用显微剥离子沿肿瘤表面分离，边界不清者分块切除肿瘤。由额叶侵犯中央区的大肿瘤，可首先切除部分额叶取得充分暴露，更有利于彻底剔除肿瘤组织。

累及优势半球额下回后部（Broca 区）的肿瘤，最好术前行 fMRI 检查及语言功能测试，术中行麻醉唤醒，首先通过电刺激找到语言区，然后在动态监测语言功能的情况下切除肿瘤，以尽可能避免损害语言功能。

（四）颞顶枕（三角区）胶质瘤

此区存在视皮质和视放射，脑叶切除会导致象限性或同向性视野缺损，所以应尽量选择经脑沟入路切除肿瘤而尽量避免脑叶切除，除非肿瘤巨大、已经造成完全性同向偏盲。左侧（优势半球）三角区胶质瘤手术入路，则应回避颞上回和顶下回，以免导致感觉性失语。

二、岛叶胶质瘤

岛叶胶质瘤以低级别胶质瘤多见。术前 MRI 有助于精确定位岛叶、盖部、肿瘤之间复杂的解剖关系。由于岛叶低级别胶质细胞瘤呈膨胀性生长，肿瘤边界较清，其向内压迫壳核的同时，间接受到苍白球、内囊坚韧的纵向走行纤维的阻力，因而壳核外缘变直，T2 加权像上显示肿瘤内缘清晰平直，称为"内缘平直征"，对判断肿瘤能否全切很有帮助。再者，fMRI 及 DTI 可进

一步了解肿瘤与功能区及重要纤维传导束的关系（是单纯推挤还是破坏，方向如何等），这对有效保留重要功能很有帮助。

因岛叶位置较深，且有大脑中动脉及其分支走行其中，故全切肿瘤并不损伤其周围组织，难度较大。开颅时建议病人取仰卧位，头向健侧旋转 30°~50°，颈部拉伸并稍向下垂，使颧突处于最高点，头架固定。因需要牵拉岛盖以暴露岛叶的边界（即环岛沟），所以建议行额颞包含外侧裂的较大去骨瓣开颅。磨除蝶骨嵴，全程显露侧裂。术中不要急于切除肿瘤，可分离外侧裂至颈动脉池释放脑脊液，待脑组织张力降低后继续分开外侧裂垂直段。尽可能保护好侧裂静脉及其较大分支。若肿瘤较大，亦可先切除部分肿瘤，减压后继续分离外侧裂。对于侵及额颞叶的巨大岛叶胶质瘤，可切除额叶或颞叶的岛盖组织，增加肿瘤的显露程度。

术中应耐心细致地分离保护大脑中动脉及其大量分支，尤其是被肿瘤包裹的、较细的分支。尽早显露大脑中动脉 M1 段，并辨识从其上发出的豆纹动脉（LLAs），是保护这一重要血管，并判定肿瘤内侧边界的一个有效方法，也是岛叶肿瘤手术最关键的技术之一。岛叶的血供来自大脑中动脉 M2 段的分支。其中较短、较细的分支应主动电灼后切断，以防在切除肿瘤的过程中这些血管被动从大脑中动脉主干撕脱，造成严重后果。而较长、较粗的血管则应尽量保护，因其可能供应放射冠和皮质脊髓束。肿瘤切除后，M2、M3 段常常出现血管痉挛，可在术中应用罂粟碱或温盐水浸泡解痉。

几个特征有助于确定肿瘤边界。例如，环岛沟底部即为肿瘤的最深界面，豆纹动脉最外侧分支可以作为肿瘤内界的标记。此外，穿支血管的方向亦能够提供线索，因为平行于手术床走行的血管可能是豆纹动脉穿支血管。还应准确了解肿瘤颜色、质地和组织结构变化，遇到组织颜色变为淡灰色时，说明已经达到基底节灰质结构，应停止继续切除。术中超声和 MRI 也有助于判定病变的边界，而术中利用超声吸引器（Cavitron Ultrasonic Surgical Aspirator，CUSA）装置可显著提高肿瘤切除效率。

顶部、颞部和枕部脑膜瘤。由于肿瘤生长缓慢，所以出现症状时肿瘤体积一般较大。凸面脑膜瘤手术中应主要把握以下几个方面：

1. 开颅的骨窗应该完全暴露肿瘤基底附着的硬脑膜并且暴露其周围的正常硬脑膜。

2. 硬脑膜切开应围绕肿瘤周围 2cm 的范围切开。

3. 在显微镜下手术，分离肿瘤包膜和大脑皮质时，应注意保留完整的蛛网膜界面。

4. 肿瘤周围的引流静脉及下方的皮质血管应尽量保留。

5. 对于体积大、和周围组织粘连严重的肿瘤，应先行包膜内分块切除，再分离肿瘤包膜并全切肿瘤。

6. 术后脱水治疗脑水肿，术后注意观察有无脑出血，必要时 CT 扫描头部明确情况。

7. 术后发生颅内感染时，在抗感染治疗的同时，行脑脊液引流。

第二节　矢状窦旁脑膜瘤

矢状窦旁脑膜瘤占颅内脑膜瘤的 17% ~ 32%，Cushing 将窦旁和大脑镰旁脑膜瘤进行了分别的定义。矢状窦旁脑膜瘤为肿瘤填充矢状窦旁角，在肿瘤与矢状窦之间没有脑组织，而有其他学者将窦旁和镰旁脑膜瘤归为一类，合称为窦镰旁脑膜瘤。矢状窦旁硬脑膜常见的症状有癫痫、头痛、单瘫以及精神症状。

手术精要：

1. 开颅过程中骨膜瓣应单独游离，注意不要损伤上矢状窦。

2. 将肿瘤包膜从皮质分离时应注意保护皮质表面的血管，尤其是静脉。

3. 由于大的矢状窦旁脑膜瘤会有颈外及颈内动脉系统双重供血，因此，应尽量先断掉肿瘤的颈外动脉供血血管，包括从窦壁上切除肿瘤的附着，否则进行瘤内分块切除会引起大量失血。

4. 注意保护重要的引流静脉尤其是中央静脉。

5. 术中尽量减少对脑组织的牵拉。

对于术中发现肿瘤长入矢状窦侧壁，而窦没有完全阻塞的情况，可以有三个选择：

1. 如果肿瘤位于矢状窦前三分之一，可以结扎上矢状窦，但有可能出现静脉回流障碍，导致静脉性脑梗死。

2. 不强求切除附着于窦壁的肿瘤，可仅作电凝处理。

3. 切除窦壁及附着的肿瘤，然后修补矢状窦。

在窦镰旁脑膜瘤手术中，恰当地处理受累的矢状窦是最为重要的。如果矢状窦 1~2 个壁被累及，可以选择切除窦壁和肿瘤并进行重建。但如果切除矢状窦并采用静脉进行吻合，则很有可能出现静脉窦的阻塞。因此，对于后三分之一和中三分之一后半部分的上矢状窦，应慎重选择切除矢状窦的方法。因此，对于处理矢状窦的选择方法，应综合考虑以下几个方面的因素：病人的年龄和症状，窦的通畅程度，肿瘤的位置，皮质静脉侧支的情况。对于完全阻塞的矢状窦，也不必进行切除手术，因为对侧大脑半球回流静脉可能受到伤害。手术中最重要的是保护好皮质静脉的侧支循环。

第三节　大脑镰脑膜瘤

大脑镰脑膜瘤起源于大脑镰，肿瘤被其上的脑皮质覆盖，不累及上矢状窦。以冠状缝和人字缝为界，根据肿瘤起源的位置，可将肿瘤分为前、中、后三种类型。

手术精要：

1. 显微镜下暴露大脑纵裂。

2. 对于单侧的肿瘤，应首先从大脑镰切断肿瘤基底及血供。

3. 对于大的肿瘤，应先进行瘤内切除减压，再分离包膜。

4. 沿肿瘤包膜分离过程中注意保护皮质脑组织和胼胝体周围的动脉。

第四节 脑室内脑膜瘤

侧脑室内脑膜瘤占颅内肿瘤的1%，起源于侧脑室内脉络丛和脉络膜组织内的蛛网膜细胞。90%的侧脑室脑膜瘤位于侧脑室三角区内，血供主要为脉络膜前动脉，在一些大的肿瘤，脉络膜后动脉也参与供血。

手术可以选择的入路有很多种。包括颞中回切开、旁中央小叶后部切开和颞顶叶外侧切开。由于经皮质入路都需要切开皮质组织，增加了术后发生癫痫和皮质功能受损的可能性。Kempe提出经中线切开胼胝体切除侧脑室肿瘤，此入路经过改良，只需要轻微的皮质的牵拉。但是该入路不能用于有右侧同向偏盲的病人，因为胼胝体压部切开会导致失读症。因此，对于此类病人以及肿瘤巨大的病人，可采用经颞中回或顶枕部旁中央后部皮质切开。肿瘤巨大时，应分块切除。

第五节 小脑幕脑膜瘤

小脑幕脑膜瘤包括起源于小脑膜游离缘、沿横窦以及镰幕交界处的脑膜瘤。由于肿瘤位置深在，而且毗邻脑干、脑神经、颞叶、动脉血管以及静脉窦，手术的主要困难是采用合适的入路达到肿瘤部位。

尽管小脑幕缘脑膜瘤和岩斜区脑膜瘤在影像上表现类似，但是在和周围结构的解剖关系上相差很大，因此，两者的手术难度和预后也不同。岩斜区脑膜瘤起源于三叉神经内侧，通常和脑干之间只有一层蛛网膜，二者常有粘连，全切困难。小脑幕脑膜瘤起源于小脑幕缘，是脚间池和环池的交汇处，随着肿瘤的生长，肿瘤将多层蛛网膜推向前方，这使得在肿瘤和脑干、脑神经之间有清楚的界限，手术风险相对较小。

术前通过血管造影或者MRA了解血管尤其是静脉系统的解剖结构，对于手术是非常重要的。主要包括直窦、窦汇、双侧的横窦和乙状窦。另外要了解颞叶的静脉引流，包括Labbe静脉和颞底静脉，并确定这些静脉和岩上窦、小脑幕和乙状窦的关系。

当肿瘤累及小脑幕缘的内侧和前部时，可以通过断颧弓颅中窝入路切除位于岩骨尖区和生长至中脑附近的肿瘤。该入路比传统的颞下入路可以更多向下接近颅中窝底，从而减少对颞叶的牵拉。该入路结合岩骨前部切除可处理向后延伸到脑桥外侧的肿瘤。对于位于小脑幕缘中后部并累及岩斜区至中脑附近的肿瘤，可采用经岩骨入路。位于大脑镰小脑幕交界区主要位于幕下的肿瘤，可以采用幕下小脑上入路。位于小脑幕向上延伸到枕叶、向下延伸到小脑半球的肿瘤，可采用跨横窦小脑幕上下入路。

第六节 嗅沟脑膜瘤

嗅沟脑膜瘤生长缓慢，随着肿瘤生长，逐渐压迫额叶脑组织。由于额底脑组织缺乏重要功能区，肿瘤在发现时体积会较大。头部MRI可以清晰地显示肿瘤的轮廓、瘤周水肿以及肿瘤和筛窦、蝶窦以及鼻腔的关系，还可以确认大脑前动脉和肿瘤后界的关系。CT可以显示肿瘤钙化和前颅底骨质变化的情况，CTA可以显示肿瘤和周围动脉血管的关系。嗅沟脑膜瘤的主要血供为筛前动脉，一般无法进行超选择性术前栓塞。肿瘤可破坏前颅底进入鼻腔，对于颅外部分的肿瘤最好和颅内部分一起一期切除，切除肿瘤过程中应遵循先瘤内减压再切除包膜的过程，并要注意保护大脑前动脉和前交通动脉及其分支。如果术中打开蝶窦或者进入鼻腔，应完全去除蝶窦黏膜并用脂肪填充蝶窦腔。颅底重建非常重要，可以用骨膜瓣平铺于前颅底防止脑脊液漏。肿瘤术后复发常常是由于没有切除被肿瘤侵蚀的硬脑膜和前颅底骨质，因此术中应尽可能多地切除受累组织，但是颅底缺损的重建需要很好的技术。

对于嗅沟脑膜瘤的手术入路可分为两类，一类是经幕上开颅手术，第二类是经鼻手术。前者可通过单侧的翼点入路或额下入路，另外，经双额部的眶上入路可以更为接近前颅底，减少脑组织的牵拉，而且可以提供更大的空间进行手术操作并彻底切除受累的硬脑膜并修补颅前窝底，但是眶上入路经常会打开发达的额窦，如果处理不当，可能会造成术后的脑脊液鼻漏。

幕上手术还可以采用经一侧翼点入路，主要用于处理偏于一侧的较小的肿瘤。

经鼻神经内镜下手术主要用于肿瘤破坏前颅底并主要向鼻腔内生长的肿瘤，术前病人嗅觉已经丧失，该入路的优点是尽早处理肿瘤供血动脉，减少术中出血，并对脑组织无牵拉，可以同时切除受累的硬脑膜和颅骨，但对于颅底修补技术要求很高。

由于嗅沟脑膜瘤的位置和生长特点，术后出现脑脊液漏的概率高于其他颅底脑膜瘤，因此需要术中严密修补颅底缺损，一般可采用自体组织的多层修补技术，如脂肪、阔筋膜、额骨骨膜等，术后如出现少量脑脊液漏，可采用腰大池置管持续引流。

第七节　蝶骨嵴和床突脑膜瘤

根据肿瘤基底的位置，可以把这类脑膜瘤分为蝶骨嵴外侧、内侧以及床突部脑膜瘤。片状脑膜瘤也常发生于蝶骨嵴，其特点为蝶骨嵴显著的骨质增生和肿瘤弥漫性侵袭性生长。由于肿瘤侵犯颅底的圆孔、卵圆孔，导致突眼或者脑神经受损症状，这类肿瘤的手术要求完全切除蝶骨大翼、前床突以及眼眶上、外侧壁，并且切除受累的硬脑膜。

外侧型脑膜瘤可以在硬脑膜外磨除蝶骨大翼后切除，这样也可以切断肿瘤的血供。对于起源于中三分之一的肿瘤也可以通过这种方式切除。如果肿瘤累及眼眶和眶上裂并向海绵窦生长，则可以采用额眶颧入路更为理想。

内侧床突型肿瘤，其解剖关系非常复杂，手术并发症和死亡率更高。Al-Mefty 根据肿瘤的起源和切除的难易程度将内侧床突脑膜瘤分为三个类型：Ⅰ型颈内动脉从海绵窦的下内侧钻出进入硬脑膜下，位于前床突内侧有 1~2mm 的颈内动脉缺乏蛛网膜的覆盖，然后颈内动脉进入颈内动脉池并被蛛网膜包裹。如果脑膜瘤起源于前床突下方附近，肿瘤会包裹颈内动脉，直接和动脉外膜粘连，之间没有蛛网膜。随着肿瘤的生长，这种粘连蔓延至颈内动脉分叉部和大脑中动脉，并将蛛网膜向前推挤。这种解剖结构使术者很难将肿瘤从动脉上分离下来。

Ⅱ型起源于前床突上部或者外侧，在颈内动脉的上方。随着肿瘤的生长，颈动脉池和侧裂池的蛛网膜将肿瘤和颈内动脉外膜隔开，这个蛛网膜平面允许将肿瘤从动脉上分离。在Ⅰ型和Ⅱ型中，视交叉和视神经被包裹于视交叉池的蛛网膜内，也可以将肿瘤从上述结构上分离下来。

Ⅲ型起源于视神经孔并延伸入视神经管内，由于早期压迫视神经导致视力下降，因此这类肿瘤在发现时体积较小。由于临近颈动脉池，肿瘤和颈内动脉之间存在蛛网膜，但是肿瘤和视神经之间可能没有蛛网膜的存在。对于床突脑膜瘤，可以采用额眶颧入路，该入路可以减少对脑组织的牵拉，术中可以从多个间隙切除肿瘤，而且可以处理进入海绵窦的肿瘤。

这个部位的肿瘤尤其是蝶骨嵴内侧型和前床突脑膜瘤，与眶上裂、海绵窦、圆孔、卵圆孔等结构关系密切，尤其是在肿瘤较大、累及范围较广的情况下。因此手术中特别要注意保护脑神经和颈内动脉及其分支，术后常见的相关并发症包括视力下降、眼球运动障碍、突眼以及面部感觉障碍。术前严格评估神经功能，术中使用多模态影像融合神经导航以及神经电生理监测技术可以帮助术者判断肿瘤切除范围和减少相关血管、神经的损伤。如果肿瘤和重要结构粘连紧密，难以分离，则不强求肿瘤全切，术后可给予立体定向放射治疗。如果肿瘤累及颅骨，术中切除颅骨范围大，应严密缝合硬脑膜，术后应注意引流，避免头皮下积液的发生。

第八节　鞍结节脑膜瘤

鞍结节脑膜瘤占颅内脑膜瘤的 5% ~ 10%，发病年龄在 40 岁左右，发病人群中女性是男性人数的 3 倍。其典型的表现为视交叉综合征：蝶鞍正常，原发性视神经萎缩伴双颞侧视野缺损。大部分视力下降为隐匿性，约 2/3 的病人起病时主诉为一只眼睛视力下降。肿瘤常深入一侧或双侧视神经管，10% 的病人存在精神症状。

手术入路为经眶上入路，有利于减少脑组织牵拉和早期控制供血动脉。该肿瘤常将视神经向外向后推挤，使视神经位于颈内动脉的上方和外侧。如果肿瘤完全包裹或者将视神经推挤成难以辨认的片状结构，术中则很难辨认视神经。由于在肿瘤和视神经之间存在蛛网膜，在进行包膜内分块切除后，可将肿瘤缓慢地从视神经上剥掉。术中应注意保护视神经和视交叉的供血血管。如果肿瘤深入视神经管，应该用高速金刚砂磨钻磨除前床突、视神经管和眶上裂的顶部，在切除视神经周围肿瘤时，术者应注意保护眼动脉和视网膜中央动脉。采用经鼻神经内镜入路也可切除该部位的肿瘤，但是对于肿瘤向两侧生长或者包裹颈内动脉的情况，其安全性还不肯定。

第九节　海绵窦脑膜瘤

海绵窦的脑膜瘤或者起源于海绵窦，或者为床突、蝶骨嵴、鞍结节、蝶岩斜区脑膜瘤累及海绵窦。术前通过磁共振或者脑血管造影检查应对颈内动脉及分支血管的走行以及和肿瘤的关系仔细研究。手术入路为经额眶颧入路。在切开海绵窦之前应控制颈内动脉的近端和远端。进入海绵窦可以通过内侧或外侧三角。应先切开视神经鞘的硬脑膜，然后切开远环，接着向后切开动眼神经三角，打开近环，就可以进入海绵窦的前部和上部。切开远环和近环后，可以将颈内动脉向外侧移位，这样就可以切除海绵窦内颈内动脉内侧的肿瘤。从外侧进入海绵窦可以通过抬起海绵窦外侧壁的远环。通过分离动眼神经、滑车神经和眼神经可以定位颈内动脉。展神经走行于颈内动脉的外侧，其走行常平行于眼神经。在切除海绵窦内肿瘤的过程中，可以发现肿瘤和颈内动脉之间的间隙，由于肿瘤填充海绵窦，在切除的初期，静脉血出血较少，随着肿瘤切除，静脉丛受压得到缓解，海绵窦内静脉性出血会越来越多，可以通过填塞明胶海绵止血。

海绵窦脑膜瘤手术的主要并发症是脑神经受损，可以达到 20%，因此，术中神经电生理监测需要常规应用，不要求勉强全切肿瘤，术中及术后的脑血管意外发生率不高，但术中出现颈内动脉受损可能是致命性的。因此，对于较小的肿瘤某些外科医生会选择放射治疗。

第十节　桥小脑角区脑膜瘤

桥小脑角区脑膜瘤常见症状有头痛、小脑半球受压症状以及脑神经受损的表现，如听力丧失、面部麻木或疼痛、面瘫或者面肌痉挛。

脑膜瘤和脑神经的关系通常比较恒定，滑车神经通常位于肿瘤的上外侧，三叉神经在滑车神经的上外侧、在肿瘤的上前侧，展神经在肿瘤的前部，而面听神经位于肿瘤的前部，后组脑神经位于肿瘤的下方。

手术通常采用乙状窦后入路，但通常需要暴露乙状窦前的硬脑膜以便于在手术中将乙状窦向外侧牵拉减少其对视野的遮挡。手术需要逐渐电凝并切断肿瘤的基底以减少肿瘤的血供，在这个过程中，需要注意保护脑神经。如果肿瘤过大，则应该先瘤内切除，再仔细分离肿瘤包膜和脑神经、脑干以及小脑上、小脑前下动脉。肿瘤切除后，其在硬脑膜的附着处应该进行电凝处理，并去除增生的骨质，去除骨质的时候，注意不能损伤内耳结构。术中如咬开或磨开乳突气房时，要用骨蜡封闭，以免术后出现脑脊液耳漏。术后出现脑脊液耳漏时，如漏液量不大，可通过降颅压、手术侧乳突处加压包扎等观察保守治疗。漏液量大时，应及时手术修补。

第十一节　小脑幕脑膜瘤

一、分类

根据附着部位不同，小脑幕脑膜瘤可分为：

1. 内侧型　与小脑幕游离缘粘连，与枕叶、中脑、大脑后动脉、小脑上动脉、动眼神经、滑车神经毗邻，有时也长到直窦和大脑大静脉附近。对于肿瘤主要向幕上生长者，采用枕部纵裂或枕下入路（Poppen 或 Poppen 改良入路）。如偏侧方累及岩骨尖部或生长于后侧方可经颞下入路、颞枕入路切除，对于跨幕或幕下肿瘤，可采用联合入路、枕叶入路或枕下入路。

2. 外侧型　肿瘤位于幕上后外侧与岩骨后之间的小脑幕区，肿瘤可向 CPA 区或横窦乙状窦的移行部生长。如果肿瘤位于幕上，选用枕叶入路，如果肿瘤主体在颅后窝，采用枕下入路或枕部枕下联合入路，如肿瘤累及幕上幕下，则采用联合入路。

3. 镰幕型　肿瘤位于小脑幕内侧至直窦及窦汇的延续区，可累及幕下或向对侧发展，也可向前挤压脑干，造成颅内压增高及脑干损害。根据肿瘤大小，可采用单侧或双侧枕叶入路，对于巨大型肿瘤，可采用双侧枕叶-枕下联合入路。

二、手术入路

1. 颞枕开颅经颞下入路

适用于肿瘤主要位于小脑幕上者。

注意事项：骨窗下缘应低至颅中窝或小脑幕水平，肿瘤暴露过程中要注意 Labbe 静脉的保护，避免过度牵拉颞叶造成 Labbe 静脉根部撕裂出血。先离断肿瘤小脑幕基底部，必要时将肿瘤侵蚀的小脑幕一并切除。对横窦的处理应小心，因大部分横窦生长的小脑幕脑膜瘤，横窦并非完全闭塞，所以不能盲目切除，否则有可能造成血管损伤。

2. 顶枕部开颅

适用于第三脑室后脑膜瘤。

注意事项：手术开颅过程中应注意对横窦的处理，同时注意保护 Labbe 静脉，切除肿瘤的过程中，对深部静脉系统的走行需思路清楚，避免出现大脑大静脉损伤等致命性事件。

3. 乙状窦后入路

手术入路 CPA 口上下缘的确定，需根据肿瘤的高度来确定，以达到充分暴露肿瘤的目的。

开颅过程中需处理好横窦及乙状窦。尤其是

针对肿瘤位于小脑幕上下的，在处理肿瘤与小脑幕基底的过程中，需注意局部解剖，保护大脑后动脉、基底动脉及其分支、动眼神经、三叉神经、滑车神经、面神经、听神经等。

第十二节　岩斜区脑膜瘤

一、分类

岩斜区脑膜瘤是颅后窝脑膜瘤中手术难度最大、术后出现并发症概率最高的肿瘤。头痛是本病的常见症状，常以颈部和枕部疼痛为主。颅内压增高多不明显。神经系统损害症状根据肿瘤的发生部位、生长方向不同而有所不同。根据肿瘤累及的部位可将肿瘤分为三型：

1. 斜坡型　肿瘤累及中上三分之二斜坡区，将脑干向后移位，主要表现双侧外展滑车神经麻痹和双侧锥体束征，无颅内压增高。

2. 岩斜型　累及上中三分之二斜坡，并位于三叉神经内侧，肿瘤的主体比斜坡脑膜瘤偏外侧沿蝶骨枕骨的软骨缝排列，并将脑干及基底动脉向肿瘤对侧推挤，主要表现为一侧第 5～10 对脑神经损害，同侧小脑体征及颅内压增高。

3. 蝶岩斜型　和岩斜型脑膜瘤相似，但是向前侵入海绵窦侧壁及蝶骨嵴的内侧，主要表现为一侧第 3～11 对脑神经损害，对侧锥体束征，颅内压增高及智力减退。

二、手术入路

岩斜区脑膜瘤通常包含幕上及幕下部分，因此手术的原则是采用侧方入路减少对脑组织的牵拉，避免损伤静脉，通过磨除岩骨切开小脑幕将幕上和幕下沟通。颞下入路是该部位肿瘤手术的基本入路，在此基础上可以进一步发展，结合对小脑幕的处理，如经小脑幕入路、磨除颞骨岩部前内侧骨质（KAWASE 三角），经小脑幕岩前入路（硬脑膜下 KAWASE 入路）和岩骨后外侧骨质磨除（如乙状窦前入路）。

1. 幕上下经岩骨乙状窦前入路

(1) 病人侧卧位，头顶部稍低，使颞骨岩部基底部位于手术最高点，头架固定。

(2) 切口位于耳上部分，不必过高，便于颞叶牵拉即可。

(3) 术前可行腰椎穿刺置管，切开硬脑膜后打开引流管，如术前有脑积水，术中颅内压力较高，不利于颞叶抬起，亦可行脑室穿刺放液。

(4) 抬起颞叶的过程中，注意保护引流静脉，特别是大脑下吻合静脉。

(5) 小脑幕切开的过程中，保护滑车神经，滑车神经紧贴小脑幕缘向前进入海绵窦。

(6) 颞叶牵拉应轻柔，避免脑挫伤。

2. 枕下乙状窦后入路

对横窦、乙状窦的保护是手术入路的关键，分离局部神经血管、减少对脑干的牵拉是切除肿瘤的精髓。

3. 远外侧入路

(1) 手术对中线结构的判断非常重要，既能减少局部出血，又方便术后缝合，减少伤口裂开、术后局部软组织疼痛的机会。

(2) 辨认并保留局部神经血管仍然是肿瘤切除过程中的关键。

4. 颞顶直切口颞下颅中窝底入路

适用于肿瘤基底下界不低于双侧内听道连线，基底的上界不超过斜坡上缘，肿瘤的最高界不高于鞍背上缘 1.5cm，外侧不超过内听道，向对侧发展不超过对侧内听道，前界位于前床突眶上裂，后界达小脑幕缘后三分之二处的肿瘤。

第十三节　枕骨大孔区脑膜瘤

枕骨大孔区脑膜瘤占颅内脑膜瘤的 2.5%。其中 90% 位于腹侧或者腹外侧。腹侧的肿瘤起源于下斜坡的基底沟，位于延髓的前方。该部位肿瘤的症状包括颈部疼痛、运动或感觉障碍、进行性痉挛性四肢瘫等。

该部位的手术难度主要取决于肿瘤和神经、血管以及脑干的关系，肿瘤包裹脑神经、椎动脉或者肿瘤和脑干之间的软膜界面消失都会造成肿瘤难以全切，另外还有复发肿瘤，肿瘤质地硬、向颅外生长等因素都是影响肿瘤全切的因素。

1. 对于后方或者侧方的肿瘤可以采用标准的枕下后正中入路即可切除。

2. 对于位于腹侧及腹外侧型的脑膜瘤，由于肿瘤和脑干、脑神经以及椎动脉关系密切，手术难度大，一般采用经远外侧入路。根据肿瘤生长方向，选择不同程度的 C1 和 C2 侧方磨除，将枕髁内侧缘少量磨除，如肿瘤位于腹侧且体积较小或骑跨椎动脉，则需扩大枕髁磨除范围至外侧三分之一。在剪开硬脑膜时，需确认齿状韧带及肿瘤与椎动脉、后组脑神经的关系，保护这些重要结构。对于腹侧的肿瘤，椎动脉一般位于肿瘤的侧方，小脑下后动脉通常向背侧或内侧移位，或者埋在肿瘤中，前后脊髓动脉通常和肿瘤粘连。一半以上的肿瘤会包裹椎动脉的颅内段。肿瘤还可以将椎动脉向后方和侧方移位，但是在大部分的情况下，由于肿瘤和动脉之间有蛛网膜间隙，可以通过仔细的分离将肿瘤分离下来。

第十四节 颈静脉孔区脑膜瘤

起源于颈静脉孔区的脑膜瘤很少见，该部位的肿瘤可以压迫后组脑神经，侵蚀颞骨，或者造成颈静脉球的狭窄或者阻塞，主要临床表现为后组脑神经受损。

对于颈静脉孔区肿瘤应注意鉴别诊断，因为不同性质的病变术前准备和手术方式有很大的差别。需要鉴别的病变包括颈静脉球瘤和后组脑神经神经瘤。该部位脑膜瘤的手术入路主要由颈静脉球的通畅与否决定。主要入路包括颈静脉入路和颈静脉上以及颈静脉后入路。

第十五节 颅后窝脑膜瘤手术并发症

一、脑干损伤

大型肿瘤往往和脑干关系紧密，术前磁共振可以提供一些有用的信息。T2 MRI 显示和肿瘤粘连的脑干有明显的水肿，提示肿瘤已突破软膜生长，和脑干之间膜性界限消失。如在脑干和肿瘤间出现一圈低信号带，则提示肿瘤和脑干有一定的界限。术中应先行包膜内切除，待肿瘤张力下降后，仔细寻找肿瘤和脑干间的蛛网膜界面，分离肿瘤严格在蛛网膜界面操作，同时，注意保护蛛网膜上的血管。对于肿瘤和脑干粘连紧密，难以全切的情况，不强求全切肿瘤，可在脑干表面残留薄层肿瘤组织。

二、脑神经损伤

神经系统的损伤主要是脑神经功能障碍。根据肿瘤的不同累及范围，出现的神经功能障碍也不同。在神经损伤中，吞咽功能障碍最为严重，是引起术后吸入性肺炎的主要原因。枕骨大孔区脑膜瘤术后舌咽神经及迷走神经损伤是最常见的并发症，文献报道其发生率在30%～60%。其次为舌下神经损伤，其发生率在6%～33%。因此，在手术后拔除麻醉插管之前，应评估病人的口咽功能，防止出现误吸。其他的并发症还有共济失调、持续性的下肢轻瘫等。在术后早期阶段（1个月内），70%左右的长束征和小脑损伤症状可以逐渐恢复，而不到30%的脑神经损伤可以恢复。对于三叉神经受损导致角膜反射消失的病人，应注意对角膜的保护，必要时行眼睑缝合，等待神经功能的恢复，防止角膜溃疡的发生。术前应仔细评估脑神经受损状况，可以间接判断肿瘤的起源并对选择手术入路提供一定的帮助。术者应通过对肿瘤起源和生长方向的判断了解脑神经和肿瘤的关系，选择合适的手术入路。术中使用神经导航、神经电生理监测、术中磁共振等技术可以最大程度地帮助术者保护脑神经功能。术后出现脑神经损伤症状，应注意相关并发症的预防。

三、脑脊液漏

主要是由于手术开放乳突气房，用骨蜡封堵不够严密导致。修补脑脊液漏最好使用自体组织，如筋膜、脂肪、肌肉，术后如出现少量的脑脊液漏，可以采用腰大池置管引流脑脊液，但要注意预防颅内感染的发生。

四、血管损伤

脑膜瘤和受累及动脉的关系比较复杂，如推挤或包裹等。术前应行 CTA 或 DSA 结合 MRI 明确相关血管和肿瘤的关系，动脉血管一般和肿瘤之间存在膜性间隙，因此，术中仔细沿界面分离可以做到很好地保护血管。此外，不同部位的脑膜瘤术中血管损伤的概率不同，如枕骨大孔腹侧脑膜瘤，如为颅内外沟通性，则术中极易损伤颅

外段椎动脉。质地硬、有钙化的肿瘤包裹动脉，术中动脉出血的可能性相对较大。对于动脉性出血，切忌盲目压迫止血，应在视野清楚的情况下明确出血点，给予准确止血。

岩静脉损伤导致的小脑肿胀、脑积水以及小脑梗死，岩静脉回流类型可能与术中静脉保留率有一定的关系，汇入岩上窦点位于内听道内侧的岩静脉术中保留难度较大，应仔细辨认和分离，如果术中切断岩静脉，术后应注意观察病人意识状况并及时复查，因小脑肿胀出现严重脑积水时，应行侧脑室外引流，出现小脑出血性梗死时，如面积较大，出血量多，应行颅后窝减压术并清除坏死组织。

五、皮下积液

导致皮下积液的主要原因是硬脑膜没有做到水密缝合，肌肉及皮下组织缝合不严密。对于术后出现的皮下积液，可在严格无菌条件下进行穿刺抽吸，然后加压包扎，如反复出现，可辅以腰大池置管引流。

（李 奇 王茂德）

参考文献

1. 赵继宗.颅脑肿瘤外科学.北京:人民卫生出版社，2004，315-413.

第四章 垂体腺瘤手术精要

垂体腺瘤是组织学良性肿瘤，起源于垂体前叶，约占所有颅内肿瘤的15%。根据内分泌情况可以分为功能性垂体腺瘤和非功能垂体腺瘤。随着神经影像诊断技术的进步，垂体腺瘤的发病率有逐渐增多的趋势。垂体腺瘤诊断一般来说依赖于鞍区增强MRI，但对于Cushing病病人来说，有时影像学难以确定肿瘤来源部位，此时可以采用岩下窦采血对肿瘤进行精确定位。

垂体腺瘤附近有许多重要结构如颈内动脉、视神经、下丘脑、正常垂体、海绵窦等。除此之外，由于位置深在，手术通路通常狭小，手术自由度较小，这使得垂体腺瘤手术特别是复杂的垂体腺瘤手术在技术上具有一定挑战性，需要注意一些意外情况或并发症的发生。自从19世纪末开始尝试进行垂体腺瘤手术的切除以来，手术技术和手术技巧不断进步，为更安全和更有效地切除肿瘤铺平了道路。

一、垂体腺瘤手术技术进展

（一）经颅垂体腺瘤切除术

1889年，Horsley第一次经颅切除垂体腺瘤手术。之后经过不断的改进，发展出多种不同的经颅入路方式，包括额下入路、翼点入路、纵裂入路等。20世纪50年代前，经颅入路作为主要、唯一的垂体腺瘤切除术式，曾被各国广泛采用。随着经蝶入路兴起，越来越多的神经外科医生切除垂体腺瘤转向了经蝶入路，但对于复杂垂体腺瘤手术，经颅入路仍发挥着非常重要的作用。

（二）经蝶入路垂体腺瘤手术技术

世界上第一例成功的经蝶垂体腺瘤手术报道于1907年，同经颅垂体腺瘤手术一样，经蝶入路也发展出许多变种，如经鼻经蝶、经唇下经蝶、经筛经蝶等。20世纪50年代末，随着鼻腔牵开器、手术器械以及手术照明等的进步，经蝶入路垂体腺瘤手术逐渐被神经外科医生所接受。由于其相对微创，对病变的良好显露，经蝶垂体腺瘤手术逐渐取代经颅入路而成为垂体腺瘤手术的主流。据统计，目前在世界范围内显微镜或内镜经蝶手术已经应用于超过95%的垂体腺瘤病例。

目前垂体腺瘤手术在技术上主要有两种，一种是显微镜经蝶技术，一种是内镜经蝶技术，两种技术都成功地用于垂体腺瘤的切除，一般认为在肿瘤切除程度方面两者没有显著区别。作者从2009年开始从显微镜垂体腺瘤手术逐渐过渡到神经内镜垂体腺瘤手术，根据我们以及其他具有相似经历的神经外科医生的经验，与显微镜垂体腺瘤手术相比较，神经内镜垂体腺瘤手术在某些情况下具有明显的优势。最主要的优势是神经内镜能够提供更宽阔的视野，可以观察到显微镜下难以观察到的一些重要解剖标志如颈内动脉突起和颈内动脉视神经隐窝等，而这些解剖标志对于减少手术并发症至关重要。应用带角度的内镜则可以观察到术野的每一个角落（近处观察），这对于处理超过鞍区向外扩展的肿瘤非常关键，如扩展到鞍上、颅前窝、海绵窦的垂体腺瘤。

神经内镜手术的缺点是较长的学习曲线，内镜初学者除了需要适应内镜的二维影像之外，还需要适应手术器械与内镜的操作，需要尽可能减少内镜与手术器械间的碰撞或阻碍，增加手术自由度。

根据我们的经验，对于规整的垂体腺瘤，可以采用单鼻孔神经内镜技术。对于复杂的垂体腺瘤或预计较硬韧的垂体腺瘤，则需要采用双鼻孔神经内镜技术。对于突破鞍隔向鞍上、鞍旁、颅前窝、颅后窝扩展的垂体腺瘤，或包绕鞍上动脉的垂体腺瘤，则可以采用 above and below 技术，即联合应用眶上锁孔技术和内镜经蝶技术。

（三）眶上微骨窗入路垂体腺瘤手术技术

眶上微骨窗入路（keyhole approach）手术对于向鞍上生长，或向颅前窝、侧颅窝扩展的垂体腺瘤，尤其是包绕鞍上动脉的垂体腺瘤具有重要的意义，主要在 above and below 技术时与经鼻内镜技术联合应用。与常规开颅的大切口不同，它创伤小，时间短，对容貌影响小。与经鼻内镜相比较，眶上锁孔技术最大的优点是关颅简单，不需要制备鼻黏膜瓣，缺点是视角狭小，这可以通过辅助内镜加以解决，内镜辅助可以增加照明，局部就近观察。应用带角度内镜，可以观察显微镜死角，无需进行额外的开颅。

二、手术并发症与垂体腺瘤入路发展

手术并发症或手术中的意外情况一直是制约垂体腺瘤入路发展的主要因素，早在 1914 年，Cushing 就成功地进行了经蝶垂体腺瘤切除，并在 1910—1925 年间进行了 231 例垂体腺瘤手术。然而从 1929 年开始，Cushing 却放弃了经蝶垂体腺瘤手术入路，主要的原因是他认为经颅入路可以更好地评估和控制术中切除程度以及术中并发症。从 20 世纪 50 年代末开始，科技的进步大大降低了垂体腺瘤手术的并发症，也铺平了经蝶垂体腺瘤手术发展的道路。这些技术包括：术中 X 线照相、术中显微镜、神经内镜、神经导航、多普勒探针、电生理监测等。技术的进步以及对于解剖学的精确了解使垂体腺瘤手术并发症减少的同时，也使垂体腺瘤手术入路向更加微创的方向发展，从显微镜唇下经蝶到显微镜经鼻经蝶，逐渐发展到内镜下经鼻经蝶。尽管技术不断进步，但垂体腺瘤是一个复杂的疾病，涉及多个学科，周围解剖结构复杂，临床工作中难免会遇到意外情况，如何预测可能出现的意外情况，当意外情况出现时如何处理，如何将意外情况造成的影响降到最低是值得探讨的问题。

三、垂体腺瘤手术意外情况及处理

经蝶入路手术意外情况通常由垂体或周围结构的损伤所致，这里介绍脑神经损伤导致视力或眼球运动障碍、垂体或垂体柄损伤导致垂体功能低下、抗利尿激素分泌失调综合征（syndrome of inappropriate antidiuretic hormone secretion，SIADH）、脑性耗盐综合征（cerebral salt wasting syndrome，CSWS）。其他意外情况包括术后高热、脑膜炎、术后气道梗阻等与所有开颅手术相同。

鼻腔黏膜损伤导致嗅觉障碍，血管损伤导致出血，脑膜破裂导致脑脊液漏，详情请参见第二十三章"神经内镜手术精要"。

（一）脑神经功能障碍

主要是视神经受压导致的视力障碍，主要原因是术中直接损伤，过度填塞，或术后术腔出血压迫。术中向鞍上刮除肿瘤时动作应轻柔，避免对视神经过度激惹造成损伤，特别是术前肿瘤已经严重压迫视神经造成严重视力障碍的病人，由于视神经已经受损，术中过度操作可能导致进一步不可逆损伤。由于过度填塞或术腔出血所导致的视力障碍，应尽快手术解除压迫。

（二）垂体功能低下

所有接受垂体腺瘤手术的病人，都应该密切监测垂体激素水平，因为手术时对垂体前叶、垂体柄或下丘脑的刺激都可能影响病人垂体激素水平，导致一种或几种垂体激素水平下降。据统计经蝶手术后垂体功能降低的比例为 15% ~ 30%。一般认为经蝶手术当天皮质醇水平>15μg/dl 提示垂体-肾上腺轴完整，如果出院时皮质醇水平>10μg/dl 提示此病人出院后可以不用糖皮质激素，否则需要补充口服糖皮质激素。垂体腺瘤病人术后 3 天内可以应用糖皮质激素，一般在术后第 4 天，糖皮质激素停用后 24 小时检测所有垂体激素水平。如出现激素水平异常，请内分泌科会诊进行调整。所有病人手术后 4 ~ 6 周应该全面评估 HPA 轴功能，部分病人需要 3 ~ 6 个月后进一步评估，术后短期内对于 HPA 轴的评估由于垂体水肿的影响可能不准确。如病人出现中枢性甲状腺功能减退、中枢性性腺机能减退或生长激素缺乏，应根据具体情况给予替代治疗。

（三）尿崩症

尿崩症（diabetes insipidus）通常发生于手术

（一）内分泌功能障碍

约2/3的颅咽管瘤病人有内分泌功能障碍及代谢紊乱的表现。最常见有垂体功能低下，儿童生长发育迟缓、身材矮小；成人则表现为性功能障碍，青年人性器官发育不良、外生殖器幼儿型；老年人以精神萎靡、乏力倦怠、食欲下降、皮肤苍白细腻、基础代谢低下为主要表现。

（二）下丘脑损害及中枢性尿崩症

肿瘤向上生长累及下丘脑及第三脑室底部的视上核和室旁核以及神经垂体，可出现体温调节紊乱、嗜睡、肥胖性生殖无能综合征及尿崩症。

（三）视力视野损害

70%～80%的颅咽管瘤病人因视神经及视交叉受压，会出现视力视野障碍表现，最常见的是双眼颞侧偏盲、部分偏盲及左右视野缩小。有15%的病人以视力视野损害为首发症状，部分病人因长期视力视野损害继发视神经萎缩导致失明。

（四）颅内压增高

颅咽管瘤在早期无颅内高压表现。当肿瘤向上生长侵入第三脑室堵塞室间孔，或源于第三脑室内瘤体巨大可以导致脑积水，引起颅内高压表现。

二、诊断

头部CT及MRI仍然是目前诊断颅咽管瘤最主要的手段。CT平扫可见鞍内鞍上区域肿块，圆形、类圆形或分叶状，多数呈低密度囊性变或囊实性混杂，囊壁相对高密度，并在囊壁上可见弧形、团块状或不规则钙化。多数观点认为有无钙化与预后有关，无钙化或少钙化者预后更好。MRI检查是诊断颅咽管瘤的重要依据。囊性部分多呈长 T1、长 T2 信号，实性部分多表现为等 T1、等 T2 信号；增强扫描后，囊性部分囊壁呈弧形或环形强化，实性部分则不均匀明显强化。需要指出的是，尽管 MRI 是诊断颅咽管瘤的主要依据，但 CT 才能分辨肿瘤有无钙化，所以两种手段应是相辅相成，缺一不可。

另外，内分泌检查也是颅咽管瘤术前诊断不可或缺的辅助手段，包括腺垂体激素和下丘脑-腺垂体轴激素的检查。通过激素检查，一方面可以辅助诊断，另一方面有助于了解病人有无垂体功能低下及程度，以便在手术前及时进行激素替代治疗，纠正垂体低功能。

第三节　手术治疗

一、颅咽管瘤好发部位与分型

颅咽管瘤是以垂体柄为中轴线生长的肿瘤，多数生长在鞍区鞍隔以上、第三脑室底部以下范围，极少数位于鞍隔下垂体窝内，但也可向鞍旁发展侵入海绵窦及颅中窝，向视交叉后上方突入第三脑室，向后方越过鞍背至脚间池及上斜坡，可能侵犯或累及视神经、视交叉、颈内动脉、大脑前动脉及前交通动脉复合体、视丘下部及双侧海绵窦，肿瘤的钙化会增加与这些结构粘连的紧密程度。颅咽管瘤的治疗目前仍然是神经外科医生面临的难题，治疗手段包括手术治疗、放射治疗及肿瘤囊内放化疗，而手术治疗又包括根治性手术全切除、次全切除或部分切除后加放射治疗、囊腔穿刺分流术等。治疗方法的选择存在不同观点，但不论单独或者联合应用，其最终疗效还需经长期随访来确定。目前，随着显微手术技术的不断进步，越来越多的神经外科医师接受以下观点：手术切除瘤体仍然是治疗颅咽管瘤最主要、最有效的手段，应争取早期诊断、采用显微手术技术，在不引起严重术后并发症和神经功能障碍前提下，尽可能在首次手术彻底全切。但对于与下丘脑、第三脑室等重要结构粘连过于紧密的并不勉强全切除，肿瘤残余部分可做放射治疗。

由于颅咽管瘤位置深在，临近诸多重要结构，手术前根据肿瘤大小、位置、延伸方向选择恰当的手术入路尤为关键。根据肿瘤生长范围，

Yasargil 于 1990 年将颅咽管瘤分为 6 型：①鞍内-鞍隔下型；②鞍内-鞍上型；③鞍隔上-视交叉旁-脑室外型；④脑室内-脑室外型；⑤单纯脑室内型；⑥脑室旁型。这种分型目前仍为多数学者接受和使用。国内朱贤立教授将之分为 4 型：①隔上型；②隔下型；③第三脑室内型；④第三脑室室内室外型。漆松涛教授则根据不同部位起源肿瘤的生长方式及影像学上肿瘤累及部位将颅咽管瘤分为 3 型：①鞍隔下颅咽管瘤；②鞍上脑室外颅咽管瘤；③鞍上脑室内外颅咽管瘤。还有少部分肿瘤主体向颅中窝（图 5-1）或颅后窝生长的特殊类型。这些分型对于手术前选择恰当的手术入路有重要参考意义。

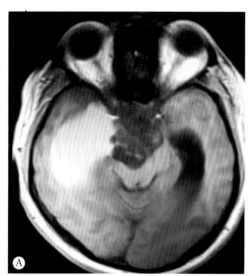

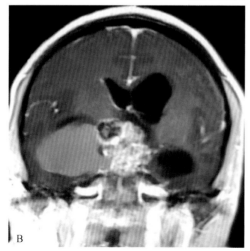

图 5-1 颅咽管瘤主体向颅中窝生长。
A，MRI 轴位；B，MRI 冠状位

二、手术入路

根据这些分型，目前切除颅咽管瘤常用的手术入路有：经额下入路、经颞下入路、经翼点入路、经鼻蝶入路、经双额间-前纵裂入路、经皮质-侧脑室-室间孔入路、经胼胝体-透明隔-穹窿间入路等。对于一些瘤体巨大，侵犯多个解剖间隙的肿瘤，需要采用联合入路的方式。

（一）经额下入路

切除颅咽管瘤及鞍区其他肿瘤的传统入路，适用于瘤体较小的、局限于垂体窝的鞍隔下型，或者鞍隔上瘤体主要向第一间隙及额下生长的肿瘤（图 5-2A～D）。手术切口采用冠状皮瓣，一般行右额开颅或选择视力损害较重一侧开颅，骨瓣低至眉弓（图 5-2E）；打开硬脑膜后，打开侧裂池释放脑脊液并逐步深入，直至暴露侧裂深部及颈内动脉；抬起额叶，暴露鞍区结构，经双侧视神经及鞍结节形成的第一间隙切开蛛网膜及鞍隔，打开肿瘤囊壁释放囊液并分块以取瘤镊于瘤内分块切除肿瘤实质，囊内减压后，经肿瘤与视神经、视交叉、颈内动脉及大脑前动脉间蛛网膜间隙细致分离，切除肿瘤囊壁，术中应注意垂体柄的辨认和保护。

此入路最大的局限在于由于鞍结节的阻挡，向鞍内前下方视野受限，此区域的肿瘤暴露切除受到限制。另外，经额下入路包括下面提到的经双额间-前纵裂入路，在额窦发达的病人中，额窦常会打开开放，需妥善处理。具体方法：以碘伏反复冲洗术区，刮除额窦黏膜，骨蜡紧密填塞额窦腔，并以带蒂骨膜封闭。

（二）经翼点入路

此入路是切除颅咽管瘤及其他鞍区肿瘤最经典、使用最为广泛的入路，适用于除脑室内型和脑室旁型的颅咽管瘤（图 5-3A、B）。手术步骤为选右侧或视力损害较重侧，以蝶骨嵴为中心做弧形切口及骨瓣，尽量磨除蝶骨嵴；蝶骨嵴周围妥善止血；以蝶骨嵴为中心扇形切开硬脑膜，剪开外侧裂蛛网膜，充分打开侧裂池，释放脑脊液，颅内压下降后经侧裂进入颅底，渐次暴露颈

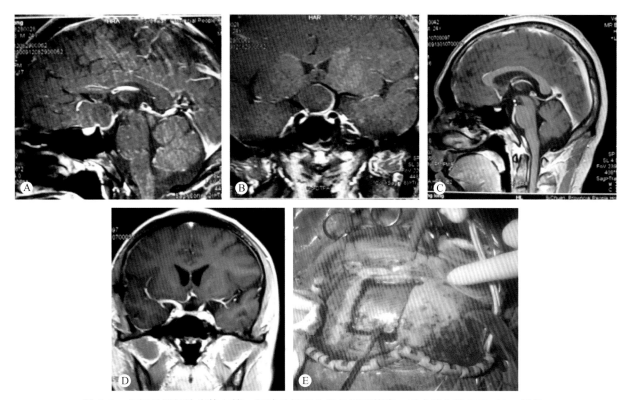

图 5-2　右额开颅切除瘤体向第一间隙及额下生长的颅咽管瘤。手术前头部 MRI（**A**，侧位；
B，冠状位）。切除肿瘤手术后复查头部 MRI（**C**，侧位；**D**，冠状位）。冠状头皮切口，右额骨瓣（**E**）

内动脉、颈内动脉分叉、双侧视神经及视交叉，并可向后暴露终板。经有肿瘤生长膨胀而扩大的双侧视神经间隙（第一间隙）、视神经颈内动脉间隙（第二间隙）、颈内动脉与动眼神经间隙（第三间隙）、终板视交叉间隙（第四间隙）及颈内动脉分叉与额底间隙（第五间隙）分块切除肿瘤（图 5-3C、D）。切除方法与额下入路相似，先行囊内减压，分块切除部分肿瘤，囊壁塌陷操作空间扩大后，经囊壁与邻近神经、动脉和第三脑室底部之间的蛛网膜间隙及胶质增生带细致分离，逐步分块切除残余肿瘤囊壁。

经翼点入路的优点在于能够充分解剖侧裂池及颅底脑池，充分释放脑脊液，有效降低颅压，减少对额叶牵拉；另外，此入路可以充分利用鞍区各个生理间隙。其最大缺点在于对手术侧视神经牵拉干扰较大。需要重点强调几点：

（1）鞍区血管、神经和脑组织间形成的生理间隙（第一至第五间隙），由于肿瘤的膨胀性生长，会发生病理性扩大，充分利用这些病理性扩大的间隙，能有效地扩大手术操作空间，增大肿瘤暴露。

（2）对于一些瘤体巨大的肿瘤，颈内动脉、大脑前动脉有移位并可能被包裹，视神经也可能移位，并因明显受压变得极为菲薄，与肿瘤壁融合而难以辨认。在这种情况下，切忌盲目切开肿瘤，而需要通过暴露神经、动脉近远端走行，明确其位置后才开始肿瘤切除。

（3）肿瘤壁往往与视交叉下分及脑室底部粘连紧密，无明确蛛网膜间隙，但存在一个胶质增生带，在剥离肿瘤囊壁时一定要严格沿胶质增生带锐性解剖游离。

（4）要特别注意对颈内动脉和大脑前动脉穿支血管，尤其是前交通动脉复合体的保护。

（三）经双额间-前纵裂入路

适用于向鞍上或鞍后生长累及脑室前部的大型、巨大型颅咽管瘤（图 5-4）。手术主要步骤为，取额部冠状切口，行右额骨瓣开颅，内侧至中线，前至眉弓上缘；对于巨大型肿瘤，需行跨矢状窦骨瓣，缝扎矢状窦，剪开大脑镰，以获得更充分的暴露；剪开硬脑膜后，经双额叶间前纵裂进入，逐步解剖纵裂池蛛网膜，先暴露胼胝体

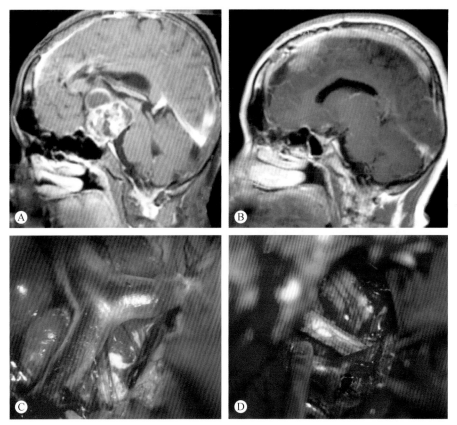

图 5-3　经翼点入路切除颅咽管瘤。颅咽管瘤头部 MRI 手术前（**A**），手术切除肿瘤后复查（**B**）。经翼点暴露鞍区和各间隙（**C**），经过各间隙切除肿瘤（**D**）

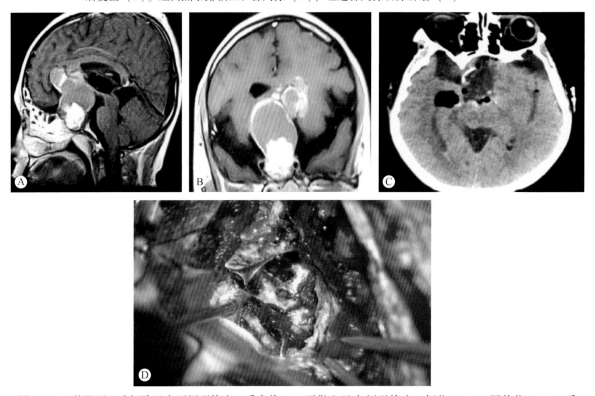

图 5-4　经前纵裂入路切除巨大型颅咽管瘤。手术前 MRI 示鞍上巨大颅咽管瘤，侧位（**A**），冠状位（**B**）；手术切除肿瘤后复查 CT（**C**）；手术术野（**D**）

膝部及胼缘动脉,再向前方分离双侧额叶蛛网膜,进入前颅底及鞍区,渐次暴露嗅神经、蝶骨平台、鞍结节、双侧视神经、视交叉、双侧大脑前动脉、前交通动脉及终板;经第一及第四间隙分块切除肿瘤实质及囊壁。

此入路的优点在于对于视神经、视交叉的牵拉干扰小,而且能有效暴露大脑前动脉及前交通动脉复合体,有利于在分离囊壁与前交通动脉粘连时妥善保护前交通动脉复合体。其缺点在于对向第二、第三间隙生长的肿瘤难于有效暴露和切除。另外,对于瘤体巨大、颅内压高的病例,难于充分释放脑脊液,强行牵拉额叶可能造成额叶挫伤出血。在这种情况下,可考虑在术前安置腰池外引流以降低颅内压。

(四) 经胼胝体-透明隔-穹窿间入路

该入路适用于脑室内型即肿瘤主体位于第三脑室内的颅咽管瘤 (图5-5)。手术主要步骤为,头皮切口后侧至冠状缝后0.5cm,内侧到中线;梯形骨瓣,后方至冠状缝,内侧至中线暴露矢状窦;弧形剪开硬脑膜翻向中线侧;牵开额叶,经纵裂进入,逐步分离解剖蛛网膜,暴露双侧胼周动脉,经双侧胼周动脉间暴露胼胝体并纵行切开,长度约2cm;经切开的胼胝体进入透明隔间隙,分开双侧透明隔,向下暴露穹窿,分开双侧穹窿进入第三脑室暴露肿瘤。切除肿瘤时,应特别小心勿损伤前下外侧壁,在囊壁与脑室壁间有胶质增生带,应严格沿此带锐性分离。肿瘤切除后,视情况可行第三脑室底造瘘。

此入路的优点在于:①第三脑室及第三脑室后部显示充分;②能有效解除脑脊液循环的梗阻;③直视下切除肿瘤,能最大限度地保护下丘脑及脑室内重要静脉。其缺点是仅适用于脑室内型,并且胼胝体切口过长,可能造成相应的神经功能废损。

(五) 经终板入路

此入路适用于沿垂体柄向视交叉后上方及第四脑室底部生长,经第一、第二、第三间隙均难于暴露的肿瘤。经额下、翼点及双额间-前纵裂入路均可显露终板,笔者体会,经前纵裂入路终板暴露最为充分,最为直视,有利于有效暴露和

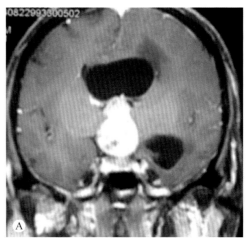

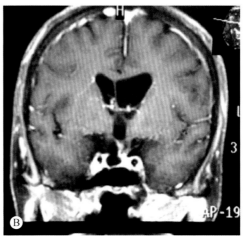

图5-5　经胼胝体-透明隔-穹窿间入路切出颅咽管瘤。手术前Ⅲ脑室内颅咽管瘤MRI冠状位 (**A**),手术后切除肿瘤后MRI (**B**)。

保护临近结构,并且对视神经、视交叉几乎无牵拉,减少了手术源性的视力损害,因此更为倾向选择这种入路。但经终板入路最大的问题在于,在一些病例中,前交通动脉横跨在终板之上,严重阻碍了手术操作。针对这种情况,选择终板入路时,术前需结合头部MRI及血管造影等影像资料,充分评估了解前交通动脉的位置、长短、粗细及双侧大脑前动脉A1、A2段发育情况。对于前交通动脉细长,双侧大脑前动脉A1、A2段均发育良好对称的病例,可考虑术中切断前交通动脉,但要绝对避免穿支动脉的损伤。这种情况下切断前交通动脉的病例,术后均无相关不良反应。

(六) 联合入路

此入路适用于肿瘤瘤体巨大,侵犯多个解剖

间隙，经单一入路难以有效暴露切除的颅咽管瘤。根据肿瘤的生长方向，常用的联合入路有经翼点-前纵裂入路、经额下-前纵裂联合入路、经额下-翼点入路等。

另外，随着显微技术及神经内镜技术的不断进步，经眉弓经翼点锁孔入路、显微镜下或内镜下经鼻蝶入路也越来越多地应用于颅咽管瘤的手术切除。

第四节　颅咽管瘤术后并发症及处理

由于颅咽管瘤与邻近的腺垂体、垂体柄、下丘脑及第三脑室底部的重要结构关系密切，术后并发症较多，常见的有尿崩症、电解质紊乱、体温调节紊乱、癫痫及垂体功能低下等。这些术后并发症的处理治疗是影响颅咽管瘤预后的重要因素之一。据多因素非条件 Logistic 回归分析显示，术后癫痫发作、术中下丘脑损害包括穿支血管损伤致视丘下部综合征是主要的死亡危险因素，但尿崩症、电解质紊乱、高热等加重了病情的恶化。其中尿崩症、低钠血症、垂体功能低下等颅咽管瘤术后并发症及处理，请参见本书第四章相关内容。

一、高钠血症

尿崩症发生后血液浓缩，容易导致高钠、高氯，常导致意识障碍及癫痫发作。一旦发生高钠血症，需停用含钠液体，予以5%的葡萄糖液体输入，并口服或鼻饲温开水，并可口服抗利尿药物。

二、癫痫

除外额叶挫伤原因，颅咽管瘤术后发生癫痫多是由于血钠浓度的剧烈变化所引起。因此，颅咽管瘤术后需密切监测血液电解质，特别是血钠水平，及时发现异常及时纠正。对于儿童、老年颅咽管瘤病人，可在术前、术中及术后常规预防癫痫治疗。

（黄光富　唐健）

参考文献

1. 赵继宗.颅脑肿瘤外科学.北京:人民卫生出版社,2006,864-890.
2. 王任直主译.尤曼斯神经外科学.北京:人民卫生出版社,2009,947-959.
3. 何永生,黄光富,章翔.新编神经外科学.北京:人民卫生出版社,2014,8-123.
4. 肖顺武,黄光富,王振宇,等.复发颅咽管瘤的显微手术治疗.中华神经外科杂志,2008,24(5):334-337.
5. 漆松涛,潘军,方陆雄,等.颅咽管瘤的显微手术治疗及随访.中华神经外科杂志,2007,23:246-249.
6. Kim Sk, Wang Kc, Shin SH, et al. Radical excision of pediatric craniopharngioma: recurrence pattern and prognostic factors. Child's Nervous System, 2001, 17:531-536.
7. Minamida Y, Mikami T, Hashi K, et al. Surgical management of the recurrence and regrowth of craniopharyngiomas. J Neurosurg,2005,103:224-232.
8. Shi XE, Wu B, Zhou ZQ, et al. Microsurgical treatment of craniopharngiomas: report of 284 patients. Chin Med J (Engl),2006,119(19):1653-1663.
9. Yasargil MG, Curcic M, Kis M, et al. Total removal of craniopharyngiomas: approaches and long-term results of in 144 patients. J Neurosurg,1990,73(1):3-11.
10. Janus D, Wojcik M, Dolezal-Oltarzewska K, et al. Cerebral salt wasting in a postoperative period. Neuro Endocrinol Lett,2014,35(4):252-256.

第六章 听神经鞘瘤手术精要

听神经鞘瘤（acoustic neurilemoma）是颅内常见的良性肿瘤之一，占颅内肿瘤的8%～10%，占桥小脑角（cerebellopontine angle，CPA）肿瘤的80%～90%，年发病率约为1/10万。

听神经鞘瘤发生于内听道（internal acoustical canal，IAC）内前庭神经上支的中枢与周围部分移行处的髓鞘（Obersteiner- Redlich区，离脑干8～12mm，靠近内听道口）的Schwann细胞。大体上肿瘤有清楚包膜，与神经的分支相连，神经干或其他分支多被肿瘤推移到肿瘤包膜下。肿瘤可实质性、囊变、脂肪变或出血。显微镜下有两种结构：①Antoni A型：细胞与核呈梭形，两端可尖可圆，胞质丰富，胞界不清，呈整齐栅栏状或旋涡状排列，栅行之间隔以无核的空白区。②Antoni B型：细胞形态不一，可呈星形、多角形、短梭形，胞核圆形、椭圆或长圆形。胞间空间大，排列疏松，方向不定，间质中有大量水肿液或积液样基质，常形成微小囊腔或融合成大囊腔。

依照目前的诊疗技术，听神经鞘瘤术前大多能确诊，需要鉴别诊断的是该区域的其他神经鞘瘤，如三叉神经鞘瘤、后组脑神经来源的神经鞘瘤。骨窗的岩骨薄扫CT可以很好地显示有无内听道的扩大，这是诊断听神经鞘瘤的要点，也是指导磨除内听道的重要依据。

一、听神经鞘瘤手术

听神经鞘瘤是良性肿瘤，治疗主要是手术治疗，尽可能安全彻底地切除肿瘤，避免周围组织损伤。随着显微解剖和显微外科手术技术和方法的不断发展，包括面神经术中监护技术及脑干诱发电位监测等技术的应用，听神经鞘瘤的手术全切除率和面、听神经的保留率均显

著提高。手术入路的选择应考虑到肿瘤的大小、肿瘤生长到IAC内的程度、病人的听力和术者经验。枕下入路和颅中窝入路可以保存听力，枕下入路可以安全显露内听道的中2/3而不损伤迷路，而颅中窝入路对小型的内听道内肿瘤比较理想。对于较大的听神经鞘瘤可通过枕下或经迷路入路切除。对术前听神经鞘瘤诊断不确切、有乳突腔感染、高位颈静脉球或慢性中耳炎史的病人可选择枕下入路。

面神经的解剖及功能保留是听神经鞘瘤手术中的关键。确定肿瘤的包膜及界面、尽量在蛛网膜边界内切除肿瘤、术中神经电生理监测等均是达到这一目的有效手段。面神经临床功能分级见表6-1。

（一）枕下入路

枕下入路最常用，有很大机会保存面神经，对小听神经鞘瘤的听力也有部分保护。

手术体位侧俯卧位为目前较多采用，可以提供一个良好的颅后窝视野，静脉空气栓塞等重大并发症的发生率明显降低。头位摆放时一般把乳突置于最高的位置。枕下入路切口可以有各种变化：直切口、"S"形切口、"C"形切口、钩形或倒钩形切口等。开颅的目的是充分暴露横窦和乙状窦。骨窗外缘应暴露乙状窦，上缘暴露横窦，枕大孔后缘和寰椎后弓不必显露。开颅的关键点在于暴露横窦与乙状窦的连接处。颅骨切除后开放的乳突气房用骨蜡仔细封闭。

剪开硬脑膜后，放出小脑延髓池或枕大池的脑脊液，小脑大多能满意塌陷。

小肿瘤（直径≤2cm）应先磨除内听道后缘，确认脑神经，自内听道内向颅内分离，切除肿瘤。内听道口直径为5～7mm，长约1cm，可磨除内听道口的上外侧骨质，但如病人需保留听

表 6-1　面神经临床功能分级（House & Brackmann）

级别	描述词	详细描述
1	正常	面神经各部位功能正常
2	轻度异常	A. 大体：仔细检查可见轻瘫，可有轻微连带运动 B. 静止：双侧对称 C. 运动： 　1. 前额：轻-中度运动 　2. 眼：用力可完全闭合 　3. 嘴：轻微不对称
3	中度异常	A. 大体：仔细检查可见轻瘫，可有轻微连带运动 B. 静止：双侧对称 C. 运动： 　1. 前额：无 　2. 眼：不完全闭合 　3. 嘴：用力时轻微力弱
4	中-重度异常	A. 大体：明显力弱和/或变形性不对称 B. 运动： 　1. 前额：无 　2. 眼：不完全闭合 　3. 嘴：尽力仍不对称
5	重度异常	A. 大体：几乎感觉不到运动 B. 静息时：不对称 C. 运动： 　1. 前额：无 　2. 眼：不完全闭合
6	完全瘫痪	无运动

1~3 级功能可以接受。

力应注意避免损伤迷路，术前应在 MRI 和岩骨 CT 上对迷路和肿瘤在内听道内的位置做出评估，一般内听道内侧 7mm 的骨质可以安全切除。磨除内听道后壁时也可能打开颞骨岩部的气房，应仔细封闭。

内听道内的面神经要通过刺激来认定，一般向前移位，出内耳孔后伸展于肿瘤壁的上方。在内耳门处，面神经通常受压，紧贴岩骨前缘向前成角，且常常被增厚的有血管附着的蛛网膜所包绕，肿瘤与面神经之间的界面不清，一般在分离面神经的管内段之后再分离此区。在切除肿瘤的内听道内部分后，对位于 CPA 内的

肿瘤可以行瘤内切除减压，然后将肿瘤包膜与脑干、脑神经和小脑分离，在脑桥中脑沟外侧端、舌咽神经腹侧以及 Luschda 孔、绒球和从外侧隐窝突出的脉络丛的前上方确认面神经和前庭神经，从内侧向外侧分离肿瘤。前庭神经瘤属脑外病变，其与周围的脑神经、脑干和血管之间均有蛛网膜间隙，手术中应重视蛛网膜间隙的辨认和保护。

肿瘤向颅后窝方向生长，将前庭神经颅后窝段的蛛网膜推向周围，而肿瘤位于蛛网膜外，使其表面有两层蛛网膜包裹，在这两层蛛网膜间含有大量重要的神经、血管，因此，识别蛛网膜平面至关重要。在蛛网膜外切除肿瘤可以避免损伤蛛网膜内的神经、血管，穿透蛛网膜则会损伤小脑、脑干及其他重要结构。在肿瘤切除过程中有时囊壁和蛛网膜粘连紧密，特别是一些囊性变的肿瘤中，此时辨认蛛网膜困难一些，在肿瘤周边有水肿的病例，说明蛛网膜局部受到侵蚀，界面往往不清。这时肿瘤切除可保守一些，不全部勉强切除，以保护神经和脑干的功能。同时肿瘤周围的血管可以很好地提示界面，若静脉或其他血管和肿瘤一起受到牵拉，说明没有在合适的蛛网膜间隙内分离，应把静脉及蛛网膜从肿瘤上分离下来。

关颅前应绝对严格止血。特别是脑干面的止血，避免过多双极烧灼影响脑神经和脑干功能。容易忽视的是向内侧生长过多的肿瘤，切除肿瘤后肿瘤和小脑、脑干的界面显露困难，原则上需把分离界面都在显微镜下直视，完成检查止血，以免遗漏。

在开颅过程中开放的乳突气房，一定要仔细封闭，以防止 CSF 漏的发生。

（二）经迷路入路

神经耳科学者常选择该入路。适用于主要位于内耳道内、几乎无 CPA 扩展的小型听神经鞘瘤病人。耳后切口，将岩骨磨除达内听道口，切除内听道内的肿瘤，整个手术中可清楚地看到面神经、耳蜗神经等与肿瘤的关系，可早期确认面神经提高其保留率，小脑及后组脑神经损伤机会更小，病人不会有小脑延髓池等蛛网膜下腔出血的症状（硬脑膜外入路尤其如此），因此反应轻，

恢复快，但因迷路破坏，听力在术后将完全丧失，如果手术以保留听力为目的就不能选择经迷路入路。另外在颈静脉球高位的病人或有明显的乳突气房者会受到限制。

对于肿瘤较大、听力已丧失者，可通过切除后外侧颞骨（包括骨性迷路）改善肿瘤的前外侧显露。同时通过完全暴露 IAC 的远侧末端，可在垂直嵴前方确认面神经，然后在直视下将肿瘤同该神经分离开。应从 IAC 至乙状窦前行硬脑膜切开，显露 CPA。随着瘤内切除减压，包膜内陷，可将其与周围的脑神经、血管、脑干分离开。可用脂肪填塞硬脑膜缺损和乳突缺损来闭合伤口，并封闭咽鼓管以防 CSF 漏。

对于仍保留有听力的巨大肿瘤尤其是那些有明显嚓尾的肿瘤，也可采用经岩骨的其他入路（如经乙状窦前迷路后入路）。

（三）颅中窝入路

由于经颅中窝入路首先处理的是内听道上壁，可以充分显露内听道内的耳蜗神经、面神经、前庭神经和内耳的供应血管，对耳蜗神经和迷路动脉的保护非常有利，但这种入路视野狭小，对 CPA 的解剖结构显露差，仅适用于小型位于内听道内、生长入 CPA 不到 1cm 且需保留听力的肿瘤，尤其是术前岩骨 CT 显示骨性迷路位置靠后、接近内听道后唇者。

病人体位为仰卧位，头转向对侧。耳前颧弓上"S"形切口，将颞肌牵向前方，骨窗 2/3 位于外耳道前方、1/3 在外耳道后方，下缘靠近颅中窝底。将硬脑膜从颅中窝底分离，辨认颅中窝底的骨性标志如棘孔中的脑膜中动脉、面神经孔中的岩浅大神经和弓形隆起等。膝状神经节上有时无骨质覆盖，可能损伤膝状神经节导致面神经麻痹，牵拉硬脑膜时应小心操作。上半规管的标志是弓形隆起，牵拉硬脑膜可以看到似一条蓝线，沿上半规管向内磨除，磨除内听道上区的骨质。位于 IAC 外侧末端的垂直骨嵴（Bill 嵴）将面神经同其上方的前庭神经分隔开，辨认 Bill 嵴，然后从后方打开内听道内硬脑膜。从面神经、耳蜗神经和 IAC 边缘轻柔地分离肿瘤，分离前庭神经，切除肿瘤。应注意保护小脑前下动脉襻。虽然由于颅中窝底标志的变异性，需要牵拉

颞叶和视野角度相对较差使得这种入路在技术上有些困难，但手术在肿瘤的前面进行，有利于分离保护面神经，可显露内听道的全貌，可以在保存听力的条件下，切除内听道内肿瘤。缺点是颅后窝暴露差。

二、听神经鞘瘤治疗选择

听神经鞘瘤病人的治疗方案包括随访观察、显微外科手术切除和放射手术治疗。方案的选择要考虑到病人的年龄和一般状况、病人的意图、肿瘤大小、术者的经验，其他需权衡的因素包括：有用听力的保留，面神经和三叉神经功能的保留，影像学定期检查随访发现肿瘤生长速度。不论选用何种入路，手术技术和经验比手术入路更重要。

由于听神经鞘瘤是良性肿瘤，对于大多数病人来说，应行手术彻底切除肿瘤。随着立体定向放射治疗的普及，在病人高龄、有系统性严重疾患或肿瘤巨大、与脑干粘连紧密等情况下，也不应强求肿瘤的全切除，在手术切除和伽玛刀治疗、肿瘤全切和神经保留等问题上可以综合考虑，可作次全切除或囊内切除，残余肿瘤用伽玛刀治疗。

对年龄较大或寿命有限，有同侧听力丧失但没有脑干压迫或脑积水证据的病人，可定期行 CT 或 MRI 随访（2 年内每 6 个月一次 CT 或 MRI，如果稳定则每年一次），并密切观察症状，反复神经系统查体。

近年，随着对听神经鞘瘤生长规律的逐步认识，发现对于小的听神经鞘瘤，采用保守观察的病例，70% 左右在随访期内没有生长，而且听力保留的比例接近神经放射治疗。所以有趋势让病人本人参与到治疗决策中来。

三、听神经鞘瘤手术听力保留

听神经鞘瘤手术听力保留很大程度上依赖于肿瘤的大小，肿瘤直径>2cm 时听力保留的机会很小。术后听力改善者极少。通常有用听力要求语言接受域值<50dB，或语言分辨率>50%。具备这些条件者术后听力保存的可能性较大。术中

脑干听觉诱发电位监测有助于提高听力保留率。有作者报道术中应用神经电生理监测，听力保留率达33%。管内型听神经鞘瘤病人听力保留率可以更高。

（贾桂军）

参考文献

1. 赵继宗. 颅脑肿瘤外科学. 北京:人民卫生出版社, 2006,970-1008.
2. Samii M,Gerganov V,Samii A. Improved preservation of hearing and facial nerve function in vestibular schwannoma surgery via the retrosigmoid approach in a series of 200 patients. J Neurosurg,2006,105:527-535.
3. Régis J,Pellet W,Delsanti C,Dufour H, et al. Functional outcome after gamma knife surgery or microsurgery for vestibular schwannomas. J Neurosurg,2002,97:1091-1100.
4. Godefroy WP,Kaptein AA,Vogel JJ, et al. Conservative treatment of vestibular schwannoma:a follow-up study on clinical and quality-of-life outcome. Otol Neurotol,2009,30:968-974.
5. LiuWeiming,Ni M,Jia W, et al. How to address small- and medium-sized acoustic neuromas with hearing:a systematic review and decision analysis. World Neurosurg,2015,Mar 17. doi:10.1016/j.wneu.2015.03.013. [Epub ahead of print]

第七章　小脑肿瘤手术精要

第一节　概　　述

小脑肿瘤通常指发生于小脑半球和小脑蚓部的肿瘤，约占颅内肿瘤的10%。小脑肿瘤中常见的是髓母细胞瘤（medulloblastoma，MB）和星形细胞瘤（astrocytoma），在成年人中还可发生血管网织细胞瘤（hemangioblastoma，HGB）。其他还包括室管膜瘤、脑膜瘤、先天性肿瘤（皮样囊肿和表皮样囊肿）以及转移瘤等。成人小脑肿瘤50%～70%为转移瘤。

一、小脑髓母细胞瘤

小脑髓母细胞瘤（MB）起源于原始胚胎残存组织，其细胞形态颇似胚胎时期的髓母细胞，是高度恶性颅脑肿瘤之一。MB占儿童颅内肿瘤的15%～20%，占颅后窝肿瘤的30%～55%。MB是儿童最常见的颅脑恶性肿瘤，在成人脑肿瘤中仅占1%。MB多发在10岁左右的儿童，中位的诊断年龄为5～7岁。男性明显多于女性，男女性别比为2∶1。临床病史较短（6～12周）。MB经常起自小脑蚓部，后髓帆及第四脑室的顶部，常引起梗阻性脑积水。临床表现为躯干及四肢的共济失调，儿童因脑积水会出现易激惹、昏睡以及进展性巨颅征等。肿瘤椎管内转移会出现背痛、尿潴留以及肢体乏力等症状。临床诊断时10%～35%的病人存在中枢神经系统的种植转移，5%出现颅外转移，可能为分流引起。髓母细胞瘤为WHO分级Ⅳ级，分为经典型、促结缔组织增生型（成人多见）以及大细胞型。MB为柔软易碎、边界尚可辨认的实质性肿瘤，切面呈紫红色或灰红色。较大肿瘤的中央可发生坏死，囊性变和钙化极少见。MB放射治疗高度敏感而化疗中度敏感。治疗原则是尽最大可能切除肿瘤辅以全中枢神经系统放射治疗，对于与脑干粘连紧密的部分可以适当保留。MB整体预后不佳，但在女性儿童病人预后稍好。

二、小脑毛细胞型星形细胞瘤

小脑毛细胞型星形细胞瘤（pilocytic astrocytoma）经常囊变，半数含有瘤壁结节，在10～20岁的青少年中多发，占儿童脑肿瘤的10%，占儿童颅后窝肿瘤的27%～40%。此肿瘤亦发生于成人，平均发病年龄轻，术后存活时间长。肿瘤发生部位以小脑半球内居多，其次为小脑蚓部，少数可见于第四脑室内。临床表现主要为脑积水及小脑功能障碍。临床诊断时肿瘤一般较大（囊性肿瘤4～5.6cm，实性肿瘤2～4.8cm）。50%的囊性肿瘤有瘤壁结节及反应性的囊壁形成，此为非肿瘤性的小脑组织或室管膜组织，CT扫描增强不显示。其余50%缺少瘤壁结节，囊壁由肿瘤形成，CT增强明显。囊性液体中蛋白含量高，放置后易凝固。实质性的星形细胞瘤一般无包膜，表面不光滑或呈结节状，血管供应不甚丰富，少数可有钙化。镜下见肿瘤含有丰富的胶质原纤维，并常有呈团块状的密集瘤细胞，为小脑星形细胞瘤的一种病理特征。按Winston分类有A、B两型，78%为两者之一，18%同时表现，10%两者均无。肿瘤的生长缓慢，治疗措施为尽可能全切肿瘤。对于仅有囊壁结节的肿瘤，仅需切除结节，而瘤内囊变的肿瘤必须切除囊壁。术后不建议进行放射治疗，直接CT及MRI随访，当发现肿瘤复发时再次手术治疗。放射治疗仅限于肿瘤不能切除或恶性转变的病人。对于年轻的病人，化疗相比放射治疗更具优势。Winston A 型患儿 10 年的生存率为 94%，B 型仅为 29%。一般来说，肿瘤为实性，发生部位偏于中线者复发率高。

三、血管网织细胞瘤

血管网织细胞瘤（HGB）起源于中胚叶细胞的残余组织，为真性血管性良性肿瘤。HGB 占颅内肿瘤的 1%~2.5%，占颅后窝原发肿瘤的 7%~12%。5%~30% 的小脑 HGB 以及 80% 的脊髓 HGB 与 VHL（von Hippel-Lindau）病相关。散发者发病高峰在 40 岁，而 VHL 病在 30 岁左右。在散发病例中，HGB 是单病变，83%~95% 起源于小脑，3%~13% 起源于脊髓，2% 起源于延髓或大脑，小脑 HGB 只有 30% 的病人属于 VHL 病。病人的年龄自幼儿至老年人均可发生，发病高峰年龄为 21~40 岁，以男性稍多。临床表现主要为颅后窝占位引起的症状及梗阻性脑积水，极少出现卒中出血。因肿瘤红细胞生成素的合成释放会出现红细胞增多症。肿瘤呈良性，并有实性和囊性之分。囊性肿瘤占 70%，结节富含血管，呈红色，经常位于软脑膜表面，小者可至 2mm，囊液呈清亮的黄色且蛋白含量较高，囊壁为非肿瘤性的压迫的小脑组织。对于颅后窝的 HGB 需完善整个神经系统的 MRI 检查，以排查 VHL。散发的 HGB 手术可治愈，术前栓塞治疗有助于减少血供。一般仅需切除瘤壁结节，对于瘤壁有肿瘤的病人，需将囊壁一并切除。

5-氨基乙酰丙酸（5-ALA）荧光造影对于囊壁的微小 HGB 的发现有很大帮助。对于实性 HGB，手术治疗困难，治疗的原则与动静脉畸形（arteriovenous malformation，AVM）相同，避免分块切除，需从边界分离并逐渐切断血供。为缩小肿瘤，笔者推荐将双极电凝的尖端尽量多地置于肿瘤表面电凝。对于与第四脑室粘连的肿瘤，手术极其困难。放射治疗的效果值得商榷，仅限于不能手术或散发小病灶。而针对血管内皮生长因子（VEGF）及血小板衍生生长因子（PDGF）的药物尚处于临床试验阶段。大多数病例只有一个肿瘤，但极少数病例可有多个肿瘤，且分布于脑的不同部位。

四、小脑转移瘤

颅内转移瘤（又称脑转移瘤）指原发于身体其他部位的肿瘤细胞转入颅内，其发病率占颅内肿瘤的 3.5%~10%，小脑转移瘤占其中的 10%~15%，但随着生活条件的改善，人类寿命延长和先进的诊断设备以及治疗方法的改进，颅内转移瘤的发病率有增高趋势。癌症病人中 20%~40% 有颅内转移，发病年龄与全身肿瘤相同，以 40~60 岁多见。癌症可通过血液、直接侵入、蛛网膜下腔及淋巴系统侵入。国内外均认为以肺癌、胃肠道癌和乳腺癌最多见，其中肺癌脑转移占 30%~40%，以肺小细胞癌和腺癌为多。有报道，小细胞未分化癌如生存期超过 2 年者，脑转移率达 80%。颅内转移瘤大多为结节型，瘤周水肿明显，中心可坏死囊变；弥漫型较少见，主要为脑膜的种植。术前检查主要依靠正电子发射计算机断层显像（PET-CT），转移瘤会呈现出特征性的高代谢。颅内转移瘤大多为多发，单发脑内转移瘤仅占 1/4。对于多发的肿瘤，以放射治疗或化疗较为合理，而单发的肿瘤，可在神经导航辅助下切除，术后辅以放、化疗。

第二节　小脑肿瘤常用手术方法

小脑肿瘤大多采用枕下后正中入路开颅，行枕外粗隆以下的后正中切口，沿中线切开，行两侧枕鳞骨瓣和（或）寰椎后弓骨窗，暴露和切除两侧小脑、枕大池、枕骨大孔后缘附近、脑干背侧和第四脑室内病变。

一、手术暴露范围和相关解剖

枕外粗隆，上项线，下项线，乳突，枕骨大孔后缘，寰椎，枢椎，寰椎后弓，枢椎棘突，白线，横窦，窦汇，枕窦，上矢状窦，环窦，寰枕筋膜，髁静脉，椎静脉丛，椎动脉，小脑枕大池，小脑扁桃体，小脑上蚓部，小脑下蚓部，延髓，颈髓，后正中孔，闩部，正中沟，髓纹，面丘，界沟，小脑后下动脉，椎动脉，副神经。

二、手术适应证

沿中线生长的颅后窝后部、枕大孔背侧和颅颈交界背侧病变（包括肿瘤、血管病、外伤性或自发性血肿、炎症或寄生虫性占位病变）。

1. 小脑半球病变。
2. 枕大孔病变。
3. 小脑蚓部病变。
4. 第四脑室病变。
5. 脑干背侧病变。
6. 延颈交界病变。
7. 某些先天性疾病，如颅颈交界畸形。
8. 某些梗阻性脑积水，如导水管阻塞，正中孔粘连，可行粘连分离或脑室枕大池分流。

三、手术禁忌证

1. 病人全身情况不能耐受手术。严重休克、水电解质平衡紊乱、严重贫血或营养不良者应暂缓手术。
2. 有出血性素质，出血不易控制者。
3. 严重高血压，特别是脑型高血压和严重脑血管硬化者。
4. 全身或严重的局部感染急性期。
5. 脑功能特别是脑干功能衰竭，救治无望者。
6. 头部软组织或邻近组织感染。

四、术前准备

1. 颅后窝容积小，组织结构重要，术前可在颅脑神经导航辅助下精确定位，设计好手术入路。
2. 皮肤准备必须包括全头部、颈项部和双肩部。
3. 对于明显颅内压增高和阻塞性脑积水的病

人，需先穿刺侧脑室后角放液减压。穿刺可在开颅时进行，也可在开颅前进行，先放置引流管，外引流 1～3 天后再开颅。

五、手术体位

一般采用俯卧位或侧卧位，个别情况下采用坐位手术，头架固定。不论何种体位，头多应保持前屈，以增大枕下区手术野的暴露，特别是在需咬除寰椎后弓时。对于小脑半球的肿瘤，大部分需肿瘤侧在上，如肿瘤位于近中线位置，可取左侧卧位，以利手术者操作。

六、手术要点

1. 头皮切口上端达枕外粗隆或其上 1cm，下至第 5 颈椎棘突水平，切口严格按正中白线切开，粗隆下中线两旁有导血管，以骨蜡止血。
2. 枕大孔及寰椎后弓骨性处理动作要轻柔，后者宽度局限在 1.5～2.0cm，以防止损伤椎动脉。
3. 硬脑膜一般"Y"形切开，对于环枕窦发达的病人行"π"形切开。
4. 延髓闩部为呼吸调节中枢，病变粘连和双极电凝应格外小心，必要时行保留呼吸麻醉。
5. 病变切除过程中，应注意两侧小脑后下动脉及分支的保护。
6. 第四脑室为周围薄弱环节，病变发展常突入第四脑室内，手术暴露有时需要切开小脑下蚓部或小脑上蚓部，但切开要适度。
7. 病变起自第四脑室底部或第四脑室底部粘连，手术分离应避免脑干的损伤。
8. 手术结束时原则上均需缝合硬脑膜，为减压时可减张缝合或直接使用免缝人工脑膜贴覆。
9. 枕下肌肉需贯穿全层或分层相互重叠严密缝合，不可留有空隙，以免形成脑脊液漏或假性囊肿。
10. 手术有可能影响到后组脑神经时，待病人完全清醒后拔管很有必要，同时要注意术后饮食。

七、手术入路

小脑肿瘤手术目的是尽量切除肿瘤组织，解除其对第四脑室和中脑导水管构成的压迫和梗阻，同时进行颅后窝减压术。首次手术应力争肿瘤全切除。如肿瘤切除不完全，则同时进行侧脑室–枕大池分流术或术后行侧脑室–腹腔分流术，以解除梗阻性脑积水。

（一）经小脑半球入路

小脑半球肿瘤以神经胶质瘤多见，在成年人主要为星形细胞瘤，少数为血管网织细胞瘤；儿童多为髓母细胞瘤，也有星形细胞瘤。其他少见的还有室管膜瘤、脑膜瘤等。随着医疗条件的逐渐改善，小脑转移瘤出现的比率明显增高。小脑肿瘤邻近第四脑室，常向第四脑室内生长。由于位居狭小的颅后窝内，其代偿空间较小，容易影响脑脊液循环通路，故病人常伴有严重的颅内压增高和慢性枕骨大孔疝，严重者可危及生命。在儿童期，往往出现呕吐频繁、不能进食及全身情况衰竭等症状。因此，在开颅手术切除肿瘤前，可先行侧脑室穿刺持续引流 1～3 天，以缓解颅内压力，改善周身情况并挽救视力。同时这有助于切除肿瘤时的显露，减轻手术后反应。对已有剧烈头痛、呕吐、小脑危象或已出现急性枕骨大孔疝者，应紧急行额角穿刺、侧脑室持续外引流手术，术后注意保持颅内压力的相对平衡，应使引流管保持一定高度（通常相当于脑室平面上 10～15cm）。

1. 探查肿瘤　首先观察双侧小脑半球是否对称，表面沟回是否均匀，蚓部有无增宽、移位或膨隆等。通常肿瘤侧的小脑较为凸起，小脑沟回变宽同时伴有小脑扁桃体下疝至枕骨大孔平面以下。在小脑半球肿瘤的局部膨隆处，电凝其表面血管，由该处用脑针徐徐向深部进针，试探穿刺。达到肿瘤时，即有受阻的感觉。如属囊性肿瘤，穿入囊内即有落空感，并有黄色透明囊液流出；实质性肿瘤则有受阻感。

2. 切除肿瘤　于小脑膨隆处电凝表面小血管后横行切开小脑皮质，切口长约 3cm，用颅内压板牵开切口进入肿瘤内。星形细胞瘤多呈灰褐色鱼肉状，质地稍软，血供不甚丰富。根据肿瘤组织外观及活检结果，可初步确定肿瘤性质。肿瘤位置确定后，可在直视下或于手术显微镜下切除肿瘤。若肿瘤为囊性变，可先行囊腔穿刺抽吸囊液，之后切开囊壁寻找瘤结节，瘤结节切除后已达手术目的。若肿瘤为实质性或囊在瘤内，应尽可能地切除肿瘤而不损伤周围正常的小脑组织。当肿瘤已侵及脑干时不可勉强切除，否则会造成脑干损伤。如肿瘤较硬或体积较大，用超声外科吸引器（CUSA）切除肿瘤可减轻小脑组织的损伤并减少出血。

3. 关颅　肿瘤切除后彻底止血，但在枕大池处不宜放置明胶海绵。可敞开硬脑膜，但肌肉缝合要严密，以防发生 CSF 漏和局部积液。

4. 随着各单位导航设备的引进，笔者强烈推荐颅脑神经导航术中定位肿瘤。

（二）经小脑蚓部入路

小脑蚓部肿瘤在儿童多为髓母细胞瘤，成人则以室管膜瘤、星形细胞瘤和皮样囊肿等较常见。此部位发生的肿瘤向上可累及中脑导水管，向前则进入第四脑室，向下常延至枕骨大孔。因此很容易导致第四脑室受压和中脑导水管梗阻，病人在病程中常以颅内高压和躯干及肢体共济失调为突出表现。

1. 探查肿瘤　髓母细胞瘤多位于小脑蚓部深处，可见蚓部增宽并向后膨隆。多数情况下肿瘤已突向表面，或已由蚓部下端突出至小脑延髓池。小脑蚓部肿瘤，见蚓部增宽，肿瘤由正中孔向下突出。纵向切开小脑蚓部，显露肿瘤。

2. 切除肿瘤　沿肿瘤的周边探查其境界，逐一电凝进入肿瘤的血管。供瘤动脉多来自两侧小脑下后动脉的分支。在手术显微镜下看清这些供血动脉，于其进入肿瘤处电凝并切断之。初步显露肿瘤主体后，可用 CUSA 或吸引器吸除部分瘤组织，使瘤体缩小。进行肿瘤探查与切除过程中，因瘤体位于延髓背侧，操作要细致、小心，颅内压板不可伸及第四脑室底部，以免损伤脑干。从肿瘤边缘剥离及仔细止血后，将肿瘤前上部从第四脑室底逐渐翻起并分块切除瘤体。髓母细胞瘤大多质地柔软，易被吸除，若吸除困难时，可用电凝器或尖刀切除肿瘤。侵犯小脑蚓部及小脑半球的肿瘤要争取全部切除，手术中要注意用脑棉片垫于肿瘤与第四脑室底部之间，以保护脑干并防止血液及瘤细胞进入脑室系统。

切除瘤体之后，即显露出扩大且光滑的第四脑室底部。此时需进一步检查肿瘤向周边生长与浸润的情况。如肿瘤与第四脑室及其侧壁有粘连时，可由正中孔向上纵行切开小脑蚓部，将小脑向两侧牵开而切除脑室内的肿瘤。若肿瘤与第四脑室底部或侧壁严重粘连时，则不可强行剥离，可将肿瘤行次全切除，应注意疏通中脑导水管的梗阻，见 CSF 流出，即已达到手术目的。肿瘤与第四脑室底部严重粘连时，应疏通脑脊液循环的通路，保留与脑干粘连的部分肿瘤组织。有时肿瘤与第四脑室底部有小范围粘连，分离时要细心，呈结节状的髓母细胞瘤多能达到肉眼下全切除。浸润至脑干内的肿瘤，可适当地吸除部分瘤组织，而不可超越其境界，以免造成脑干损伤。如第四脑室脑脊液循环通路未能疏通，应辅加侧脑室枕大池分流术。

3. 关颅 硬脑膜尽可能修补严密缝合，再次确认彻底止血后逐层缝合肌层、皮下及皮肤各层。

（三）经小脑延髓裂入路

对于位于第四脑室的肿瘤，主要是髓母细胞瘤及室管膜瘤，笔者推荐经小脑延髓裂入路。小脑延髓裂是位于小脑扁桃体和二腹叶下方与延髓之间行向外侧的一条自然解剖裂隙。该裂隙上达第四脑室顶，围绕小脑扁桃体上极，与枕大池交

通；中部向下通过中孔与第四脑室相通；外侧通过外侧隐窝和外侧孔达到小脑延髓池和桥小脑角池。小脑扁桃体其外侧缘的上方附着在小脑半球上，其余部分呈游离状态，与小脑组织结构间形成了解剖间隙。这就为经小脑延髓裂入路提供了解剖学基础。Matsushima 等将开放小脑延髓裂分为 3 种形式：广泛型（导水管型）、外侧壁型及外侧隐窝型。

1. 对于髓纹以下、偏向一侧且体积较小的肿瘤，仅需将小脑扁桃体和二腹叶向外伤方牵开，切开脑室顶的膜性组织即可充分暴露。

2. 对于向第四脑室外侧生长的肿瘤，需将病变侧环绕扁桃体及二腹叶外侧及深部的脉络带及侧隐窝后缘完全分离，再牵开扁桃体及二腹叶，即可良好暴露。

3. 对于肿瘤巨大的需采用广泛的显露方法，即将双侧的蚓垂扁桃体裂与延髓扁桃体裂完全打开，完全切开双侧脉络膜至外侧隐窝后缘。对于巨大生长至中脑导水管下口及以上的肿瘤，需在小脑上蚓部最菲薄处切开方能得到较好的显露。

4. 术中需注意小脑后下动脉及其分支的保护（详见意外情况处理）。

5. 对于蚓部的分离，可以结合术前 MRI 明确切开蚓部的位置，在显微镜下清楚确认。在无血管中线区切开，避免损伤紧邻的纵行分布的蚓部血管，否则可能因止血迫不得已增加对蚓部及小脑半球的直接损伤。推荐神经导航术中实时引导下行蚓部分离。

第三节 术中意外情况及处理

一、环枕窦出血

（一）解剖特点

环窦位于枕骨大孔边缘，通过细小静脉窦向前与斜坡的基底静脉丛、向后与枕窦相连。环窦还通过细小静脉窦与乙状窦和颈静脉球相通。枕窦位于小脑镰部，向上与窦汇相连，向下于枕骨

大孔水平分为左右两支，向侧方走行汇入乙状窦或颈静脉球。

（二）处理要点

1. 颅后窝开骨瓣需谨慎，防止硬脑膜及窦的直接损伤。

2. 开颅打开骨瓣后，在切开枕骨大孔水平的硬脑膜时枕窦或环窦出血较少，可用双极电凝处理。有时枕窦过于宽大，需用细针线缝扎或银夹

夹闭止血。

3. 笔者曾碰到枕下静脉窦凶猛的出血，一般这种出血压力不高，冷静果断处理能较快解决。

二、术中急性小脑膨出

小脑肿瘤分块切除时伴随脑脊液的大量流失，可有效地降低病人颅内压。少数情况下的急性脑膨出仍为临床医师面临的重大困难和挑战。一旦发生，如果未及时有效处理，会造成严重的后果，甚至危及病人的生命安全。

（一）术中远隔部位硬脑膜外血肿

一般在颅后窝占位伴幕上重度脑积水时容易出现，由于肿瘤切除，脑脊液循环通路开放，大量脑脊液流失，使幕上脑室系统缩小，加上肿瘤切除，使颅内压骤降，导致脑组织大块移位，牵拉硬脑膜引起硬脑膜外回流静脉损伤，静脉窦或蛛网膜颗粒破裂出血。

处理要点：

1. 对于颅后窝巨大肿瘤、周围水肿明显或两者均有的病人术前 3 天使用甘露醇 250ml 及地塞米松 5mg，每 12 小时一次，可显著减轻水肿，有助于肿瘤的分离切除及预防脑膨出。

2. 颅后窝占位伴幕上重度脑积水，术前先行侧脑室外引流，缓慢放出脑脊液，避免颅内压力梯度急剧变化。

3. 打开硬脑膜后放枕大池及小脑延髓池脑脊液的速度需缓慢，笔者的经验是打开蛛网膜后以脑棉片堵住破口，不主动吸引，而是让脑脊液自动缓慢流出。

4. 术中一旦发生急性脑膨出，需冷静迅速查明原因，首先排除原术区及周边出血，静脉窦及重要回流静脉的被动压迫，同时打开侧脑室外引流管，并予快速脱水，控制血压，过度换气，抬高头位，一般脑膨出都能得到有效控制。如果上述治疗无效，应果断进行术中 CT 检查。

（二）其他原因

因低血压、呼吸道通气不良、颈部过度扭曲导致颈内静脉压升高等原因引起的术中急性脑膨出随着麻醉技术的提高目前均较少出现。如果存

在这种情况，协助麻醉师予以纠正。

三、小脑后下动脉损伤出血

小脑后下动脉（posterior inferior cerebellar artery，PICA）及其分支与大多数小脑肿瘤的血供相关，在肿瘤的切除过程中，特别是经小脑延髓裂入路需格外谨慎。原则上以预防为主。

处理要点：

1. 打开小脑延髓裂时应将扁桃体延髓段和膜髓帆扁桃体段的血管祥及分支连同小脑扁桃体向外牵拉。

2. 术中见到肿瘤，首先不是切瘤，而是寻找供瘤血管，紧贴肿瘤表面电凝阻断供瘤血管。无关的不影响切瘤的，特别是供应脑干的小分支不应阻断。

3. 在邻近脑干区域烧灼止血时，应尽可能调低双极电凝的功率，并持续注水降温，避免热传导损伤脑干。

四、其他意外情况

（一）小脑幕切迹上疝

临床较少出现，关键在于术前行侧脑室穿刺外引流放脑脊液时速度需缓慢而稳定。术后注意保持颅内压力的相对平衡，应使引流管保持一定高度（通常相当于脑室平面上 10～15cm）。

（二）髁后导静脉出血

处理上需要紧贴骨面离断，髁孔骨蜡封闭止血，注意避免在骨面处牵拉而撕断内部的乙状窦。

（三）椎动脉及椎静脉丛损伤出血

椎动脉以保护为主，在处理枕大孔及寰椎后弓时需轻柔，后者咬除宽度在 1.5～2.0cm 左右；椎静脉丛出血以止血材料覆盖后棉片压迫为主要方法，弱电流电凝起辅助作用。

（四）小脑幕窦出血

一般较少的出血以双极直接电凝，若电凝效

果不佳，可填塞少量明胶海绵后再电凝（海绵焊接法），必要时以耳脑胶封闭，极端情况下需行周边小脑幕切开，从周边向窦口逐步电凝处理。

（诸葛启钏 张 宇 刘 晓）

参考文献

1. 赵继宗. 神经外科手术精要与并发症. 北京：北京大学医学出版社,2004.

2. 刘庆良. 神经外科手术入路解剖与临床. 北京：中国科学技术出版社,2007.

3. 段国升,朱诚. 神经外科手术学. 2版. 北京：人民军医出版社,2012.

4. 瞿宣兴,郑伟明,潘进钱,诸葛启钏. 脑内肿瘤切除术中急性脑膨出的原因及防治. 温州医学院学报,2002, 32(2):98-99.

5. Mark S. Greenberg. Handbook of Neurosurgery. Seventh edition. New York: Thieme Medical Publishers, 2010.

6. de Oliveira E, Wen HT, Tedeschi H, et al. Far lateral transcondylar approach for lesions of the foramen magnum. Tech Neurosurg, 2003, 9(2): 93-105.

7. Zhang HZ, Lan Q. Design and microsurgical anatomy of the retrosigmoid- retrocondylar keyhole approach without occipital condyle removal. Minim Invasive Neurosurg, 2006, 49(1): 49-54.

8. Ziyal IM, Sekhar LN, Salas E. Subtonsillar- transcerebellomedullary approach to lesions involving the fourth ventricle, the cerebellomedullary fissure and the lateral brainstem. Br J Neurosurg, 1999. 13(3): 276-84.

9. Matsushima T, Inoue T, Inamura T, et al. Transcerebellomedullary fissure approach with special reference to methods of dissecting the fissure. J Neurosurg, 2001, 94 (2): 257-64.

10. Gok A, Alptekin M, Erkutlu I. Surgical approach to the fourth ventricle cavity through the cerebellomedullary fissure. Neurosurg Rev, 2004, 27(1): 50-4.

11. Ucerler H, Saylam C, Cagli S, et al. The posterior inferior cerebellar artery and its branches in relation to the cerebellomedullary fissure. Clin Anat, 2008, 21(2): 119-26.

12. Li ZQ, Lan Q. Microsurgical anatomy and quantitative assessment of suboccipital median transcerebellomedullary fissure keyhole approach. Zhonghua Yi Xue Za Zhi, 2009, 89(39): 2754-2758.

13. Matsushima T, Kawashima M, Masuoka J, et al. Transcondylar fossa (supracondylar transjugular tubercle) approach: anatomic basis for the approach, surgical procedures, and surgical experience. Skull Base, 2010, 20 (2): 83-91.

14. Han S, Wang Z, Wang Y, Wu A. Transcerebellomedullary fissure approach to lesions of the fourth ventricle: less is more. Acta Neurochir(Wien), 2013, 155(6): 1011-1016.

15. Matsushima T, Kawashima M, Inoue K. et al. Exposure of wide cerebellomedullary cisterns for vascular lesion surgeries in cerebellomedullary cisterns: opening of unilateral cerebellomedullary fissures combined with lateral foramen magnum approach. World Neurosurg, 2014, 82(5): e615-621.

16. Vasudevan A, Kundra P, Priya G, et al. Giant occipital encephalocele: a new paradigm. Paediatr Anaesth, 2012. 22 (6): 586-588.

17. Hayashi S, Takahashi S, Shidoh S, et al. Spatial relationship between hypoglossal Schwannoma and the vertebral artery using the far- lateral approach. Neurol Med Chir(Tokyo), 2015, 55(9): 744-748.

18. Daszkiewicz P, Maryniak A, Roszkowski M, et al. Long-term functional outcome of surgical treatment of juvenile pilocytic astrocytoma of the cerebellum in children. Childs Nerv Syst, 2009, 25(7): 855-860.

19. Wade A, Hayhurst C, Amato-Watkins A, et al. Cerebellar pilocytic astrocytoma in adults: a management paradigm for a rare tumour. Acta Neurochir (Wien), 2013, 155 (8): 1431-1435.

20. Ye JM, Ye MJ, Kranz S, Lo P. A 10 year retrospective study of surgical outcomes of adult intracranial pilocytic astrocytoma. J Clin Neurosci, 2014, 21(12): 2160-2164.

第八章　颅底肿瘤手术精要

颅底肿瘤手术，特别是肿瘤体积较大者，对神经外科医生极富挑战性。一方面，因肿瘤与脑干、脑神经以及脑底部主要动脉血管关系密切，分离肿瘤时难免对上述结构造成影响，可致脑神经麻痹、偏瘫、昏迷甚至死亡；另一方面，颅底肿瘤可累及眼眶、鼻腔与鼻窦、口咽、咽旁、翼腭窝、耳蜗、鼓室、上颈椎等部位，神经外科医生需要熟悉眼、口腔颌面、耳鼻咽喉甚至脊柱等交叉学科的相关解剖知识，并做好妥善处置。正是因为颅底肿瘤手术的复杂和难度性高，对神经外科医生而言，肿瘤成功切除后的成就感和出现意外情况和严重并发症后的挫败感往往交替出现。随着实践经验的积累，手术成功率逐渐提高，并发症发生率逐渐降低。以岩斜脑膜瘤为例，20世纪70年代以前，成功的全切除仅有个案报告，死亡率却超过50%，而显微外科普及的20年后，肿瘤全切率已接近70%，并发症也大为减少。随着立体定向放射外科的应用和普及，特别是人们对生活质量要求的提高，近些年颅底肿瘤手术趋于保守，"最大程度地安全切除"已经成为一种理念。除了外科操作技巧，同时强调判断的重要性，有学者提出"准确的判断比外科手术技巧更重要""手术的战利品不是切下来的肿瘤，而是良好生存的病人"，这些哲理无疑是十分正确的。一些新的高科技手术辅助手段，如神经导航、术中影像系统、术中监测系统在颅底肿瘤的手术中也发挥一定的作用，在下面的章节中，我们也将会针对具体的肿瘤对此进行进一步阐述，然而，对于年轻外科医生而言，苦练手术基本功，最终把手术技能发挥到极致，则是第一要务。

从纯粹的解剖学角度，颅底有颅前、中、后底之分，但临床上又常出现中央颅底和侧颅底的术语。前颅底与鼻腔和鼻窦相邻，颅内外沟通性肿瘤比较多见，当颅外部分为主时，可通过鼻腔和鼻窦的自然空腔，采用内镜方法治疗。"中央颅底"最初由Dolenc提出，特指鞍旁海绵窦区域，后来又将概念扩展至蝶骨嵴内侧、鞍上、岩尖、岩斜区、小脑幕缘。起源于这些部位的脑膜瘤主要向颅内生长，是颅底神经外科医生关注的重点。侧颅底主要是指围绕颞骨和颈静脉孔的区域，该部位的肿瘤，特别是累及鼓室的副节瘤，更多由耳鼻咽喉头颈外科独立或参与手术治疗。当今，对于累及颅内外的巨大颅底肿瘤，我们更强调颅底多学科合作手术。本章仅从神经外科角度对常见颅底肿瘤手术的精要和术中意外情况的处理进行叙述。

第一节　颅底肿瘤手术前术者培训和相关准备

一、手术入路的训练

（一）尸头解剖

对于颅底解剖复杂的区域，如海绵窦、岩斜区和颈静脉孔区肿瘤，为了减少手术带来的血管神经副损伤，减少并发症的发生，在给病人实施手术前，在尸头上进行手术解剖研究和练习，可以弥补教科书上相关知识的不足，增加手术成功的自信心，国内外很多学者都深谙此道。Spetzler和Dolenc甚至认为，每一个神经外科医生都必须重回解剖实验室进行训练。美国圣路易斯"实用手术入路尸体解剖训练班"等常年开设包含颅底手术入路的操练课程，授课者为国际顶级的颅底外科专家，如 Dolenc、Al-Mefty 等。所用捐献尸头，非福尔马林固定，组织质地新鲜，所用手术器械如磨钻、手术显微镜等，也是实际应用的类型，因此，训练如同实战，受训者体会深刻。我国天坛医院、宣武医院、华山医院、解放军总医院等多家机构也设立类似的培训基地，不定期举办培训课程，受训者评价良好。此类项目已列入神经外科专科医师规范化培训基地的必要条件。

（二）虚拟手术入路模拟器

随着数字化时代的到来，研究者已开始着眼将虚拟现实技术用于手术的模拟训练。如将实际病人的多模态 3D 影像资料融合输入模拟器，则更有意义。可以预测，此类技术今后将有较大的应用空间。

（三）3D 打印技术

根据病人薄层 CT 和 MRI 扫描，应用现代 3D 打印技术，可制成等比例仿真头颅及内部结构模型，对于复杂巨大颅底肿瘤，可以形象逼真地显示其解剖位置、与其周围神经血管结构的关系。用其进行手术入路设计，更加直观和准确。

二、影像学评估

（一）CT

颅底骨质结构复杂，当受肿瘤侵犯时，可有增生或吸收破坏改变。增生处多为脑膜瘤的生长点。重点观察鼻窦、视神经管口、眶上裂、圆孔、卵圆孔的形态、乳突气房气化程度等。通常需要薄层扫描的骨窗像。侧颅底肿瘤一般需要检查颞骨 CT，观察内耳结构。

（二）MRI

研究肿瘤的确切部位、与脑干和脑底动脉的关系是决定手术入路以及肿瘤切除的积极程度的重要依据。

三、术前血管造影和栓塞

对颅底巨大、血供丰富肿瘤，应考虑做血管造影检查。当出现大的动脉明显变细时，应考虑肿瘤已侵犯血管壁。评价颅内外血管情况，尤其是对侧和前后循环的代偿情况。造影时行球囊闭塞实验（BOT），严密观察病人的意识、语言、肢体活动及生命体征变化，同时评价对侧和前后循环的代偿情况。同时，术前还需要超声检查大隐静脉或桡动脉的通畅性，为术中血管架桥做准备。颅底血供特别丰富的肿瘤，如颈静脉球瘤（副节瘤）、血管外皮细胞瘤、鼻咽纤维血管瘤等，术前行脑血管造影，了解肿瘤供血来源和程度，必要时进行术前栓塞，有效减少肿瘤血供和术中出血，为肿瘤彻底切除创造条件。对于颈静脉球瘤，术前栓塞甚至可能是保证肿瘤顺利切除的必要环节。颈静脉球瘤的血供常来自四组，咽升动脉的鼓室下动脉和颈静脉球支、来自枕动脉或耳后动脉的茎乳动脉、前颌动脉或颈内动脉的鼓室分支以及来自脑膜中动脉岩支的上鼓室动脉。

图 8-1 显示一颈静脉球瘤病例的术前栓塞效果和作用。本例肿瘤血供主要来自于咽升动脉颈静脉球支、枕动脉的分支茎乳动脉和椎动脉的分支脑膜后动脉。该例为栓塞术后立刻手术切除，术中顺利，肿瘤彻底切除，出血量仅有 300ml。

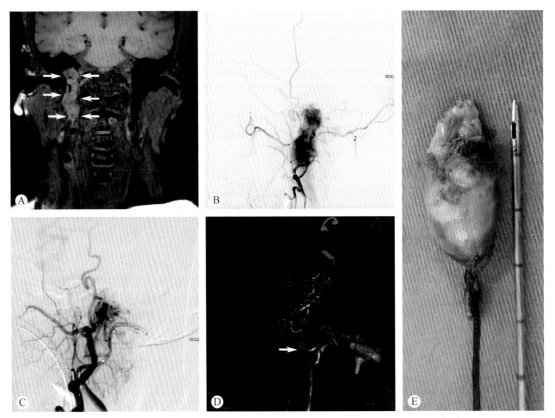

图 8-1　颈静脉球瘤术前栓塞后切除。**A**. MRI 示右侧颈静脉球瘤；**B**. 栓塞前颈外动脉造影；**C**. 栓塞后颈外动脉造影，予以栓塞的肿瘤血供包括咽升动脉颈静脉球支（Onynix 0.6ml）和来自枕动脉的动脉血供（肿瘤供血远端枕动脉保护性栓塞后以 500μPVA 颗粒自枕动脉栓塞）；**D**. 供血肿瘤的脑膜后动脉纤细且起点呈反角，3D 造影呈现清晰显示的脑膜后动脉供血支的走行和肿瘤残余供血，为外科切除提供解剖参考；**E**. 手术切除的标本（本组图由姜卫剑教授提供）

（余新光）

第二节　颅鼻和颅眶沟通瘤手术精要

一、颅鼻沟通瘤

颅鼻沟通瘤，起源于颅内的常见于嗅神经母细胞瘤、嗅沟脑膜瘤，起自于鼻部的有鼻咽纤维血管瘤、鼻腔恶性肿瘤侵入颅内。根据肿瘤大小和主体位置手术分为经颅、经鼻、经颅面和联合入路。近年来，经鼻内镜颅底手术技术愈加成熟，因而应用愈加广泛，而颅面入路因其创伤性大而应用明显减少，但当肿瘤巨大、突出于面部或肿瘤血供极其丰富时，其仍有不可替代的优势。对此类经颅面的手术，神经外科医生应注重

与耳鼻咽喉头颈外科、颌面外科合作开展（请查阅相关书籍，在此不做赘述），神经外科多为同期或分期处理颅内部分。额部开颅的切口和骨瓣设计要兼顾面部（鼻部）切口，与其相接，翻转后能够充分暴露颅底肿瘤的全部，便于血供丰富肿瘤的整块切除。当颅内部分肿瘤体积较大时，若鼻腔内肿瘤相对局限，仍可以经颅手术一期完成。手术的关键点有二：一是防止感染；二是颅底重建，防止脑脊液漏。

以嗅神经母细胞瘤切除为例，主要操作步骤和要点如下：

1. 彻底消毒颅、面部、鼻部，眼部可涂抹抗

生素软膏，注意鼻腔内灌注碘伏消毒。

2. 额部冠状皮瓣，翻转至眉弓和鼻根部，保留骨膜的完整。做双额跨中线低位骨瓣（低至眉间鼻根部），当肿瘤累及眶内时，可连眉弓和眶板一起打开。消毒开放的鼻窦并临时封闭之。

3. 先处理颅内（侵犯脑内）的肿瘤，为保持相对无菌，肿瘤切除后，在显微镜下用自体筋膜或人工硬脑膜严密修补缺损的前颅底硬脑膜。此处是防止脑脊液漏和感染的关键环节。硬脑膜缺损的后缘在鞍结节处，切除肿瘤时应尽可能保留后缘的硬脑膜，以备缝合修补。

4. 再处理鼻腔、鼻窦和眶内（如存在）部分的肿瘤。颅鼻沟通后，注意用碘伏稀释液消毒鼻腔。可用碘仿纱条填塞鼻腔（注意确保能从鼻部取出）。

5. 前颅底重建，通常采用"三明治"技术：第一层为足够大的带蒂的颞肌筋膜瓣（可从一侧或双侧颞肌前部浅层分离），填塞封闭鼻顶部和额窦；第二层为硬性材料（钛片或骨瓣内层），封闭前颅底骨性缺损，适当固定于周边；第三层为骨膜瓣，加强覆盖前颅底区域。

二、颅眶沟通瘤

颅眶沟通瘤可起自眶内、颅内或交界的蝶骨翼，常见的肿瘤有脑膜瘤、神经纤维瘤、血管瘤和各种恶性肿瘤。颅眶沟通瘤手术多为经颅入路，主要操作步骤和要点如下：

1. 先做患侧低位额部骨瓣，取下后，从额底硬脑膜外用小磨钻和线锯等"U"形切开眶板，将眉弓连同尽可能多的眶板取下，尽量保全眶骨膜，防止眶内脂肪翻出，影响操作（通常很难做到）。

2. 将残余的、靠近眶尖和眶上裂的骨质去除，充分暴露眼眶内容物，将其与颅内完全沟通。

3. 先切除颅内部分肿瘤，额部脑组织塌陷，释放更多操作空间，有利于处理眼眶内肿瘤。

4. 如肿瘤位于眶骨膜下，切开眶骨膜，辨认提上睑肌和上直肌以及其表面走行的眼神经，根据肿瘤的部位，从其内侧或外侧分开，暴露、分离和切除肿瘤。

5. 颅眶交通之处是处理的难点，此处肿瘤常与肌锥附着点相粘连、与颈内动脉相邻、与海绵窦相通，需要在显微镜下仔细辨认和操作。

6. 进入眼眶和支配眼肌的神经，由于眶内脂肪的掺杂，除位于提上睑肌表面的眼神经外，在术中通常很难追踪和辨认，尽量分块切除肿瘤，减少损伤周围结构。

7. 视神经和眼球的处理。对于肿瘤累及视神经伴有视力减退者，如病变为良性，视神经应予以保留。已失明者，可将肿瘤与视神经一并切除，恶性肿瘤侵及眼球和眶内容，有时需行眶内容物剜除。

（余新光）

第三节　海绵窦肿瘤手术精要

如果以海绵窦肿瘤作为复杂颅底肿瘤的代表，其在近半个世纪里治疗策略的变化，在某种程度上反映了神经外科手术技术、辅助治疗手段以及人性化治疗理念不断完善的过程。从20世纪中期以前海绵窦最初被认为"手术禁区"，20世纪60、70年代以后，Parkinson、Dolenc等对其进行了细致实用的解剖学研究，并在此基础上实施由谨慎到大胆的海绵窦直接手术，伴随着显微神经外科的发展，海绵窦手术不断进步，特别是Dolenc的硬脑膜外入路和硬脑膜内外联合入路

在90年代受到关注和推崇。进入21世纪后，随着立体定向放射外科的兴起和发展，加之被低估的（或被忽视的）海绵窦手术引起的脑神经功能障碍逐渐被重视，以及病人对生活质量要求的提高，使得以往那种过于追求肿瘤全切的意愿有所降温，手术又趋于保守。

一、海绵窦手术入路

临床上处理海绵窦病变大多采用切开海绵窦

上壁、外侧壁或最膨隆处。为了防止损伤脑神经和颈内动脉，海绵窦壁上的切口常较局限，暴露不满意，病变不易彻底去除。Dolenc 入路的特点是分为两步：第一步，从硬脑膜外去除了颅前、中窝底的部分骨质，这些骨质遮盖了部分海绵窦、眶上裂、Meckel 腔和岩骨段颈内动脉，去除这些骨质，有利于下一步探查海绵窦内的神经血管结构；第二步，广泛地剥离海绵窦上壁和外侧壁的硬脑膜，使其深面的神经–纤维膜层完全裸露（这两层之间解剖上有潜在的间隙）。由于此部位病变复杂多变，Dolenc 入路也并非一个套路，有些完全可以单从硬脑膜外进入，有些肿瘤向颅内生长者，还要切开硬脑膜，从硬脑膜内帮助切除，从硬脑膜内可以更好地看到被推移的Ⅲ、Ⅳ脑神经的走行和其进入海绵窦的部位。

Dolenc 入路最大的优点是显露充分、安全。具体说，有以下几个方面（图 8-2）：

1. 主要是从硬脑膜外进入，颞叶脑组织有硬脑膜保护，不易受挫伤。

2. 去除眶上裂、前床突后，藏于海绵窦前部的肿瘤易于切除，更适于眶–海绵窦沟通的肿瘤。

3. 广泛打开海绵窦上壁、外侧壁的硬脑膜，使Ⅲ、Ⅳ、V_1、V_2 神经均获暴露，可从任一间隙进入海绵窦切除肿瘤并妥善保护上述脑神经。海绵窦手术最大的问题是损伤脑神经，只有充分地暴露它们，才有机会保护之。因手术的骚扰，术后近期内多数病人都有脑神经症状加重或出现新的损害症状，但 3 个月后多数明显好转，动眼神经恢复最为理想，可能是因为该神经术中比较容易辨认，解剖保留较完整。Dolenc 报道 115 例海绵窦内动脉瘤手术，术后早期 104 例有动眼神经麻痹，但半年后只有 7 例遗留症状。展神经是唯一的海绵窦内穿行的脑神经，术中有时很难分辨。术后三叉神经症状有些比术前加重，可能是剥离海绵窦外侧壁硬脑膜时对其造成的影响，一般病人对此都能耐受，但我们强调对第一支要尽量加以保护，以减少角膜溃疡的发生。滑车神经损伤后症状不易查出，在研究和随访中易将其忽略。有人认为，海绵窦术后出现脑神经功能障碍，与脑神经的血液供应受影响也有很大关系，有待进一步探讨。

4. 解剖了颈内动脉海绵窦前曲段的两圈固定

韧带，即近侧环和远侧环，使其能够游离，特别适用于巨大眼动脉、海绵窦段动脉瘤手术时分离瘤颈。

5. 可显露海绵窦段颈内动脉全程，出血时便于处理。由于颈内动脉海绵窦段无重要的深穿支发出，只要保留住其主干，一般不会有偏瘫之虞。

6. 此入路向后扩大即经岩骨（前部）入路，适用于蝶岩斜区肿瘤。

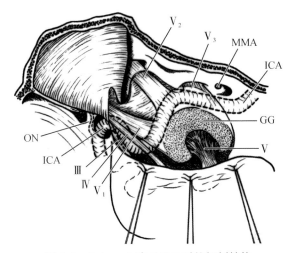

图 8-2　Dolenc 入路可以显露的解剖结构
ON：视神经；ICA：颈内动脉；Ⅲ：动眼神经；Ⅳ：滑车神经；V_1：眼神经；V_2：上颌神经；V_3：下颌神经；MMA：脑膜中动脉；V：三叉神经

二、手术适应证以及切除策略

海绵窦肿瘤是否首选手术治疗，以及切除的彻底性，需从多方面考虑：

（一）症状

海绵窦肿瘤手术最强的手术指征是已经出现海绵窦症状，特别是脑神经受损引起的眼球运动障碍、上睑下垂、突眼等。事实上，海绵窦原发肿瘤以脑神经受损为主要表现者并不常见（而海绵窦侵入瘤往往伴随较为突出的海绵窦症状），对于无症状者，必须充分考虑手术对脑神经的影响，特别是展神经，因为它是完全行走于海绵窦之内。根据我们的体会，一旦开颅进入到海绵窦内进行肿瘤切除，即使是部分切除，术后近期发生展神经麻痹的高达 90%，远期能够彻底恢复的也不到半数，似乎没有以前文献中报道的那么令人满意。

（二）肿瘤的病理性质与手术入路和切除程度

1. 脑膜瘤

脑膜瘤在海绵窦原发肿瘤中最为常见。由于这类肿瘤多数与海绵窦内血管、神经分界不清，切除之后脑神经功能障碍几乎无法避免，加之肿瘤呈缓慢的生长过程，对于无症状者，若体积较小，应选择放射外科治疗或留待观察；若体积较大，可以做部分切除，缩小体积，残留部分做放射治疗或随访观察。有人对一组83个病例进行了3~20年的长时间观察，术后残留在海绵窦内的肿瘤未见再长的占86.7%，再生长的仅占13.3%。值得一提的是，有些岩斜脑膜瘤，经Meckel腔侵入海绵窦内，这部分肿瘤可能边界较清楚，与周围粘连不紧，可以做到彻底去除。蝶骨嵴内侧、前床突脑膜瘤累及海绵窦者，可以完全切除海绵窦肿瘤的外侧部分（改良Hirsch 0和1级，0级为接触但未包绕颈内动脉；1级为部分包绕颈内动脉），而不出现或仅出现可接受的脑神经受损。肿瘤侵及海绵窦内侧部分则只做部分切除（改良Hirsch 2~4级，2级为完全包绕颈内动脉，但无血管狭窄；3级为有血管狭窄；4级为血管被压闭）。肿瘤质地软时，切除难度相对降低，对脑神经的影响也减小。

2. 海绵窦血管瘤

据报道海绵窦血管瘤是亚洲女性相对好发的一种病变，以往又被称作海绵窦海绵状血管瘤，现在认为这种所谓轴外的海绵状血管瘤与轴内的海绵状血管瘤并不是同一种病变。这种血管瘤完全位于海绵窦之内，体积较大时，常向鞍内延伸，故在轴位MRI上呈小头在内侧的"葫芦"状。与脑膜瘤相比，它有更明显的均匀一致的增强。如果体积很大，有占位效应，可手术治疗。现在一般多主张采取硬脑膜外入路。将海绵窦外侧壁的外层剥开后，从滑车神经与三叉神经第1支之间，第1、2支之间和第2、3支之间进入，尽量不要触及动眼神经。在海绵窦内从血管瘤的包膜外分离，边分离边用Surgicel或明胶海绵填塞海绵窦，尽量整块切除，减少出血。当包膜菲薄时，不易做到整块切除，应尽快分块取出。只要充分利用回吸收血液，一般不需额外大量输血。印度学者Suri则不主张整块切除，而是进入海绵窦后，先吸引和分离病变（甚至用超声吸引），向内侧寻找颈内动脉的脑膜垂体干，将其尽早处理后，血管瘤可塌陷，分离和保护展神经，然后再由内向外，分离和保护外侧壁上的其他神经。用这种方法，在他手术的7例中，只有1例发生永久的展神经麻痹。也有人报道立体定向放射治疗能够明显缩小血管瘤体积，或许今后会成为治疗海绵窦血管瘤的主要方法。

3. 三叉神经鞘瘤

严格来说，三叉神经鞘瘤并非真正的海绵窦肿瘤，因为三叉神经位于海绵窦外侧壁。只有肿瘤较大时，才进入海绵窦内。大多数情况下，肿瘤边界清楚，与其他脑神经没有粘连，应予以积极切除。肿瘤可与颞下窝、翼腭窝、蝶窦沟通，这种类型的三叉神经鞘瘤都应该从硬脑膜外入路。

4. 其他侵入性肿瘤

垂体腺瘤可经海绵窦内侧壁进入海绵窦内生长，再从动眼神经入口处穿出，进入硬脑膜内。在此处的动眼神经被挤压、变薄，最易受手术损伤。由于质地较软，窦内的肿瘤多容易吸除或刮除，颈内动脉和展神经也相对容易保留完好。侵入海绵窦的脊索瘤也有类似特点，但由于混有碎骨组织，应小心分块取出，避免损伤颈内动脉。当肿瘤穿破海绵窦壁进入硬脑膜内时，可以采用硬脑膜内外联合入路。起源于咽部的癌症，如鼻咽癌、腺样囊腺癌，也可借颅底孔进入海绵窦，与脑神经和窦壁粘连很近，只能姑息性切除。近年来，应用内镜处理此类肿瘤显示出很大优越性。由于手术进路是由颅外向颅内，海绵窦壁上的脑神经受骚扰较轻。

三、手术辅助手段

在强调手术入路和操作技巧的同时，近年来人们更加注重运用辅助设备和技术协助手术。特别是运用导航定位及监测手段。

（一）神经导航

尤其是融合了海绵窦段颈内动脉走行的镜下

导航，有助于准确定位肿瘤内包裹的颈内动脉的行程，结合术中微血管多普勒超声，更可有效地防止血管的误伤。

（二）海绵窦肿瘤术中脑神经监测

动眼神经、展神经、滑车神经诱发肌电图监测以及尝试三叉神经第 1、第 2 支的体感诱发电位监测。这项工作的重要性不言而喻，并且很早就被颅底外科的专家提出，但遗憾的是，并未深入开展，临床报道的成熟经验也不多。

（三）立体定向放射外科治疗

据统计，立体定向放射外科（伽玛刀）治疗颅底脑膜瘤的效果是 90% 的病人病变可以控制 10 年以上。海绵窦脑膜瘤伽玛刀治疗后肿瘤生长 10 年控制率达 92%。近期有人报道了对多篇文献中 2065 例海绵窦脑膜瘤治疗结果的统计分析，表明单纯立体定向外科治疗组复发率为 3.2%，明显低于单纯全切组（11.8%）和单纯次全切组（11.1%），而立体定向放疗组出现的神经损害为 25.7%，也大大低于手术切除组（59.6%）。对于病变较大者，通常的做法是在手术缩小了肿瘤体积后，再行放射治疗。术后残余肿瘤是否要积极跟进放疗，可根据反映肿瘤增殖潜力的免疫组化指标来定（例如 Ki67 指数大于 4%）。也有报道伽马刀治疗海绵窦脑膜瘤的并发症发生率仅为 6%，包括视力损害、垂体功能低下和脑神经损害。

四、肿瘤切除态度保守与积极之争

目前，手术处理海绵窦肿瘤还没有统一标准，除了上述谈及的因素，病人的年龄、职业、意愿以及术者的经验和技术水平也是需要考虑的。总体原则应该是"最大范围的安全切除"。尽管目前总体趋势是偏于保守，但我们认为，处理海绵窦肿瘤更像一门艺术，或许各种流派都蕴含其生命力。保全功能的"带瘤生存"固然有益，但当一个侵及颈内动脉的巨大海绵窦脑膜瘤通过血管架桥而最终获得彻底切除，受损的脑神经通过重建恢复功能，或者偏斜的眼球得以矫正，无论是从医生，还是从病人的角度来看，此结果似乎更富创造性和更显完美。

（余新光）

第四节　岩斜区肿瘤手术精要

岩斜区肿瘤是指起源于 V ~ XI 脑神经出颅处以及其内侧的岩骨和斜坡部位的肿瘤，最常见是脑膜瘤，是公认的颅内最复杂的病变之一。1922 年，Cushing 认为这种"手术困难极大，有时甚至是无法克服的"，并预言："另一代神经外科医生无疑将会在很大程度上将它们征服"。现在，此部位肿瘤的全切率达 70% 左右，但较高的手术致残率仍是难点。随着神经放射外科的发展，有必要重新审视岩斜脑膜瘤的治疗策略，避免手术做"过"（无法做到肿瘤全切除，但有些医生由于缺乏认识，过于追求全切除，导致不良结果）和"不及"（能够做到肿瘤全切除却被轻易地放弃，转给了放射外科治疗），但在实际工作中不易控制这个"度"。最适合的入路才是最好的入路，不能为了尝试某一新的、难度大的入路而扩大适应证范围，手术技巧的施展和发挥应该建立在给病人带来最大利益的基础之上。同时，当遇到只有磨除岩骨才能获得满意显露的病例时，也不能避繁就简。有高质量的手术器械，术者有较丰富的手术操作经验，像乙状窦前入路这样的手术入路，也可以由复杂变得相对简单。不同的入路有时可以达到相同的结果，对手术预后影响更大的因素，往往来自是否能够很好地处理被包绕的血管。

选择合适的手术入路在岩斜区肿瘤切除中尤为重要，基本原则是：手术路径最短，容易处理肿瘤基底的血供，对脑干牵拉程度最小，对脑神经骚扰最轻，同时便于剥离被包绕的血管。需要注意以下几点：

一、肿瘤占据斜坡的位置

岩斜区肿瘤分为上中斜坡型、全斜坡型和中下斜坡型。

1. 上中斜坡型 早年多选用颞下-小脑幕入路，由于岩骨嵴的遮挡，不易达到根除。后来又尝试颞下-乙状窦前入路。近些年，我们又重新采用颞下-小脑幕入路，更大范围地切除小脑幕，必要时磨除岩尖。但若肿瘤低于内听道口水平，该入路则无法直接显露。

2. 全斜坡型 选用颞下-乙状窦前或颞下-经迷路入路（后部岩骨入路），这种入路是中颅后窝联合入路的改良，对于纵向范围较广者，我们仍推崇之，虽然需要花时间磨除岩骨后部，有利于全切肿瘤。

3. 中下斜坡型 主要选用枕下-极外侧入路，需要强调的是，如果肿瘤较小，脑干向后移位不多，一定要达到真正的"极外侧"，才能减少对脑干的牵拉。脑干受压、移位的方向也有重要参考价值。当肿瘤主体向前内侧生长，将脑干向后方推移时，为了减少手术对脑干的牵拉，宜采用更靠外侧的入路，如 Kawase 入路、颞下-乙状窦前或颞下-经迷路入路、枕下-极外侧入路等；如肿瘤明显地将脑干推移到对侧，从小脑的上、外侧可以无遮挡地接触到肿瘤，采用较为简单的经典的枕下-乙状窦后入路，同样可以将肿瘤根除。对于肿瘤主体位于小脑脑桥角、部分向颅中窝（特别是 Meckel 腔）生长者，有人根据尸体解剖研究，提出经乙状窦后入路并磨除内听道上方的骨性结构（道上结节），这样可以避免同时行幕上开颅。

二、肿瘤彻底切除的可能性和必要性

术前对影像学资料进行仔细分析十分重要。根据国外专家的意见，有两种情况不能进行肿瘤的彻底性切除：

一是脑干水肿，肿瘤与脑干的软脑膜之间已失去界面，甚至肿瘤已浸润至其内，勉强剥离，势必造成脑干的挫伤。

二是有椎-基底动脉供血，一般情况下，岩斜脑膜瘤的供血动脉来自颈内动脉海绵窦段发出的分支脑膜垂体干，椎-基底动脉动脉及其分支只是被推移抑或包裹，当有椎-基底动脉参与供血时说明脑干软脑膜已受累，剥离肿瘤也会造成脑干缺血。我们体会，若水肿发生在中脑或延髓，应禁止剥离黏附其上的肿瘤，但若水肿发生在脑桥，且范围较小，仍可以施行谨慎的分离。但总体来说，出现上述两种情况或老年病人的手术应趋于保守，既然不能全切，手术入路可以采用简单的颞下-小脑幕或枕下乳突后入路，只要将肿瘤基底断掉减少供血，瘤体大部切除即可，残存瘤体做术后放疗。有人对 62 例（39 例为手术后残留）的研究，发现立体定向放疗后，平均随访 37 个月，肿瘤体积不变的占 68%，缩小的占 23%。鉴于手术的风险较大，这样的结果仍是较为理想的。

三、肿瘤的性质

岩斜区肿瘤除了脑膜瘤之外，也有三叉神经鞘瘤、胆脂瘤、脊索瘤等。三叉神经鞘瘤和胆脂瘤由于肿瘤有包膜且血供不丰富，分离相对容易，一般选择颞下入路、枕下-乙状窦后入路或幕上下联合入路即可，没有必要选择费时且破坏性较大的乙状窦前入路。对于哑铃形三叉神经鞘瘤，我们一般采用颞下入路，切除部分小脑幕，绝大多数病例可达到满意暴露和病变彻底切除。斜坡胆脂瘤往往累及鞍上池至下斜坡这一广泛区域，如果中脑被挤向对侧，通过枕下-乙状窦后入路，也可以从小脑幕裂孔的间隙直接窥见鞍上池的肿瘤，将其彻底切除。

（余新光）

第五节 颈静脉孔区肿瘤手术精要

颈静脉孔位于颅底深部，颞骨岩部和枕骨之间，颈静脉孔由连接纤维（有时是骨桥）分为两个部分：神经部和血管部。神经部位于颈静脉孔前内侧，其内走行舌咽神经、鼓室神经和岩下窦。血管部位于其后外侧，其内走行颈内静脉、迷走神经、副神经和迷走神经耳支。

颈静脉孔区肿瘤主要包括颈静脉球瘤、神经鞘瘤、脑膜瘤、脊索瘤及骨瘤等。其中最常见的是颈静脉球瘤，其次是神经鞘瘤。颈静脉球瘤是起源于颈静脉球体外膜和沿舌咽神经、迷走神经等分布的副神经节肿瘤，占颈静脉孔区肿瘤的60%～80%。虽然颈静脉球瘤、神经鞘瘤等多为良性肿瘤，但是因静脉孔区位置深在、周围邻近重要血管和后组脑神经，外科手术难度大，全切除困难，术后脑神经障碍发生率高。

与非副神经节肿瘤不同，副神经节肿瘤血供丰富。如前所述，对于术前影像学高度怀疑颈静脉球瘤的病人，术前常规行全脑血管造影术。动脉期可见肿瘤异常染色，供血动脉多来自颈外动脉系统的咽升动脉，静脉期同侧的乙状窦及其近端颈内静脉不显影或显影不佳。选择性栓塞可以减少术中出血，减少并发症。

Sammi 等根据肿瘤的位置及生长方式将颈静脉孔区肿瘤分为四种：A 型：肿瘤主要位于颅内，颈静脉孔轻度扩大；B 型：肿瘤主要位于颈静脉孔，并向颅内生长；C 型：肿瘤主要位于颅外，并向颈静脉孔生长；D 型：颅内外哑铃型肿瘤。

颈静脉孔区肿瘤的手术入路有很多种，Rhoton 把颈静脉区手术入路概括为三种：①经颅后窝后入路；②经乳突侧方入路；③经颞骨鼓部前方入路。手术入路主要基于颈静脉孔区肿瘤的分型、生长方向以及术者对手术入路的熟悉程度。

后方入路主要包括枕下乙状窦后入路、远外侧入路和极外侧入路。该入路适用于 A、B 两种类型的颈静脉孔肿瘤。该入路的优点是显露颅内部分清楚。枕下乙状窦后入路可以显露桥小脑角和颈静脉孔的内口，适用于颅内部分向前上方生长的肿瘤。远外侧入路显露颈静脉孔内口，切除

颅内大部分肿瘤后，可磨除颈静脉孔内口后壁，切除颈静脉孔内肿瘤。对于向内生长至脑干腹侧或者向下至中、下斜坡及枕骨大孔的肿瘤，可以选择极外侧入路，磨除部分枕髁，减少对小脑和脑干的牵拉。也有学者建议硬脑膜外磨除颈静脉结节可以增加斜坡中线的显露，但缺点是易损伤后组脑神经。远外侧入路和极外侧入路在处理枕髁时要警惕损伤椎动脉 V3 段。

侧方入路也称为耳后经颞骨入路，该入路适用于 C 和 D 两种类型的颈静脉孔肿瘤。耳后"C"形切口，若颈部肿瘤较多，可适当延长颈部切口，若颅内肿瘤多，可增加"C"形切口的弧度，扩大骨瓣。磨除茎乳孔和面神经乳突段后方乳突，加上邻近的颞骨颈静脉突，可到达颈静脉孔的后部和侧后部。该入路完全显露颈静脉孔侧方有三个障碍：面神经、茎突和头外直肌。可通过面神经移位、切除茎突和分离头外直肌增加显露。虽然术中为了避免损伤面神经，充分游离后向前移位，但是术后还是会经常出现面瘫，有可能与面神经的血供被破坏有关。侧方入路可以联合乙状窦后入路或远外侧入路处理颅内部分肿瘤，也可向前联合颞下窝入路处理向前生长的肿瘤。

前方入路主要指颞下窝入路，该入路适用于向前颅中窝底生长的肿瘤，可以从前方显示颈静脉孔，缺点就是颅内显露不佳。可通过磨除 Kawase 三角到达颅后窝或者通过斜坡到对侧颈内动脉。该入路要求术者熟悉岩骨段颈内动脉和面神经的走行。

颈静脉孔区肿瘤的手术治疗强调神经外科、耳鼻咽喉头颈外科和颌面外科等多学科的合作，特别是对于颈静脉孔区巨大颅内外沟通瘤，争取一期全切肿瘤，因为二次手术病人后组脑神经损伤、脑脊液漏发生的概率更高。手术入路的选择要根据肿瘤的影像学特点、生长部位、生长方式以及术者的经验等综合考虑。

（李昉晔　余新光）

段颈内动脉，必要时（分离动脉瘤时出血）临时阻断颅外段颈内动脉，暴露前动脉-前交通动脉瘤瘤颈前，还应暴露对侧前动脉。

暴露动脉瘤瘤颈，因为绝大部分动脉瘤的破口在瘤顶，被凝血块覆盖，夹闭动脉瘤颈前，尽量不要暴露动脉瘤瘤顶，特别是急性期极易造成出血。

将动脉瘤颈相邻动脉和穿通血管分离开，再置动脉瘤夹。动脉瘤颈暴露不充分会造成动脉瘤破裂和脑梗死。

（五）临时阻断载瘤动脉

处理复杂动脉瘤时为降低动脉瘤压力，可以通过降低病人血压，控制动脉血流。动脉瘤控制动脉血流，可选用方法：①直接压迫颈内动脉；②临时阻断载瘤动脉；③血管内置放球囊。

尽量缩短临时阻断供血动脉时间，通常放在分离动脉瘤后，避免长时间夹闭损伤动脉内膜和脑缺血。临时夹闭前，应该估计好需要阻断的时间。麻醉状态下，阻断颅内主要动脉15分钟比较安全，但是在基底动脉近端，阻断时间应尽量缩短。需要延长阻断重要动脉时间，应适当降低或维持正常血压，同时采取脑保护措施。

目前开展复合手术（杂交手术，hybridize operation），为复杂动脉瘤夹闭术提供了临时阻断供血动脉的有利条件。颈内动脉床突旁动脉瘤，如眼动脉、动脉海绵窦段动脉瘤，或基底动脉顶端动脉瘤，开颅前动脉插管放置在颈内动脉或基底动脉备用，在准备夹闭动脉瘤前或一旦动脉瘤破裂，置入球囊充起，阻断动脉瘤血流，动脉瘤萎缩，出血减少，便于动脉瘤夹闭。动脉瘤夹闭成功后撤出球囊，然后血管造影，了解动脉瘤夹闭情况。

开颅前需要在颈部暴露颈内动脉，手术中一旦动脉瘤破裂可以控制颈内动脉。

（六）夹闭动脉瘤颈

夹闭动脉瘤颈是动脉瘤手术的关键环节，各种手术后并发症与动脉瘤夹放置的位置相关，如动脉瘤夹刺破动脉瘤、误夹重要动脉以及动脉瘤夹闭不全等。

夹闭动脉瘤前，需要根据每例病人血管造影动脉瘤的形状、部位和尺寸特点，选择不同长度、角度或环状（ring）跨血管动脉瘤夹，考虑是否需要多枚动脉瘤夹。选择好动脉瘤夹和临时阻断夹备用，并与器械护士交代。

放置动脉瘤夹时，保证动脉瘤夹两个叶片都在视野内，确认动脉瘤夹没有扭曲或阻塞主要血管，没有误夹穿通血管。在夹闭基底动脉瘤时尤其需要注意，穿通血管负责脑干供血，误伤细小的穿通血管，手术后也会造成严重神经功能障碍。

手术中荧光造影可以检查载瘤动脉穿通血管是否通畅和动脉瘤是否被完全夹闭。

动脉瘤夹闭后，检验动脉瘤是否完全闭塞，可用23-27号针穿刺动脉瘤内积血，如动脉瘤萎缩塌陷，证实动脉瘤夹闭成功。

如果发现动脉瘤夹置放的位置不当，需要调整动脉瘤夹时，可在第一枚动脉瘤夹远端置放第二枚动脉瘤夹，可以避免调整第一枚动脉瘤夹时动脉瘤充盈。

未完全夹闭残存动脉瘤会继续生长增大。

体积大的动脉瘤，要用夹闭压力大的动脉瘤夹，或选用多枚动脉瘤夹重建载瘤动脉。切除多余的动脉瘤体，解除对周围脑神经的压迫。

动脉瘤无法直接夹闭时，可考虑采取其他方案，如包裹、孤立动脉瘤。

（七）解除血管痉挛

手术操作可加重脑血管痉挛。动脉瘤夹闭后，局部应用罂粟碱（papaverine）或尼莫通溶液冲洗手术野，可解除痉挛的脑血管。但手术野用罂粟碱冲洗，手术后可能引起病人暂时瞳孔散大。

显微外科手术夹闭动脉瘤技术已经很成熟并形成了操作常规。神经外科医师掌握动脉瘤外科技巧需要经过三个阶段：练就扎实的显微神经外科基本技术和掌握脑血管显微解剖基本知识；不断积累个人的颅脑手术经验；循序渐进，从简到繁，逐步驾驭夹闭动脉瘤的技术能力。

（赵继宗）

第二节 手术中动脉瘤出血及其处理

动脉瘤手术中破裂率为20%左右。1999年Houkin报道手术中动脉瘤破裂率仅6%。

动脉瘤手术成功的关键是估计到手术中会发生意外，动脉瘤手术中最严重的意外莫过于动脉瘤破裂，手术医师需要紧急判断破裂的原因并果断处理。

一、手术中动脉瘤破裂

手术中动脉瘤破裂可发生在开颅和动脉瘤暴露、分离动脉瘤、夹闭动脉瘤三个阶段，其中以在开颅和动脉瘤暴露阶段动脉瘤破裂最危险，由于这个阶段尚未完全暴露动脉瘤，出血的部位不清，无法迅速控制载瘤动脉。1986年Batjiar和Samson报道，约7%的动脉瘤在分离动脉瘤前破裂，48%的动脉瘤分离动脉瘤时破裂，45%的动脉瘤夹闭动脉瘤时破裂。

文献报道，前交通动脉动脉瘤和基底动脉动脉瘤破裂发生率高。

（一）开颅和动脉瘤暴露阶段

动脉瘤手术麻醉插管时，由于病人血压高、钻孔时高速颅钻转动的震动，可能诱发动脉瘤破裂。近年来，随着麻醉技术的进步，开颅前动脉瘤破裂的事件已经很少发生。

（二）分离暴露动脉瘤阶段

开颅剪开硬脑膜后，暴露动脉瘤时出现破裂，原因主要是因颅内压高，强行牵拉脑组织造成的。尤其在动脉瘤出血的急性期手术，此时动脉瘤破口与周围脑组织形成粘连，过度牵拉脑组织会造成已经封闭的动脉瘤破口重新破裂出血。

动脉瘤小破口导致出血，可以用小棉片压在破口处，同时降低动脉压，然后用临时阻断夹控制动脉瘤近端和远端血流，控制出血后再进一步处理。

（三）夹闭动脉瘤阶段

分离暴露动脉瘤不充分的情况下，置动脉瘤夹，可能造成动脉瘤夹穿破动脉瘤出血，常见于比较大的颈内动脉动脉瘤。原因有：①动脉瘤颈未完全暴露；②动脉瘤夹撕裂动脉瘤颈；③动脉瘤原破裂处再破裂；④动脉瘤顶部与硬脑膜粘连处松解。

夹闭动脉瘤时经常忽略动脉瘤夹放置的位置，动脉瘤夹的尾端朝向何方，周围组织是否有支撑，动脉瘤夹尾端的重量是否会导致夹身倾倒、产生牵拉或扭转撕脱动脉瘤颈。手术结束后脑组织复位可能推挤动脉瘤夹移位，造成撕脱动脉瘤瘤颈。

暴露动脉瘤时遇见大血凝块，提示已经接近动脉瘤破裂处，建议暂时阻断载瘤动脉近端，清除一部分血块获得空间再继续操作。

夹闭瘤颈前没有充分分离动脉瘤顶，周围的组织粘连，牵拉动脉瘤周围组织时可以使动脉瘤顶端破裂。

注意经常用生理盐水冲洗手术野，保持动脉瘤湿润，避免分离动脉瘤时，器械粘连干燥动脉瘤造成动脉瘤破裂。

为提防动脉瘤术中破裂，要备好临时阻断夹，以便不时之需。应使用专用临时阻断夹，普通动脉瘤夹会造成动脉内膜损坏，导致血栓形成，不能用于临时阻断载瘤动脉。临时阻断夹放置点要适当，尽可能靠近动脉瘤，同时注意避免影响分离暴露动脉瘤、放置动脉瘤夹。

二、动脉瘤破裂预防

手术前充分准备、手术方案合适，术中动脉瘤破裂是可以控制的。

（一）开颅阶段

麻醉过程保持血压平稳。麻醉插管时，如果病人收缩压升高明显，需加深麻醉。

安装头架时牢固固定病人头部。头钉固定点头皮给予局部麻醉，防止疼痛刺激。开颅时尽量减轻高速颅钻产生震动。

采用翼点入路，应尽量磨除蝶骨嵴中部，术野更接近颅底，这样不仅适宜夹闭前循环动脉瘤，也可以夹闭位置很低的基底动脉顶端动脉瘤。在基底动脉和斜坡之间放置小棉片，衬在动脉后面，可以使基底动脉顶端动脉瘤更易被发现。显露基底动脉中段动脉瘤时，需将后床突磨掉，以获得更充分视野。

颞下入路处理动眼神经，锐性切开动眼神经至脑干的蛛网膜，将神经和颞叶一起牵起，可避免暴露基底动脉上端时过度牵拉动眼神经。

（二）分离动脉瘤

分离动脉瘤壁上小血管时，用小棉片将血管推下。在吸引器头贴附小棉片不会降低吸引器的作用。

利用双极镊平行动脉瘤壁，分离动脉瘤和周围组织，镊子不要垂直于动脉瘤壁操作。

使用神经钩分离组织时应注意，不要将尖端锐利的神经钩插入盲区，以免穿破动脉瘤。球形神经钩插入盲区分离时，禁止转动顶端，以免组织包绕神经钩颈部，导致动脉瘤破裂。

分离危险区域时，采用临时阻断载瘤动脉近端血流，降低动脉瘤内部压力，使动脉瘤变软。

（三）置放动脉瘤夹

动脉瘤颈暴露不完全，或动脉瘤体被遮挡时，置放动脉瘤夹可能刺入动脉瘤体出血（图10-2）。在夹闭后交通动脉瘤时需要注意，有些后交通动脉瘤的瘤体在颈内动脉后方，被颈内动脉或小脑幕遮挡，如果采用直动脉瘤夹垂直夹闭动脉瘤颈，会刺破动脉瘤，造成出血。可以选择弯状动脉瘤夹，将动脉瘤弯钩向上，自颈内动脉下方，沿着动脉瘤颈向前越过颈内动脉直抵其内缘，可以减少动脉瘤夹刺破动脉瘤的机会。这种方法唯一的危险是，当大脑后动脉发自颈内动脉时，会将其夹闭。但是此种变异少见，手术前仔细观察血管造影可以确定。

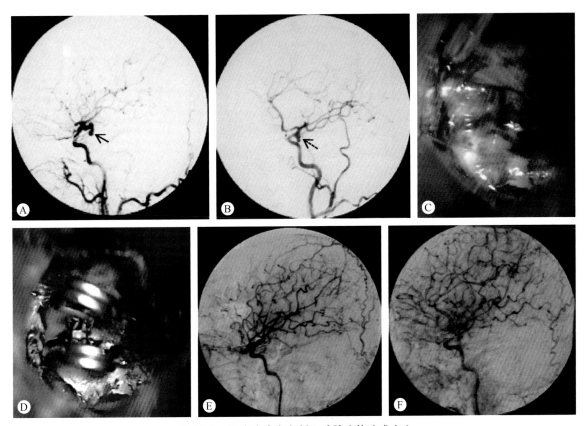

图10-2 置放动脉瘤夹刺入动脉瘤体造成出血

（四）动脉瘤瘤颈撕裂的处理

动脉瘤的瘤颈断裂出血，处理十分棘手。可以试用窗式（跨血管）动脉瘤夹夹闭；或在动脉破口处放置肌肉片，再使用窗式（跨血管）的动脉瘤夹连同肌肉封闭动脉瘤颈破口（图10-3）。

如果手术前病人已经发生脑疝，可以行去骨瓣减压术。

动脉瘤夹闭处内有动脉粥样硬化斑块时要注意以下几点：

明确动脉硬化斑块形状和软硬度。软的斑块可以被夹子夹闭。如果斑块呈半圆形，应采用环形直角动脉瘤夹与载瘤动脉平行放置动脉瘤夹，不要垂直夹闭动脉瘤颈使斑块聚在一起，造成动脉管径狭窄。

在坚硬斑块远端放置动脉瘤夹，斑块边缘与瘤颈连接部位瘤壁可能被撕裂。遇此情况，应尽量远离斑块放置动脉瘤夹，防止瘤壁锐性撕裂。

动脉瘤夹闭成功后，可以使用双极电凝器电灼动脉瘤体，解除动脉瘤对周围神经的压迫。使用双极电凝缩小动脉瘤颈及基底时，电流应低，间断烧灼。

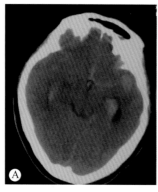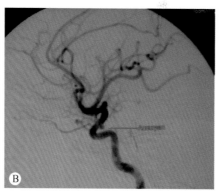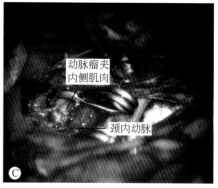

图10-3　41岁女性，左后交通动脉瘤，2次SAH，Hunt&Hess Ⅱ级（**A**）。动脉瘤位于颈内–后交通动脉，向后外侧生长，动脉瘤直径约8mm，瘤体不规则，瘤蒂直径6mm（**B**）。手术中见颈内动脉硬化严重。分离动脉瘤两侧间隙时动脉瘤蒂部破裂，用2枚跨血管动脉瘤夹夹闭瘤蒂，动脉瘤夹内侧放肌肉，封闭动脉瘤颈破口（**C**），荧光造影载瘤动脉动脉畅通，动脉瘤消失

（图中标注：动脉瘤夹内侧肌肉；颈内动脉）

三、手术中动脉瘤破裂紧急处置

任何医师做动脉瘤手术，都不可能避免遇到动脉瘤破裂的意外。应该记住一条原则：动脉瘤破裂的危险不是失血性休克而是出血后的慌乱，造成脑膨出，失去继续手术处理出血的机会。因此，动脉瘤破裂或撕脱时，手术医师首先要保持镇静，有医师总结为："放松、垂肩和微笑"三个动作，不无道理。遇到手术中动脉瘤破裂，医师要有信心，然后做到：①迅速清除积血；②找到出血点；③阻断载瘤动脉。

切记不要用棉条压迫，不要取出颅内压板，不要用动脉瘤夹盲目乱夹。

动脉瘤出血后，应使用标准双极镊夹夹闭动脉或动脉瘤临时止血，不要使用带锐齿显微镊。

如果动脉瘤早期破裂，或临时阻断载瘤动脉时间长，要考虑应用依托咪酯（Amidate）脑保护剂。

（赵继宗）

第三节　颅内动脉瘤夹闭手术后并发症

动脉瘤夹闭手术目的是将病变夹闭并保证载瘤动脉及其分支的正常血流。动脉瘤手术后并发症与一般开颅手术后并发症不同，包括动脉瘤夹滑脱、动脉瘤颈夹闭不全、夹闭穿通血管和载瘤动脉狭窄造成脑梗死等。

术后脑血管造影证实动脉瘤残留达3.5%～

8%，载瘤动脉或分支动脉闭塞发生率达4%～12%，其中88.9%发生严重的脑梗死或死亡。

开颅夹闭动脉瘤手术后需要行脑血管造影（DSA）证实手术效果，尤其是复杂性动脉瘤（巨大、梭形和椎-基底动脉瘤）。但是，即便手术后血管造影发现问题再纠正已经为时已晚，造成不可逆的损伤。

术中血管造影（DSA）发现需调整动脉瘤夹位置不佳者占7%～34%，可以在手术中及时弥补，保障了动脉瘤夹闭术的效果。然而，此项技术价格较贵，需要专业技术人员支持，即使是有经验的团队至少需要20分钟完成，因此常规运用此项技术比较困难。

手术中吲哚青绿造影（indocyanine green angiography，ICGA）是术中检测血流的一种新方法，提供了观察穿通血管和直径<1mm皮质血管的方法（图10-4）。

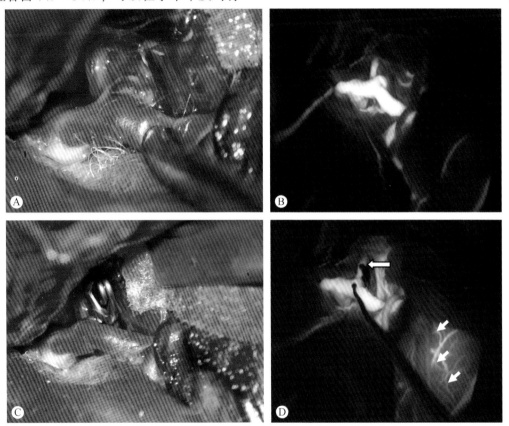

图10-4　手术中荧光造影可以显示细小动脉和毛细血管的通畅性。**A**，显露中动脉M1段动脉瘤和主要细小动脉。**B**，动脉瘤夹闭前荧光造影。**C**，动脉瘤夹闭后。**D**，动脉瘤夹闭后荧光造影显示主要细小动脉（长箭头）和毛细血管（短箭头）

吲哚青绿血管造影缺点：ICGA提供的影像仅局限于手术视野范围内，受手术野的积血、瘤夹覆盖、动脉粥样硬化或动脉瘤部分栓塞的钙化和厚壁或脑组织覆盖的血管都无法观察。

一、载瘤动脉闭塞

（一）原因

动脉瘤夹闭术中，由于动脉瘤夹的部位不当（图10-5），临时阻断动脉瘤载瘤动脉时间过长，造成载瘤动脉狭窄或痉挛，可引起不同部位和不同程度的脑梗死。

伴有高血压的病人，手术中麻醉过程血压波动；或者手术中动脉瘤破裂失血过多，均可能造成手术后病人脑梗死。手术后病人出现偏瘫、失语和精神症状。

手术中造影能及时发现动脉瘤夹位置不当，可以调整动脉瘤夹（图10-5）。

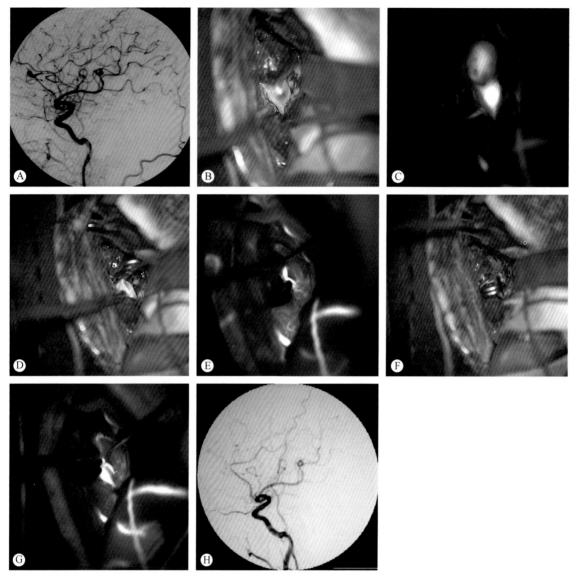

图 10-5　右侧前动脉 A2 段动脉瘤手术中荧光造影。**A**，手术前 DSA 显示前动脉远端动脉瘤。**B**，手术中显露动脉瘤。**C**，夹闭前荧光造影。**D**，动脉瘤夹闭后。**E**，动脉瘤夹闭后荧光造影，提示载瘤动脉远端未显影。**F**，调整动脉瘤夹位置后。**G**，调整动脉瘤夹位置后再次荧光造影，载瘤动脉远端显影。**H**，手术后 DSA 显示载瘤动脉畅通，动脉瘤消失

手术过程中保持病人血压平稳，夹闭动脉瘤时不要过度降低血压，避免手术后脑梗死发生。

2014 年开始，作者采用杂交手术夹闭复杂性动脉瘤，手术夹闭动脉瘤后行脑血管造影（DSA），可以及时发现动脉瘤颈夹闭状态，如果发现载瘤动脉狭窄或被夹闭，可以及时调整动脉瘤夹位置（图 10-6）。

二、动脉瘤夹闭不全

动脉瘤夹闭不全、有残颈、动脉瘤结构复杂无法手术夹闭行包裹手术，是造成术后动脉瘤再出血的主要原因。

手术中荧光造影可以发现动脉瘤夹闭不全，及时补救可以避免此种情况发生（图 10-7）。

脉瘤内弹簧圈。弹簧圈很柔软，将其提起后，轻轻用力即可拉直抽出。如果动脉瘤瘤颈完好，直接夹闭动脉瘤，大型动脉瘤可以切除，解除其占位效应（图 10-9）。

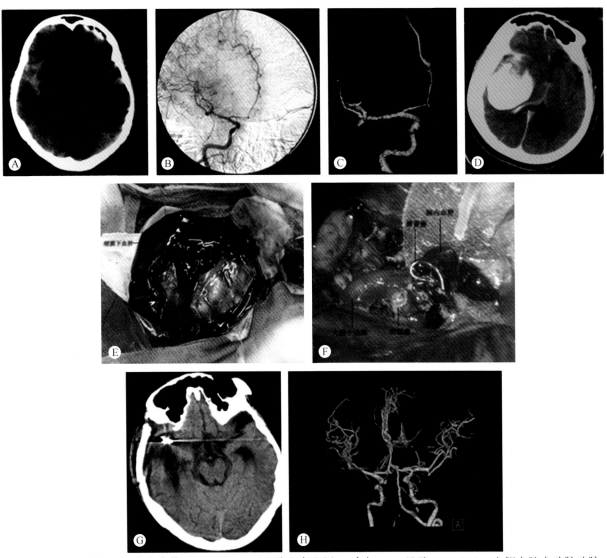

图 10-8　68 岁女性，突发头痛伴恶心、呕吐 6 天入院，高血压 10 余年。CT 显示 SAH（**A**），右侧大脑中动脉动脉瘤（**B**、**C**），Hunt&Hass 2 级。血管内栓塞时动脉瘤破裂出血，左额颞顶硬脑膜下血肿、左额颞脑内血肿（**D**），中度昏迷。急诊手术右额颞开颅，硬脑膜下血肿和脑内血肿清除，栓塞弹簧圈取出，动脉瘤夹闭（**E**、**F**）。术后 3 天清醒，复查 CT（**G**）血肿清除和 CTA 显示动脉瘤夹闭（**H**）

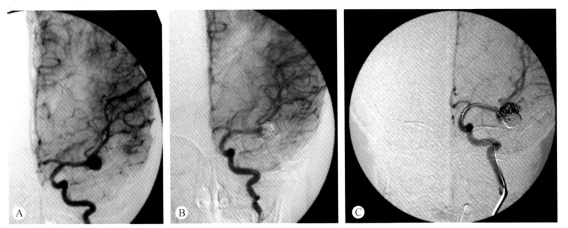

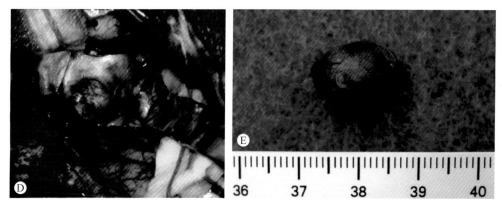

图10-9 大脑中动脉分叉动脉瘤栓塞术后11个月复查颈内动脉造影示动脉瘤增大。大脑中动脉分叉动脉瘤，颈内动脉造影前后位（**A**）；行动脉瘤栓塞术，颈内动脉造影前后位显示动脉瘤部分闭塞（**B**）；动脉瘤栓塞术后11个月，颈内动脉造影前后位动脉瘤可见复发增大（**C**）；手术中分离侧裂显示动脉瘤（**D**）；夹闭动脉瘤后取下动脉瘤标本（**E**）

　　如果动脉瘤瘤颈破损，采用上述动脉瘤瘤颈撕裂的治疗方法夹闭动脉瘤。

　　手术夹闭栓塞后动脉瘤应注意以下几点：

　　1. 手术暴露载瘤动脉的近端和远端，取出动脉瘤内弹簧圈前，临时阻断载瘤动脉的近端和远端。

　　2. 夹闭动脉瘤颈前，需要抽出动脉瘤内的弹簧圈，解除其占位效应，便于夹闭动脉瘤颈。

　　3. 抽出动脉瘤内的弹簧圈时，注意尽量不要损伤动脉瘤颈，以免造成无法夹闭动脉瘤颈的困难。

（赵继宗　王　硕　刘　冷）

参考文献

1. 赵继宗. 血管神经外科学. 北京：人民卫生出版社，2013，584-596.

2. 赵继宗主译. 神经外科手册. 7 版. 南京：江苏科学技术出版社，2013，1395.

3. 赵继宗，王硕，袁葛. 手术中脑血管造影在治疗脑血管疾病中的应用. 中华医学杂志，2006，86（15）：1044.

4. 王硕，刘冷，赵元立. 动脉瘤夹闭手术中近红外光吲哚菁造影的评价. 中华医学杂志，2009，89（3）：146-150.

5. 曾春，赵继宗. 颅内动脉瘤夹闭术后死亡19例分析. 北京医学，2011，33（1）：21-23.

6. 李姝，王硕，赵元立，张东，赵继宗. 颅内动脉瘤3322例的临床特征和手术结果分析. 中华医学杂志，2011，91（47）：3346-3349.

7. 王硕，齐巍，赵继宗. 手术治疗栓塞失败的颅内动脉瘤. 中华神经外科疾病研究杂志，2004，3（3）：206-209.

8. Batjier HH, Samson D. Intraoperative aneurysmal rupture：Incidence, outcome, and suggestions for surgical management. Neurosurgery, 1986, 18：701-707.

9. Houkin K, Kuroda S. Takahashi A, et al. Intraoperative premature rupture of the cerebral aneurysms：Analysis of the causes and management. Acta Neurochir（Wien），1999, 141：1255-1263.

10. Kalmon D. Post, Emilly Friedman, Paul McCormick. Postoperative Complications in Intracranial Neurosurger. Thime, 1993, 208-222.

11. Peter G. Le Roux, H. RichardWinn, David W. Newell, Management of Cerebral Aneurysms. Saunders, 2004, 867-868.

12. Martin NA, Bentson J, Vixuela F, et al. Intraoperative digital subtraction angiography and the surgical treatment of intracranial aneurysms and vascular malformations. J Neurosurg, 1990, 73：526-533.

13. Kassell NF. Angiography after aneurysm surgery. J Neurosurg, 1994, 80：953-954.

14. Sindou M, Acevedo JC, Tudjman F. Aneurysmal remnants after microsurgical clipping：classification and results from a prospective angiographic study（in a consecutive series of 305 operated intracranial aneurysms）. Acta Neurochir（Wien），1998, 140：1153-1159.

15. Alexander TD, Macdonald RL, Weir B, et al. Intraoperative angiography in cerebral aneurysm surgery：A prospective study of 100 craniotomies. Neurosurgery,

1996,39:10-17.

16. Batjer HH, Frankfurt AI, Purdy PD, et al. Use of etomidate, temporary arterial occlusion, and intraoperative angiography in surgical treatment of large and giant cerebral aneurysms. J Neurosurg, 1988, 68: 234-240.

17. Bauer BL. Intraoperative angiography in cerebral aneurysm and AV malformation. Neurosurg Rev,1984,7:209-217.

18. Chiang VL, Gailloud P, Murphy KJ, et al. Routine intraoperative angiography during aneurysm surgery. J Neurosurg,2002,96:988-992.

19. Derdeyn CP, Moran CJ, Cross DT, et al. Intraoperative digital subtraction angiography: A review of 112 consecutive examinations. AJNR Am J Neuroradiol, 1995,16:307-318.

20. Origitano TC, Schwartz K, Anderson D, et al. Optimal clip application and intraoperative angiography for intracranial aneurysms. Surg Neurol,1999,51:117-124.

21. Popadic A, Witzmann A, Amann T, et al. The value of intraoperative angiography in surgery of intracranial aneurysms: A prospective study in 126 patients. Neuroradiology,2001,43:466-471.

22. Tang G, Cawley CM, Dion JE, et al. Intraoperative angiography during aneurysm surgery: A prospective evaluation of efficacy. J Neurosurg,2002,96:993-999.

23. Vitaz TW, Gaskill-Shipley M, Tomsick T, et al. Utility, safety, and accuracy of intraoperative angiography in the surgical treatment of aneurysms and arteriovenous malformations. AJNR Am J Neuroradiol,1999,20:1457-1461.

24. Barrow DL, Boyer KL, Joseph GJ. Intraoperative angiography in the management of neurovascular disorders. Neurosurgery,1992,30:153-159.

25. Cochran ST, Bomyea K, Sayre JW. Trends in adverse events after IV administration of contrast media. AJR Am J Roentgenol,2001,176:1385-1388.

26. Hope-Ross M, Yannuzzi LA, Gragoudas ES, et al. Adverse reactions due to indocyanine green. Ophthalmology,1994, 101:529-533.

27. Raabe A, Beck J, Gerlach R, et al. Near-infrared indocyanine green video angiography: a new method for intraoperative assessment of vascular flow. Neurosurgery, 2003,52:132-139.

28. Raabe A, Nakaji P, Beck J, et al. Prospective evaluation of surgical microscope-integrated intraoperative near-infrared indocyanine green videoangiography during aneurysm surgery. J Neurosurg,2005,103:982-989.

29. MacDonald RL, Wallace MC, Kestle JRW. Role of angiography following aneurysm surgery. J Neurosurg, 1993,79:826-832.

30. International Subarachnoid Aneurysm Trial (ISAT) Collaborative Group: International Subarachnoid Aneurysm Trial of neurosurgical clipping versus endovascular coiling in 2143 patients with ruptured intracranial aneurysms: A randomized trial. Lancet,2002,360:1267-1274.

31. Mpairamidis E. Combined treatment of intracranial aneurysms: surgical clipping after endovascular bypass by the use of a new free flow balloon- a new method. Neurosurgery,2010,67(2):E521.

32. Mirzadeh Z, Sanai N, Caldwell N, et al. Advanced technical skills are required for microsurgical clipping of posterior communicating artery aneurysms in the endovascular era. Neurosurgery,2012,71(2):285.

33. Kato Y, Kumar A, Chen S. Surgical nuances of clipping after coiling: Looking beyond the international subarachnoid aneurysm trial. J Clin Neurosci,2012,19(5):638-642.

34. Dorfer C, Gruber A, Standhardt H, et al. Management of residual and recurrent aneurysms after initial endovascular treatment. Neurosurgery, 2012, 70(3):537-53; discussion 553-554.

35. König RW, Kretschmer T, Antoniadis G, et al. Neurosurgical management of previously coiled recurrent intracranial aneurysms. Zentralbl Neurochir,2007,68(1): 8-13.

36. Waldron JS, Halbach VV, Lawton MT. Microsurgical management of incompletely coiled and recurrent aneurysms: trends, techniques, and observations on coil extrusion. Neurosurgery,2009,64(5Suppl 2):301-15; discussion 315-317.

37. Veznedaroglu E, Benitez RP, Rosenwasser RH. Surgically treated aneurysms previously coiled: lessons learned. Neurosurgery,2004,54(2):300-303.

38. Lejeune JP, Thines L, Taschner C, et al. Neurosurgical treatment for aneurysm remnants or recurrences after coil occlusion. Neurosurgery,2008,63(4):684-691.

39. Drake CG, Allcock JM. Postoperative angiography and the slipped clip. J Neurosurgery,1973,39:683-689.

40. Gallas S, Pasco A, Cottier JP, et al. A multicenter study of 705 ruptured intracranial aneurysms treated with Guglielmi detachable coils. AJNR Am J Neuroradiol, 2005,26:1723-1731.

41. Soeda A,Sakai N,Sakai H,et al Thromboembolic events associated with Guglielmi detachable coil embolization of asymptomatic cerebral aneurysms evaluation of 66 consecutive cases with use of diffusion weighted MR imaging. AJNR Am J Neuroradiol,2003,24:127-132.

42. Johansson M,Norback O,Gal G,et al Clinical outcome after endovascular coil embolization in elderly patients with subarachnoid hemorrhage. Neuro radiology,2004,46:385-391.

43. Thomton J,Debrun G M,Aletich V A,et al. Follow- up angiography of intracranial aneurysms treated with endovascular placement of Guglielmi detachable coils. Neurosurgery,2002,50(2):239-249.

第十一章　颅内动静脉畸形手术精要

颅内血管畸形是一组先天性脑血管性疾病，目前临床上最常采用的分类是 1966 年 McCormick 等根据大宗尸检结果制定的分类方法，主要分为四种类型：① 动静脉畸形（arteriovenous malformation，AVM）；② 海绵状血管畸形（cavernous malformation，CM），也称海绵状血管瘤（cavernous angioma）；③ 静脉畸形（venous malformation，VM）；④ 毛细血管异常扩张症（telangiectasis）。其中颅内动静脉畸形是临床上比较常见的一种严重威胁青中年病人的脑血管性疾病。

第一节　概　　述

脑动静脉畸形（AVM）是一种先天性中枢神经系统血管发育异常，主要的病理特征是在病变部位动脉与静脉之间缺乏毛细血管或小静脉网存在，致使动脉与静脉直接相通，形成动静脉之间的短路，从而导致一系列血流动力学上的变化。2001 年，美国神经外科医师学会（AANS）、美国神经外科医师协会（CNS）及美国神经病学学会（AAN）将脑 AVM 定义为有别于其他先天性血管病变（如 Ganlen 静脉畸形和硬脑膜动静脉畸形）的动静脉之间异常的直接相通。

大宗病例研究分析认为脑动静脉畸形的人群年发病率为（1.12～1.42）/100 000，新发现者中 38%～68% 就诊时曾有出血史。致病率约为 18/100 000，其中未经治疗的 AVM 年出血率为 2%～4%，未破裂 AVM 的年出血率为 1%～3%。脑动静脉畸形病例伴出血的总体发生率为 50%，而病死率为 10%～15%。本病男性稍多于女性，64% 在 40 岁以前发病。

动静脉畸形是由一团畸形血管称为血管巢（nidus）所组成，内含有动脉与静脉，中间有多处动静脉直接相连，中间没有毛细血管的过渡。血管巢的大小不等，可自肉眼勉强可见至整个大脑半球均被涉及。脑的各部位均可发生，但最多见于皮质与白质交界处，呈锥状，其广阔的基部面向脑皮质，尖端指向白质深部，或直达侧脑室壁。有一支至多支增粗的供血动脉供血。引流静脉多呈现扩张、扭曲，内含有鲜红的动脉血。在畸形血管之间杂有变性的脑组织，伴有神经元的缺失以及胶质纤维的增生。常有出血的痕迹。上述表现是动静脉畸形的病理特征之一，是区别于血管性新生物的重要标志。90% 以上的动静脉畸形位于幕上，位于幕下者不到 10%。幕上的动静脉畸形大多数涉及大脑皮质，深部结构受累者（脑室及基底核）占 10%～15%。胼胝体及其他中线结构受累者占 4%～5%。病变多局限于一侧，左、右侧发病基本相等。大脑皮质上的分布以顶叶最多，约占 30%，其次是颞叶 22%，额叶 21%，枕叶 10%。

近几十年来，神经影像学和显微外科技术的发展，特别进入微创神经外科时代，使颅内动静脉畸形的手术治疗效果有了明显的提高。然而，手术切除巨大或重要部位 AVM 的难度对神经外科医师仍然具有挑战性。

第二节　临床表现

颅内 AVM 的主要临床表现为反复的颅内出血、癫痫发作、头痛及进行性神经功能障碍等。

一、颅内出血

AVM 常见的临床表现，多表现为脑内出血，也可为蛛网膜下腔出血或硬脑膜下出血。发病较突然，往往在病人作体力活动或有情绪波动时发病。出现剧烈头痛、呕吐，有时甚至意识丧失。AVM 每年出血率为 2% ~ 4%，再出血率和出血后死亡率都低于颅内动脉瘤，这是由于出血源多为病理循环的静脉，压力低于脑动脉压。另外，出血较少发生在基底池，脑血管痉挛少见。

影响 AVM 出血的因素尚不十分明确。AVM 出血相关的危险因素可能包括出血病史，年龄，供血动脉的类型、大小、部位，引流静脉的类型和是否合并动脉瘤。文献分析认为位置深在，体积小，深穿支供血，引流静脉狭窄，单支静脉引流，深部引流，合并供血动脉端动脉瘤，以及颅后窝 AVM 等易出血，而也有研究认为引流静脉的数量与脑 AVM 发生出血无相关性。多因素分析显示：AVM 大小不是出血的独立危险因素。但是 AVM 出血的独立危险因素尚有待于进一步研究。

二、癫痫发作

40% ~ 50% 的颅内 AVM 病例有癫痫发作，其中约半数为首发症状，多见于额、颞部 AVM。体积大的脑皮质 AVM 比小而深在的 AVM 容易引起癫痫发作。最新研究发现，出血、男性、额颞部的 AVM 易于发生癫痫，而也有的研究认为：未破裂、位于皮质、体积较大是癫痫发作的独立危险因素，枕叶 AVM 癫痫发生率最低，而额、颞、顶叶 AVM 癫痫发生率相似。癫痫发作与脑缺血、病变周围胶质增生，以及出血后的含铁血黄素刺激大脑皮质有关。癫痫发作并不意味着出血的危险性增加。早期癫痫可服药控制发作，但最终药物治疗无效。由于长期癫痫发作，脑组织

缺氧不断加重，致使病人智力减退。

三、头痛

60% 以上的病人有长期头痛史，常局限于一侧，类似偏头痛。头痛的部位与病变的位置无明显关系。头痛可能与供血动脉、引流静脉以及窦的扩张有关，或因 AVM 小量出血、脑积水和颅内压增高引起。

四、进行性神经功能障碍

主要表现为运动、感觉、视野以及语言功能障碍，约见于 40% 的病例，其中有 10% 左右为 AVM 的首发症状。引起神经功能障碍多因 AVM 盗血作用或合并脑积水。由于脑出血所引起脑损害或压迫，可致急性偏瘫、失语。

五、智力减退

见于巨大型 AVM 中，由于"脑盗血"的程度严重，导致脑的弥漫性缺血及脑发育障碍。有时因癫痫的频繁发作，病人受到癫痫放电及抗药物的双重抑制的影响，亦可使智力衰退。轻度的智力衰退在 AVM 切除后常可逆转，但较重的智力衰退则不能逆转。少数病例以痴呆为首发症状就诊。

六、颅内杂音

病人自己感觉到颅内及头皮上有颤动及杂音，但旁人多不易听到，只有当 AVM 较大且部位浅表时才能听到杂音，AVM 涉及颅外软组织或硬脑膜时，则杂音较明显，压迫颈总动脉可使杂音消失。

七、眼球突出

为较少见的 AVM 症状，一般见于病侧，特别是颞叶前端的 AVM，有较大引流静脉导入海

绵窦时，引起该窦内静脉压增高，影响眼静脉的血液回流障碍所致。

儿童大脑大静脉动脉瘤（aneurysm of vein of Galen）可以导致心力衰竭和脑积水。

第三节 辅助检查

一、头部 CT 扫描

AVM 在平扫 CT 表现为局部等密度或稍高密度区，加强 CT 扫描 AVM 可以明显强化，表现为不规则的混杂高密度区，大脑半球中线结构无移位，无明显的占位效应。在 AVM 出血急性期，CT 可以确定出血部位及程度。

计算机断层扫描血管造影（CT angiography，CTA）因操作简便、快速和创伤性小，而在颅内 AVM 的诊断方面，特别是在急性颅内出血中有一定的应用价值（图 11-1）。

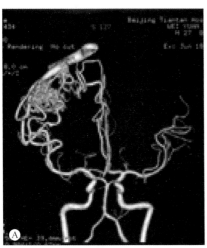

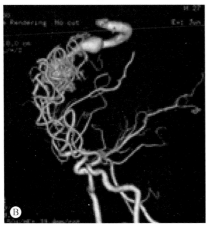

图 11-1 脑 CTA 显示右侧动静脉畸形
（A，正位；B，侧位）

二、头部 MRI 扫描

AVM 病变内高速血流在 MRI 的 T1W1 和 T2W1 上呈流空现象。梯度回声序列显示周围的含铁血黄素，提示既往出血。另外，MRI 能显示 AVM 的解剖部位，可为切除 AVM 选择手术入路提供依据（图 11-2）。

除了常规磁共振检查外，对于累及或者临近功能区的 AVM 病人还可以行功能磁共振（functional MRI，fMRI）和磁共振弥散张量成像（diffusion tensor image，DTI），这是目前在术前了解病人皮质功能区和深部传导束的最佳影像学方法。其中 fMRI 是基于任务和控制状态下脑皮质血氧代谢差异成像相应的皮质功能区，目前临床上常用的任务包括语言、运动和视觉任务，在病人的正确配合下对于这些区域的分布和变异能够进行较为准确的判断。除了明确皮质功能区的分布与 AVM 之间的关系外，对于位于深部或者累及深部脑组织的 AVM 还需要判断畸形血管团与深部传导束之间的关系。DTI 检查及感兴趣区分析可以对运动感觉、视觉和语言相关的传导通路进行分析。术前的 fMRI 结合 DTI 检查能对功能区及传导通路进行较可靠的分析，对于客观评价治疗风险具有积极的帮助（图 11-3）。

三、数字减影脑血管造影

数字减影脑血管造影（DSA）是脑 AVM 诊断的"金标准"。对脑 AVM 病人应进行全脑血管造影，甚至包括颈外动脉造影。因脑膜脑 AVM 和动静脉瘘的供血动脉可以来自颈外动脉系统。脑血管造影可以确定畸形血管团大小、范围、供血动脉、引流静脉以及血流速度，还可以发现病灶内或其他部位是否合并动脉瘤。

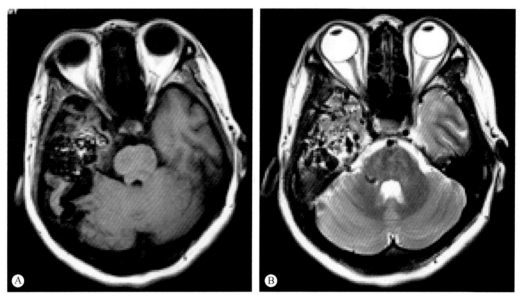

图 11-2 头部 MRI 示右侧颞叶动静脉畸形
（**A**，轴位 T1 像；**B**，轴位 T2 像）

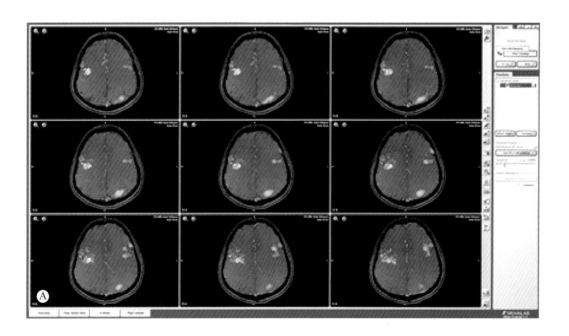

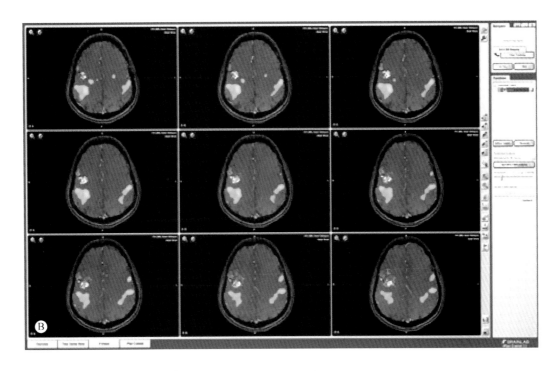

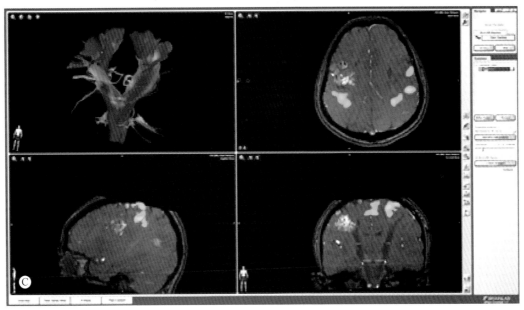

图 11-3　头部功能磁共振（fMRI，轴位）运动功能区和 AVM 病灶的关系，绿色区域为运动激活区（**A**），紫色区域为语言激活区（**B**），运动 、语言功能区及纤维束同病灶的关系（**C**）

四、脑电图

对于有癫痫发作的病人，在手术前应进行脑

电图检查，病变区及其周围有可能出现慢波或棘波。此外在手术中对有癫痫症状的病人术中进行脑电图监测，可以在 AVM 切除后进一步处理癫痫病灶，减少术后抽搐发作。

第四节 手术精要

脑 AVM 的治疗目的是预防出血、消除盗血、控制癫痫和保留功能。目前治疗的方法主要有手术切除、血管内栓塞治疗、立体定向放射治疗以及综合治疗等几种方式。

从 2011 年 JAMA 的荟萃临床资料分析显示，三种治疗方式中手术组成功闭塞率 96%，立体定向放射外科组成功闭塞率 38%，栓塞组成功闭塞率 13%；总体治疗每年死亡率为 0.68%，手术死亡率为 1.1%，立体定向放射外科术后死亡率为 0.50%，栓塞组术后死亡率为 0.96%；总体治疗每年再出血率为 1.4%，手术组术后再出血率为 0.18%，立体定向放射外科组和栓塞组术后再出血率均为 1.7%。所以脑 AVM 的主要治疗方式仍然是手术切除治疗。立体定向放射治疗主要适用于位于深部或重要功能区的小型 AVM 治疗，血管内栓塞治疗常常被用在显微外科治疗和立体定向放射治疗的前期辅助治疗。

一、手术前评估

目前对脑 AVM 比较常用的分级方法是 1986 年 Spetzler 和 Martin 提出的 Spetzler-Martin 分级：该分级根据 AVM 的大小、位置和引流方式进行分级，① AVM 直径 <3cm 1 分，3～6cm 2 分，>6cm 3 分；②AVM 位于非功能区 0 分，位于功能区 1 分；③AVM 表浅静脉引流 0 分，深部静脉引流 1 分。根据 AVM 大小，是否在功能区，有无深部静脉引流三项得分相加的结果评定数值定级，级别越高手术难度越大，预后越差。完全位于功能区的巨大 AVM 或累及下丘脑和脑干的 AVM 视为 6 级，危险性极大。

2011 年 Spetzler 和 Ponce 对该分级进行了修正，将 1 级和 2 级归为 Spetzler-Ponce A 级，建议手术治疗，将 3 级归为 Spetzler-Ponce B 级，建议综合治疗，将 4 级和 5 级归为 Spetzler-Ponce C 级，建议保守治疗（除外严重出血、顽固性癫痫和合并动脉瘤的病人）。

2010 年，Lawton 等介绍了 AVM 的另一种分类方法，分类方法包含了可能影响手术结果的一些参数如年龄、出血病史、病灶离散程度以及深穿支动脉供血情况等。提出建立完整的多变量模型和补充模型。完整的多变量模型显示出最高的预测准确率。

此外，手术前还应考虑以下因素：①是否合并动脉瘤：②7%～22.7% 的脑 AVM 病人合并有动脉瘤，合并动脉瘤的脑 AVM 病人每年出血概率为 7%。可以分成 AVM 内动脉瘤、供血动脉上动脉瘤和非供血动脉上动脉瘤三类。当治疗这些并存的病变时，要避免遗漏动脉瘤，如果可能，应一次手术同时治疗两种病变；否则，通常先治疗有症状的一个。如果不能明确哪个出血，优先处理的应是动脉瘤；③血流量：高或低；④病人年龄；⑤既往出血的病史；⑥大小和畸形团的界限；⑦病人的全身状况等。

二、手术时机

除非合并巨大颅内血肿的 AVM，需要急诊手术抢救病人生命外，AVM 手术通常为择期手术。而且对于合并巨大颅内血肿的 AVM 病人，手术原则是仅清除血肿，抢救病人的生命，不强调切除畸形血管，待几周后，脑组织水肿已消失、残存的血肿溶解和脑组织自我调节功能恢复后，经行脑血管造影等检查后全面了解脑 AVM，再择期手术。没有准备的急诊手术，切除 AVM 是非常危险的。

三、麻醉

为了提高手术的安全性，病人常规采用气管内插管全身麻醉。由于微创神经外科的发展，神经电生理监测技术在手术中得到应用，使麻醉医生不仅仅要对手术中出现的血压、血流、出血以及凝血异常等进行及时的调整和纠正，保证手术的顺利进行，而且还要注意神经电生理监测中需要的一些麻醉特殊调整和改变，如麻醉中避免应用肌肉松弛药物等，使术中神经电生理监测得到顺利的实施。此外对于既往有癫痫病史、大脑凸面 AVM，特别是合并脑内血肿等病人，建议在围术期应用抗癫痫药物。

四、病人体位

正确的体位和手术入路选择是手术治疗中的关键第一步。头位取决于 AVM 的部位和手术者的入路要求。采用头架固定头位是必要的。如术中需行血管造影，应采用射线可透性头架。头位固定于心脏水平以上以利静脉回流，旋转头部的角度不要太大，以防压迫颈静脉。一般对凸面病变，应尽可能固定头位使相关脑表面水平，这样才能保证垂直达到畸形病变。对一些特殊体位，头位固定应保证以最小的脑牵拉并利用重力来暴露 AVM。

五、头皮切口

设计合适的皮瓣和骨瓣是显微外科切除 AVM 非常重要的一步。一般对于凸面的 AVM 显微外科切除时更倾向于去大骨瓣开颅，骨窗应充分，包括病变和供应动脉，引流静脉，直至正常脑组织。去大骨瓣开颅可以更好地了解和控制周围血管结构。头部 MRI 对确定头皮切口非常重要。无框架立体定向导航系统有利于头皮切口、骨瓣及手术入路的设计。近来又出现融入影像引导的 3D 显示系统，这很大潜力上明显地提高了医生在术前和术中对 AVM 病变周围复杂解剖结构的认识。

六、开颅

AVM 的开颅过程同样至关重要，可能关系到手术的成败。在进行颅骨钻孔和铣刀铣骨瓣前，一定要根据手术前的影像资料，尽可能避开或避免损伤位于硬脑膜上的粗大引流静脉，因 AVM 的引流静脉，特别是粗大的引流静脉有可能附着在硬脑膜上，或在进入硬脑膜窦前已穿入硬脑膜。同样在剪开和翻开硬脑膜时也需仔细处理，以免损伤主要的引流静脉和 AVM 团，造成致命性大出血或急性脑肿胀脑膨出。在硬脑膜切开后，就应用手术显微镜。对有些硬脑膜情况复杂的，应在显微镜下行硬脑膜剪开。

七、动静脉畸形切除

AVM 手术切除的原则是首先阻断主要的供血动脉，然后沿畸形团的周边分离，逐步阻断细小的供血分支，最后阻断主要引流静脉，切除 AVM。在手术中优先阻断主要供血动脉，可以降低畸形血管团内的张力，使沿畸形血管团周边分离更加容易，减少出血的可能。如果在主要供血动脉没有阻断的情况下，阻断或损失主要的引流静脉，造成畸形团内的高压，可能使沿周边分离血管畸形团的工作非常困难。所以手术者在术中准确判断供血动脉和引流静脉至关重要。

对位于皮质表面的 AVM，分辨动脉化的静脉与供血动脉有时十分困难。由于平滑肌和弹力纤维较少，供血动脉动脉壁较薄，也有轻度扩张的。而常常走行于脑组织表面的异常引流静脉由于其内血液的动脉化，使鉴别比较困难。一般与动脉相比，静脉的直径更大、壁更薄。如果有条件，可以行手术中荧光造影，清晰准确地区分皮质表面的供血动脉和引流静脉（图 11-4）。

另外，手术中应用多普勒技术，对显露的血管进行探测，可以根据血管的流速判断血管的性质。而对于皮质下主要供血动脉位置的确定，往往要依靠手术医生在脑动脉解剖基础上对影像资料充分分析，判断供血动脉可能存在的位置，但误差常比较大。手术中 B 超扫描，可以根据监测血管的频谱、收缩期的峰值速度和阻力指数三项指标，确定异常的供血动脉和正常动脉，使手术医生优先阻断主要皮质下的供血动脉成为可能（图 11-5）。现在手术中影像引导系统的应用，使手术中对主要供血动脉位置的确定比较容易。对于术中 B 超、术中导航以及术中 ICG 荧光造影来说，虽然均能定位病变范围，但各有其优缺点，作者认为，这三项技术中两项技术的结合可能会为病变切除带来更好的手术效果。

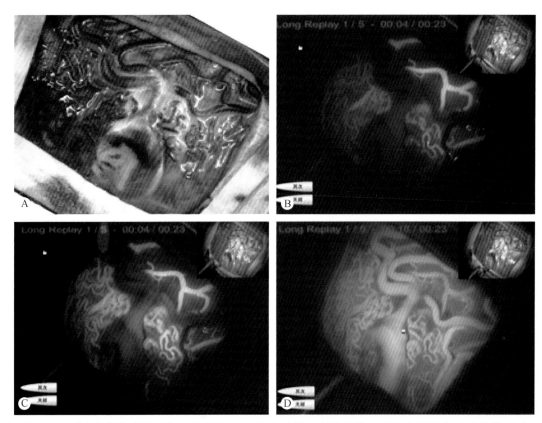

图 11-4　手术中荧光造影区分皮质表面 AVM 供血动脉和引流静脉。手术中显露凸面动静脉畸形
（**A**）；荧光造影显示动静脉畸形表面的主要供血动脉（**B**）；荧光造影显示动静脉畸形表面的主要供
血动脉和畸形血管团（**C**）；荧光造影显示动静脉畸形表面的畸形血管团和粗大引流静脉（**D**）

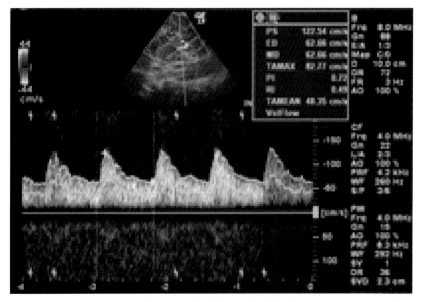

图 11-5　手术中动静脉畸形 B 超图像探测皮质下供血动脉分支位置、血流速度、频谱和阻力指数

对皮质表面的 AVM，一旦电凝分离开表浅供血动脉，病变就可与周围脑组织分离。电凝软脑膜，沿着病变周围将软脑膜锐性分离。然后沿着周围脑沟分离，这些脑沟是最后一些表浅供血动脉进入病变的部位。分离应尽量靠近畸形，如果存在含铁血黄素沉着的胶质层界面，应在这个界面内进行分离。分离时越靠近病变越好，哪怕是偶尔分离进入病变内，也比损伤了相邻脑组织好。分离病变时应逐层分离，由周边逐渐接近病变中央。在完全分离好 AVM 病变之前如病变的某一侧分离得太深会十分危险。这种从上向下的分离方式叫做螺旋式分离。从开始分离病变到完全分离，至少要保留一支主要的引流静脉，待基本切断所有的供血动脉后再最后离断。主要引流静脉的保留避免畸形内高压，造成分离困难。当深部有主要的引流静脉时，表面的小引流静脉可以剪断。完全分离病变时，所有的供血动脉已截断，保留的静脉应变为浅蓝色，或用双极临时阻断引流静脉，观察畸形团是否膨胀，如果畸形团无膨胀，这证明所有的供血动脉已全部清除。这时 AVM 仅与静脉相连，可安全地将其离断，注意引流静脉的离断同样要尽可能靠近病灶。

随着由皮质到白质的逐步深入，AVM 的分离也越来越困难。很多幕上 AVM 底部呈圆锥形，圆锥顶部紧临或位于脑室内。深部的供血动脉进入圆锥顶部，这种情况较难处理，需格外小心。在分离病变时，有时必须牵开脑组织。术中应尽量减少脑组织的移动。分离时尽量靠近病变区分离以减少对周围脑组织的损伤。某些病例中，病变的外壁不规则，靠近病变区分离易进入到病变内，这种失误会引起大出血，且不易止血。因此，在病变边界不明确时，可改换分离部位，如向病变另一侧的深处分离，最后处理较难分离的区域。

对于位于皮质下的 AVM，可以采用导航或 B 超扫描病灶的位置。如果无影像引导的辅助，有时确定皮质的造瘘位置比较困难，可采用"逆向"分离的方法。就是沿皮质动脉化的引流静脉向皮质下分离，追踪引流静脉最终找到畸形团。如果存在脑出血，AVM 就是血肿的壁。通过术前血管造影和病变的位置可以定位供血动脉。应尽量靠近病灶剪断供血动脉。只有在确认了动脉

在穿过了病变后没有供应正常脑组织时，才能剪断供血动脉。区分供血动脉和正常动脉可能会有些困难，应在明确了血管的性质后再做处理，避免损失正常动脉而出现脑损伤。这样的血管在外侧裂周围和胼胝体处的病变很常见。临时阻断夹在确认动脉搏动和证实血管是否穿行时很有帮助。沿着畸形的尖端周围操作时，安全分离那些靠近室管膜下的小而脆的供血动脉是手术中最困难的部分。因异常的供血分支血管管壁异常薄，而且高速血流，使电凝闭塞血管非常困难，可以采用低功率双极连同周围少量脑组织一起烧灼，有利于闭塞细小的供血分支。也可采用显微 AVM 夹永久性阻断直径 1mm 左右的供血动脉，使用这种显微夹可以避免切除过多的脑组织来暴露深部供血动脉。

对一些较粗大的供血动脉，应考虑应用动脉瘤夹夹闭避免后期出血。对细小的供血动脉和引流静脉主要依靠双极电凝处理或显微 AVM 夹夹闭。

八、"子病变"识别和处理

除了主要病变外，还有一些范围较小、残余的"子病变"，隐藏在白质内。这些"子病变"通过供血动脉和引流静脉与主要病变相连。如未去除这些"子病变"，将可能带来非常危险的后果，术后易发生致命的出血。那些在远侧先接受动脉供血，再引流到主要病变的"子病变"更加危险。完全切除主要病变后，仔细检查 AVM 床的情况，任何不明原因的持续性出血或异常血管都可能提示有残余病变，高度怀疑是"子病变"未处理好。应认真检查并清除残余病变，即使可能会累及大脑功能区也应进行彻底的清查。有条件可以应用手术中血管造影或 B 超扫描辅助确定是否有 AVM 的残留。

九、止血

止血的过程应和手术切除 AVM 同时开始。充分有效的止血是手术的重要组成部分。AVM 手术中的止血较困难，需要有充分的耐心。手术中最确切的止血方法是使用双极电凝烧灼，单纯

覆盖止血材料压迫止血并不安全。全部切除畸形团并确保白质深处无残余的病变后，应仔细检查 AVM 床，并确切止血。在高速血流下的深部细小供血动脉，因其管径很细，血管壁结构不全而异常脆弱，使止血非常困难，单纯烧灼易造成血管粘于双极上而断裂出血，建议使用低功率双极电凝，在滴水的情况下连同周围脑组织一起反复多次烧灼。最后，升高平均动脉压，超过病人正常值的 15～20mmHg 15 分钟，检测确认止血效果。彻底止血后，病变残腔充满生理盐水溶液，严密缝合硬脑膜。

第五节　手术中意外和预防

动静脉畸形手术有其特点，围绕全部手术的难点是如何防止和控制手术中大出血。手中可能发生的意外和预防如下。

一、骨窗不够大

在设计头皮切口时，特别是皮质表面的 AVM，应保证骨窗的范围要超过畸形的范围，以保证手术中能在直视下分离病变，否则一旦进入畸形血管团内，发生出血，手术将十分困难。因此，通常设计 AVM 的头皮切口应大于病变。

二、开颅过程中大出血

脑 AVM 手术中，在进行颅骨钻孔、铣刀铣骨瓣和剪开硬脑膜时都有可能发生大出血。大出血可能造成急性出血性休克和急性脑膨出等危象，甚至危及病人的生命。原因主要是损伤颅骨内或硬脑膜上的供血动脉、粗大引流静脉或硬膜窦。

在 AVM 手术中剪开硬脑膜时须十分小心，因有时病变的供血动脉或畸形的主要引流静脉位于硬脑膜内，误伤这些血管，会造成出血或急性脑膨出，使手术很难继续进行。手术前应尽可能地详细阅读影像资料，判断硬脑膜内是否有供血动脉或引流静脉存在，特别是引流静脉。遇此情况，可用棉条压迫出血点，尽快剪开硬脑膜，处理出血点。为防止剪开硬脑膜时误伤下方的血管，可先剪开一个小口，用棉条置于硬脑膜下，遇有穿通动脉，用双极电凝处理后剪断，再继续剪开硬脑膜。

三、手术中误入畸形血管团内导致出血

分离病变时误入畸形血管团内，会造成大出血。上述情况常发生在 AVM 的边界不规则和畸形血管团周围的胶质增生带不明显的病例。手术中手术野的"干净"对手术者是非常重要的，干净的手术野使手术者保持准确的判断力，避免异常损伤正常的结构。一旦发生出血，可用棉条压迫出血处，减少出血，同时快速清除积血，恢复手术野的清晰，然后尽可能寻找出血点，用双极电凝烧灼出血的血管。

四、畸形血管残存

术中脑 AVM 残留，并不能降低反复出血的潜在危险性。因此手术中及时判断病灶是否全切至关重要的。除上面所述外，术中脑血管造影仍然是判断的"金标准"。目前复合（hybrid）手术室的出现使血管内外治疗得到了完好的结合，复合手术室就是将脑血管造影机放入手术室中，在手术进行的不同阶段，都可以随时利用脑血管造影机对病人进行检查和治疗，包括 AVM 手术前主要供血动脉的栓塞或球囊临时闭塞和切除后的脑血管造影检查，指导手术进行。

五、正常灌注压突破

正常灌注压突破（normal perfusion pressure breakthrough，NPPB）是巨大 AVM 手术中或术后并发症，很多情况与大脑血流动力学变化有关。1978 年，Spetzler 等对这种现象进行了解释，并

首先提出了正常灌注压突破理论。与大脑血流动力学有关的并发症是脑血管畸形特有的，即手术中、手术后异常的脑出血、脑组织水肿。这些并发症可能由于 AVM 引起的循环异常导致自主调节功能丧失，血管畸形周围的缩血管神经调节功能异常。切除畸形脑血管后，缺血的脑组织恢复了正常的充盈压。缩血管神经调节功能异常的血管还无法恢复到正常的充盈压，导致微循环障碍，通透性增强，邻近脑组织水肿、出血。

此外，有学者认为 AVM 引流静脉主支或周围正常血管的阻塞，也是导致该并发症的可能原因。静脉循环障碍称为静脉超负荷或阻塞性充血，极易发生脑循环充血、出血和水肿。相邻脑组织的突发肿胀及手术残腔或相邻脑组织的出血常常使 AVM 切除变得复杂，其原因可能是由于周围正常脑组织的引流静脉发生闭塞引起所谓的闭塞性充血或正常灌注压突破现象。有些因素可预示这些情况的发生，这些因素包括巨大病灶、供血动脉较长、周围组织血管充盈较差、盗血现象使血管的自我调节机制的破坏。结合术前血管

闭塞的分期 AVM 切除或有时单纯的分期切除，可以减少从相邻组织的盗血、预防术中供血动脉压力突然增高并保证脑组织恢复自我调节机制，可以减少相邻脑组织的突发肿胀及手术残腔或相邻脑组织出血的风险。紧贴病灶分离、保护引流静脉一直到病变分离结束，也可以帮助减少此风险。脑肿胀引起的脑实质内血肿通常可以用术中超声监测到。一旦发现血肿，如果可能应该清除。若没有血肿，单纯肿胀可以应用甘露醇、过度换气、脑室引流来减轻。有些严重的病例还需应用巴比妥类药物。AVM 的肿胀和出血有时很难处理。病灶的渗出通常可以用轻轻压迫来控制。操作时应该仔细，应尽量避免过度压迫，以免出血进入脑室。引流静脉闭塞可以出现更严重的出血。控制这种出血很困难，应该诱导低血压（平均动脉压 50~60mmHg）、闭塞供血动脉以降低病灶内压力。有时需要临时夹闭主要动脉，例如颈内动脉、大脑中动脉或基底动脉等。严重的、难以控制的出血出现时，为了抢救生命，有时需要把这些动脉永久性夹闭。

第六节　手术后处理

手术后通常在手术室拔除气管插管，所有病人应在重症监护病房得到很好的护理。一些危险病例，例如较大或较深的 AVM，手术中操作较困难、术野覆盖了止血材料的病例，手术后需安静休息，吸氧24小时或更长时间。

手术后立即持续给予地塞米松和抗癫痫药物。地塞米松在术后几天逐渐减量，抗癫痫药物持续6~8周。在手术临结束的1~2小时内，可应用异丙酚（丙泊酚）麻醉，这样可以使病人迅速而平稳地苏醒。平稳苏醒和气管插管的拔除对于避免血压升高、咳嗽和肌肉用力很重要，这些因素可以导致术后出血。

手术后第一天上午可复查 CT 来检查是否有出血或肿胀。对于颅后窝 AVM 病人和其他高风险的巨大 AVM 或手术中出血多的病人，手术后几小时内行 CT 检查。手术后的7天内，应行脑

血管造影，来确定病变是否全切。在 ICU 治疗的主要目的是严格控制血压以避免术野或相邻脑组织出血。因为切除了 AVM 使供血动脉压增高，增加了出血的风险。手术后24~48小时内，必须控制病人的体动脉压低于术中止血时的血压水平，可通常维持平均动脉压在65~75mmHg 1~2天，在以后两天内再逐渐升至正常水平。如果已知 AVM 没有全切或手术中止血困难，如果手术中出现高灌注综合征、过多出血或脑组织过于肿胀，在手术后2天内控制平均动脉压在55~65mmHg。

手术后早期潜在的并发症是静脉血栓。扩张的引流静脉中血流量的突然减少可以引起这种并发症，静脉血栓可以导致脑实质肿胀、出血和严重的神经功能障碍。

第七节 动静脉畸形手术预后

手术的主要目的是消除远期颅内出血的危险，尤其在初次出血即接受手术的病例意义重大。部分切除 AVM 并不能防止发生再出血，完全切除 AVM 才能避免再次出血的发生。2011 年 JAMA 的荟萃临床资料分析显示，手术组成功闭塞率为 96%，手术死亡率为 1.1%，手术组术后再出血率为 0.18%。所以脑 AVM 的主要治疗方式仍然是手术切除治疗。随着现代手术技术的改进和手术器械的不断完善，以及多模态技术的应用，手术治疗 AVM 的完全切除率在 95% 以上，手术死亡率降至 1% 以内，再出血率较前明显降低。

AVM 有癫痫发作的病人，目前手术的治疗效果并非完全明确。Piepgras 等（1993）研究发现，术前有癫痫的 AVM 病人，术后有 83% 癫痫完全消失或极少发生癫痫（48% 不再应用抗癫痫治疗），仍有 17% 的病人间断性癫痫发作。无癫痫病史的病人术后癫痫发生率为 6%。2012 年，Englot 等（2012）研究发现，术前有癫痫的 AVM 病人，96% 在术后癫痫完全消失或极少发生癫痫（改良 Engel 分级 I 级），术前无癫痫病人术后新发癫痫的比例为 3%。并认为深穿支动脉供血是术后癫痫发生的危险因素。最新研究（2014）报

道，术前有癫痫的病人，长期随访（至少 2 年）有 2/3 在术后得到明显改善（Engel 分级 I 级和 II 级），1/6 术后无明显变化，1/6 术后癫痫加重。目前文献以及我们的经验认为，术前确认癫痫起源以及术中切除 AVM 同时切除癫痫灶可能改善癫痫预后。但是由于目前研究多为回顾性研究，手术切除 AVM 对癫痫的治疗效果需要进一步系统性研究。

关于术前其他的临床症状的预后观点不一。手术切除 AVM 并不会引起局部缺血，事实上手术大多并不会引起局部血流动力学太多的改变。甚至在较大的畸形区域内，还会增加缺血区的供血，术前缺血区和术后缺血区的恢复均较为理想。

近年，人们倾向于对不同类型的 AVM（两组 AVM）分别评价其手术预后：①小型或中型 AVM，包括位置较深或邻近皮质的 AVM，以及位于哑区较大的 AVM；②巨大的、向纵深方向发展，位于或邻近皮质的 AVM。第一组 AVM 病残率和病死率大约为 10%。对于显微手术切除的第一组较小的 AVM（直径小于 3cm）病残率和病死率下降到 1.5% 和 0%。第二组显微手术切除的病残率和病死率达 50%。

第八节 特殊部位动静脉畸形手术切除

对于特殊部位的 AVM 切除方法，必须考虑各自不同的供血动脉和引流静脉，以减少脑组织的损伤。

一、小脑幕下 AVM

小脑半球上部或中上部 AVM 的供血动脉，一般来自小脑上动脉。小脑下前动脉多供应小脑半球外侧部分的血管畸形，小脑下后动脉供应小脑中后部、下蚓部和小脑扁桃体部的病变（图 16-6）。有时，脑膜动脉支可参与供血。中脑

AVM 由周围血管和穿通动脉供血，手术时应特别注意。

脑干或小脑 AVM 可有复杂的静脉引流系统，还可以双侧引流。引流静脉同时担负脑干和小脑组织的回流。通常引流到最近的静脉窦或深静脉系统。小脑半球顶部、背部或小脑蚓部的 AVM，引流到 Galen 静脉和直窦。小脑半球 AVM 通常引流到横窦或乙状窦，如果病变位于腹侧，会引流到岩窦。脑干外侧和桥小脑角 AVM，通过中脑桥静脉引流到岩静脉、岩窦、乙状窦或 Galen 静脉。颅后窝 AVM 的手术难度与病变引流系统的复杂性有关。

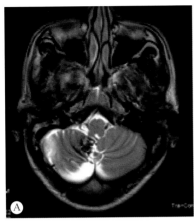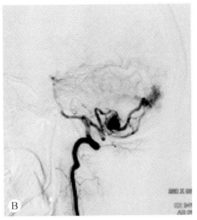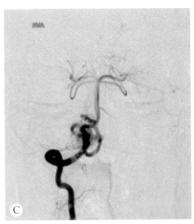

图 11-6　右侧小脑半球中后、下蚓部 AVM（**A**，MRI）。椎动脉造影（DSA）可见小脑下后动脉供血（**B**，侧位；**C**，正位）

病人的体位对于颅后窝 AVM 的手术非常重要。对于小脑上蚓部、小脑前上部及四叠体区的病变，可采用半坐位、幕下小脑上入路。这种体位的优点是，暴露充分、可以利用使小脑半球重力使其自然下垂，减少牵拉脑组织，利于手术野血液和脑脊液引流，降低颅内压，减少手术中出血。但是，采用半坐位存在潜在并发症，如气体栓塞和止血不彻底。半坐位时静脉压较低，发生静脉窦血栓风险较大。为减少气体栓塞，应该用骨蜡完全封闭骨缘、所有静脉在剪断前应仔细烧闭。呼气末二氧化碳监测和 Doppler 超声的应用可以早期发现气体栓塞。为了满意的止血，可将病人的血压升高。

累及脑干侧面、小脑半球或桥小脑角的病变可采取侧卧位，单侧开颅。部分暴露乙状窦，硬脑膜侧方打开以保证小脑半球的回缩。小脑半球外上部分的 AVM 可以通过颞下经小脑幕入路；磨除部分岩骨常常改善暴露，使脑组织牵拉范围缩小。

脑桥侧面的 AVM 可以采用乙状窦前、经岩骨和颞下联合入路。俯卧位、枕下后正中开颅可以暴露限于第四脑室、后蚓部或小脑扁桃体的 AVM。为了暴露来自小脑上动脉的供血动脉，应该扩大开颅范围抵达横窦；而为了显示小脑下前动脉及其分支，骨窗外侧要扩大到乙状窦；为了暴露小脑下后动脉的分支有时需要暴露枕骨大孔。切除颅后窝 AVM 手术时，如在距病变一定距离夹闭供血动脉而不会产生神经症状。当动脉围绕中脑、穿过环池，进入四叠体池时，说明供血动脉来自小脑上动脉。在进入小脑前部脑实质

处，剪断这些血管很安全，因为动脉在此以前已发出到中脑供血的穿通支。在小脑扁桃体之间可以找到小脑下后动脉分支，在扁桃体环（tonsillar loop）发出后，可以安全地剪断这些分支。小脑下前动脉的分支，可以从桥小脑角进入 AVM 侧方，只有在切除病变的后期才可以见到这些动脉。切除深达小脑深核团的单侧 AVM 后，手术后一般不会引起病人永久性共济失调。双侧深核损伤可导致手术后永久性共济失调。

切除脑干的 AVM 较困难，如果分离病变时误入脑实质，手术后还可引起病人明显的神经功能缺失。桥小脑角 AVM，通常由小脑下前动脉供血，且与脑神经关系密切。尽管这些畸形可以涉及脑干上部，但手术切除比较安全。

二、大脑凸面 AVM

额叶 AVM 的血供多来自大脑前动脉和（或）中动脉的分支（图 11-7）。颞叶 AVM 主要由大脑中动脉和大脑后动脉供血，也可能接受来自脉络膜前动脉的供血。顶叶 AVM 的供血来自大脑前、中和后三条主要的动脉。大脑后动脉是枕叶畸形的主要供血动脉。如果病变向前方延伸，巨大的枕叶 AVM 也可由大脑中动脉和大脑前动脉的分支供血。巨大病变经常达到脑室表面，并经深和浅两套静脉系统引流。大脑凸面 AVM 也可接受颅外动脉和对侧动脉的供血。大脑凸面 AVM 可以与硬脑膜血管相通。开颅时，特别是在剪开硬脑膜时应仔细操作，为减少出血，要远离畸形边缘打开硬脑膜，这一点很重要。有时，

需像切除脑膜瘤那样留一部分硬脑膜在畸形血管团表面。靠近功能区的病变通常可以小心切除。切除的技巧与其他部位的 AVM 一样，应紧贴病变的界面分离。由于手术的目的是全切畸形血管团，手术中电生理监测很重要，在决定切除范围方面有指导价值。手术中或手术前电生理监测，或手术前功能 MRI 的价值仅在于决定是否能够手术切除病变。但对于手术前合并癫痫的病例，手术中脑电监测，可在切除畸形血管团后，确定脑皮质的癫痫灶，采用软膜下横切，手术后可望使癫痫得以治愈。

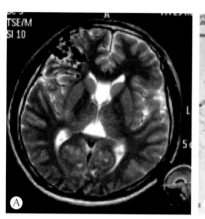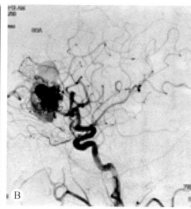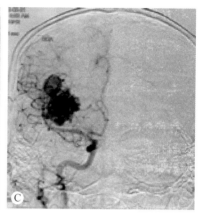

图 11-7　右侧额叶 AVM 头部磁共振轴位（**A**）。脑血管造影（DSA）显示供血动脉来自大脑前动脉分支（**B**，侧位；**C**，正位）

三、外侧裂 AVM

涉及岛叶额部和颞部 AVM 的血供多来自大脑中动脉，也可接受脉络膜前、后动脉和后交通动脉分支的供血。大脑中动脉的分支常先穿过正常脑组织再供应 AVM，使得这些血管难以栓塞。有豆纹动脉供血的 AVM，手术后出血或并发神经功能障碍的概率较高。外侧裂前部的 AVM 可采用翼点开颅。确认颈内动脉后，沿中动脉的第二、三段逐步暴露。只有确定是进入 AVM 的血管方可以剪断。当血管的走行不明确时，可以用临时阻断夹。外侧裂的引流静脉（深和浅大脑中静脉）必须保留。侧卧位、耳上马蹄形切口适用于外侧裂后部的病变。在这些病例中，不需打开外侧裂中部，Labbe 静脉可以作为标志。

四、纵裂 AVM

纵裂 AVM 多由胼缘动脉和胼周动脉供血（图 11-8）。达到大脑凸面的病变可由大脑中动脉供血。额顶后部的病变通常由动脉化的静脉引流到上矢状窦。尽一切可能保留桥静脉，从桥静脉的间隙切除 AVM。纵裂 AVM 的手术难点是控制中线的供血动脉。额顶后部的病变只要没有达到大脑凸面，采用侧卧位，也可以采取患侧朝下，手术中抬起对侧脑组织，必要时剪开大脑镰，暴露病变。但是，如果 AVM 达到大脑凸面时，往往存在大脑中动脉供血，患侧朝下难以控制供血动脉。额部纵裂 AVM 可取仰卧头高位。

五、丘脑和基底核 AVM

涉及基底核和丘脑的巨大 AVM 手术困难，手术后并发症多很严重。但在这些重要部位的小型和中型 AVM 病人，许多是由于近期脑出血而起病，已存在肢体肌力下降，也可以考虑手术治疗，而且基底节和岛叶的 AVM 手术全切除率高于丘脑部位 AVM，可能与基底节和岛叶的脑实质对于手术分离耐受性更高有关，而丘脑实质较为脆弱。另外，对于放射治疗或栓塞治疗未能完全治愈的基底核和丘脑区 AVM，手术切除也可能取得成功。

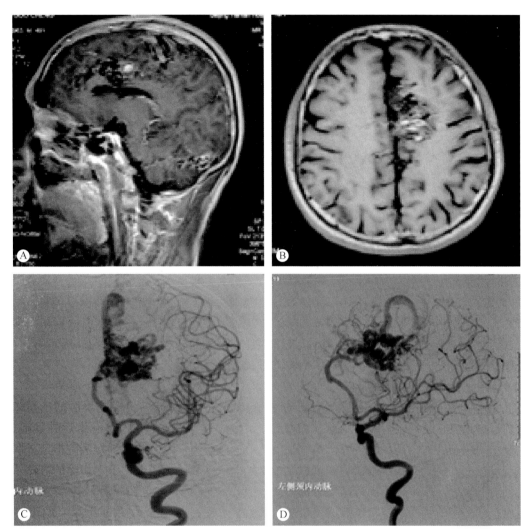

图 11-8　纵裂 AVM 磁共振 T1 像，磁共振矢状位（**A**）、轴位（**B**）。脑血管造影（DSA）显示纵裂 AVM 由胼缘动脉和胼周动脉供血：正位（**C**），侧位（**D**）

六、颞中部 AVM

颞中部 AVM，如延伸到基底核区的病变一般手术切除很困难。脑血管造影提示，颞中部 AVM 主要供血动脉来自于脉络膜前动脉和大脑后动脉的侧方分支，静脉引流到基底静脉，在侧位的血管造影片可见病变下方来自大脑中动脉供血，正位片可见来自大脑后动脉的供血。如有来自中线的动脉供血并引流到外侧裂中部，则增加了手术风险。病变前方可见脉络膜前动脉的分支、大脑中动脉和后动脉的前颞支及后交通动脉的分支供血。一般静脉引流到基底静脉，但也可能分流到蝶顶窦或 Labbe 静脉。颞叶前中部的畸形最好从翼点入路，经外侧裂切除。打开外侧裂

可以控制大脑中动脉、脉络膜前动脉、后交通动脉和大脑后动脉的供血。颞中部的畸形经常包绕脉络丛，主要由大脑后动脉供血。耳上颞部低切口，马蹄形皮瓣开颅可以通过颞下入路早期控制大脑后动脉的供血。尽管这样常常导致上象限盲，一旦这些供血已经分离剪断，畸形可以更容易地从颞下沟切除。打开颞角可以在脉络膜裂处控制脉络丛动脉的分支。为了防止损伤 Labbe 静脉，必须避免过度牵拉颞叶。颞叶后部或三角区的畸形一般由大脑后动脉和脉络膜后动脉供血，引流到基底静脉。纵裂入路对于表浅和中线部的病变最合适；也有人建议采用顶后区经皮质入路。侧方和下部病变，颞下入路或经颞入路最合适。最好在达到病变前先经颞下入路控制来自大脑后动脉的供血。

七、纵裂深部和胼胝体 AVM

纵裂深部和胼胝体 AVM，多由胼周动脉和胼缘动脉供血，引流到上矢状窦和下矢状窦。损伤胼周和胼缘动脉可引起病人下肢无力，因此当这些血管穿过畸形时，应尽力保留。对于延伸至纹状体中部和下丘脑前部的病变，应首先从额下入路，控制来自于大脑前中动脉和后交通动脉的供血动脉。开颅的范围应尽量大，可以从纵裂入路控制胼周动脉和胼缘动脉的分支。对于由前交通动脉供血的中隔和下丘脑的小型血管畸形，单侧额下入路或纵裂入路通常可以控制供血动脉，保证 AVM 的切除。

胼胝体压部 AVM，由大脑后动脉和大脑前动脉的胼缘支和脉络膜后动脉的中线支供血。通常引流到深部的大脑内静脉。压部 AVM 很少对称，应从病变大的一侧开颅。纵裂入路，病人侧卧，头侧位，患侧可在下方，重力可以自然牵开大脑半球。手术早期很难控制供血动脉。胼周动脉分支从前部进入血管畸形，大脑后动脉从四叠体池进入。如果病变巨大，还可以接受脉络膜后动脉的侧支供血，这些侧支很难暴露。切开大脑镰，可达到对侧。切开扣带回，按纤维的方向分开压部可以扩大暴露的范围。脑室内病变是否可以切除决定于供血动脉的解剖。如果畸形血管团由深部穿支供血，很可能向基底核和丘脑供血，手术切除后病人出现肢体运动障碍的风险很大。如果主要供血源来自脉络膜动脉，通常可以安全地控制供血动脉切除 AVM。

八、巨大 AVM 的手术治疗

对于巨大、复杂的 AVM 治疗争论较多。这种 AVM 常位置较深且广泛，或位于语言中枢。尽管有一些较令人满意的报道，仍需慎重把握治疗指征。有时，对于较大的 AVM 栓塞的结果仅

使病变区分隔成几个小的区域，并没有使病变区变小，而不利于后续的放射治疗。

脑 AVM 尤其是巨大 AVM 手术切除或栓塞术后，偶尔会出现广泛的、多灶性的脑出血，致死率和致残率相当高，是一种严重的治疗并发症。Spetzler 等于 1978 年对这种现象进行了解释，并首先提出了正常灌注压突破理论。Spetzler 认为，由于脑 AVM 的血流由动脉向静脉直接分流，出现盗血现象，使 AVM 周围正常脑组织的血管长期处于低灌注压状态，血管舒缩的自我调节功能已经丧失。当 AVM 被切除或栓塞后，大量血液涌入已经极度扩张的、自我调节机制丧失的正常脑组织小血管。此时，虽然这些小血管内的灌注压仍属正常范围，但由于小血管自我调节机制丧失，故呈现充血、甚至破裂出血现象，即正常灌注压突破（NPPB）。NPPB 理论提出后，受到神经外科界的广泛重视，众多学者对 NPPB 理论进行积极研究。

NPPB 理论虽然仍是一个有争议的假设，但巨大脑 AVM 术后易出现脑水肿或出血却是一个不争的事实。为了减少这一术后并发症的发生。首都医科大学附属北京天坛医院神经外科赵继宗等采用开颅后栓塞辅助手术切除的方法治疗巨大脑 AVM，手术完全切除率较为满意，术后无严重并发症，术后未见复发出血。我们的经验是，对于巨大 AVM，其周围脑组织可能发生萎缩而使神经功能发生转移，术前功能 MRI 检查、纤维束成像及功能区重建、术中导航及术中电生理监测等，有助于定位病变与功能区及纤维束的关系，使手术后神经功能障碍，如失语、偏盲、偏瘫等得以部分或完全避免。而位于重要功能区的畸形团，为了避免术后严重神经功能障碍，在保证残留部分引流通畅的前提下，允许小部分残留，术后进行立体定向放射外科治疗。对部分巨大多巢型 AVM，尚可以采取分期手术的方式，一次切除一套供血动脉–引流静脉系统，达到逐渐切除并减少严重并发症的目的。

第九节　未出血动静脉畸形的治疗

由于脑 AVM 的自然病史并未完全明确，未

出血 AVM 的治疗存在争议。一项关于未出血脑

AVM病人的多中心随机对照研究（ARUBA）得出结论：对于未出血的脑AVM，单纯的保守观察或仅用药物治疗在预防死亡或卒中方面明显优于外科干预性治疗（包括显微外科手术切除、介入栓塞、放射外科治疗或多种方式联合治疗）。然而，研究者也指出该试验仍处于观察阶段，需进一步明确，在未来随访中，保守治疗和外科干预治疗两种治疗方案的差异是否持续存在。然而来自澳大利亚麦考瑞大学的Morgan博士科研团队通过研究发现，依照Spetzler-Ponce分级，大多数A和B级出血及未出血AVM可安全有效地切除，从而避免复发出血，而对C级病人并不建议手术治疗。另有研究也认为，对于未出血的Spetzler分级Ⅰ～Ⅱ级的动静脉畸形，手术能取得非常好的预后，推荐低级别未出血AVM行手术治疗。我们的经验是，对于Spetzler分级Ⅰ～Ⅱ级以及Ⅲ级位置浅表的未破裂动静脉畸形，可行手术切除，而对于Ⅳ～Ⅴ级的未出血AVM，建议行保守观察治疗。由于ARUBA试验是目前唯一的一项关于未出血脑AVM病人的多中心随机对照研究（ARUBA），尽管其在病例入组、治疗方法选择以及研究终点事件上等多方面存在偏倚，我们仍期待其后续随访结果。

（王　硕　赵继宗）

参考文献

1. 赵继宗.血管神经外科学.北京：人民卫生出版社,2013.

2. 郭鹏,赵继宗.脑动静脉畸形3094例的临床特征及外科治疗效果分析.中华医学杂志,2011,91（39）：2740-2743.

3. 于洮,王硕,赵元立,杨午阳,赵继宗.巨大颅内动静脉畸形的手术治疗.中华医学杂志,2010,90（33）：2345-2347.

4. Joint Writing Group of the Technology Assessment Committee American Society of Interventional and Therapeutic Neuroradiology, Joint Section on Cerebrovascular Neurosurgery a Section of the American Association of Neurological Surgeons and Congress of Neurological Surgeons, Section of Stroke and the Section of Interventional Neurology of the American Academy of Neurology. Atkinson RP, Awad IA, Batjer HH, et al. Reporting terminology for brain arteriovenous malformation clinical and radiographic features for use in clinical trials. Stroke,2001,32:1430-1442.

5. Abecassis IJ, Xu DS, Batjer HH, et al. Natural history of brain arteriovenous malformations：a systematic review Neurosurg Focus,2014,37:E7.

6. Ondra SL, Troupp H, George ED, et al. The natural history of symptomatic arteriovenous malformations of the brain：a 24-year follow-up assessment J Neurosurg,1990,73:387-391.

7. Stapf C, Mast H, Sciacca RR, et al. Predictors of hemorrhage in patients with untreated brain arteriovenous malformation. Neurology,2006,66:1350-1355.

8. Hernesniemi JA,Dashti R,Juvela S,et al. Natural history of brain arteriovenous malformations：a long-term follow-up study of risk of hemorrhage in 238 patients. Neurosurgery,2008,63:823-829,discussion 829-831.

9. da Costa L, Wallace MC, Ter Brugge KG, et al. The natural history and predictive features of hemorrhage from brain arteriovenous malformations. Stroke, 2009, 40:100-105.

10. Bai J,Dou CW,Wang YJ,et al. Correlations of angio-architectural factors with cerebral arteriovenous malformation hemorrhage. Zhonghua Yi Xue Za Zhi, 2012,92:2202-2204.

11. Sahlein DH,Mora P,Becske T,et al. Features predictive of brain arteriovenous malformation hemorrhage：extrapolation to a physiologic model. Stroke, 2014, 45:1964-1970.

12. Kim H, Salman RA, McCulloch CE, et al. Untreated brain arteriovenous malformation：Patient-level meta-analysis of hemorrhage predictor. Neurology, 2014, 83:590-597.

13. Ding D, Starke RM, Quigg M, et al. Cerebral arteriovenous malformations and epilepsy, part 1：predictors of seizure presentation World Neurosurg, 2015 Mar 6, doi:10.1016/j. wneu. 2015. 02. 039.

14. Wang S,Liu L,Zhao YL,et al. Strategy for assisted cerebral arteriovenous malformation surgery. Zhonghua Yi Xue Za Zhi,2010,90:869-873.

15. Spetzler RF, Martin NA. A proposed grading system for arteriovenous malformations. J Neurosurg, 1986, 65:476-483.

16. Spetzler RF,Ponce FA. A 3-tier classification of cerebral arteriovenous malformations：clinical article. J Neurosurg,

2011,114:842-849.

17. Lawton MT, Kim H, McCulloch CE, et al. A supplementary grading scale for selecting patients with brain arteriovenous malformations for surgery. Neurosurgery, 2010,66:702-713.

18. Spetzler RF, Wilson CB, Weinstein P, et al. Normal perfusion pressure breakthrough theory. J Clin Neurosurg, 1978,25:651.

19. Barnett GH, Little JR, Ebrahim ZY, et al. Cerebral circulation during arteriovenous malformation operation. Neurosurg,1987,20:836.

20. Young WL, Kader A, Prohovnik I, et al. Pressure autoregulation is intact after arteriovenous malformation resection. Neurosurgery,1993,32:491.

21. Young WL, Kader A, Ornstein E, et al. Cerebral hyperemia after arteriovenous malformation resection is related to "breakthrough" complications but not to feeding artery pressure. The Columbia University Arteriovenous Malformation Study Project. Neurosurgery, 1996,38:1085.

22. Hassler W, Steinmetz H. Cerebral hemodynamics in angioma patients: an intraoperative study. J Neurosurg, 1987,67:822.

23. Irikura K, Morii S, Miyasaka Y, et al. Impaired autoregulation in an experimental model of chronic cerebral hypoperfusion in rats. Stroke,1996,27:1399.

24. Sekhon LH, Morgan MK, Spence I. Normal perfusion pressure breakthrough:the role of capillaries. J Neurosurg, 1997,86:519.

25. Flores BC, Klinger DR, Rickert KL, et al. Management of intracranial aneurysms associated with arteriovenous malformations. Neurosurg Focus,2014,37:E11.

26. Platz J, Berkefeld J, Singer OC, et al. Frequency, risk of hemorrhage and treatment considerations for cerebral arteriovenous malformations with associated aneurysms. Acta Neurochir(Wien),2014,156:2025-2034.

27. Lane BC, Cohen-Gadol AA. A prospective study of microscope-integrated intraoperative fluorescein videoangiography duringarteriovenous malformation surgery: preliminary results. Neurosurg Focus,2014,36:E15.

28. Bendok BR,El Tecle NE,El Ahmadieh TY,et al. Advances and innovations in brain arteriovenous malformation surgery. Neurosurgery,2014,74 Suppl 1:S60-73.

29. Ferroli P, Tringali G, Acerbi F, et al. Advanced 3-dimensional planning in neurosurgery. Neurosurgery,

2013,72 Suppl 1:54-62.

30. Lang S, Duncan N, Northoff G. Resting-state functional magnetic resonance imaging:review of neurosurgical applications. Neurosurgery,2014,74:453-464; discussion 464-465.

31. Piepgras DG, Sundt TM Jr, Ragoowansi AT, et al. Seizure outcome in patients with surgically treated cerebral arteriovenous malformations. J Neurosurg, 1993, 78: 5-11.

32. Englot DJ, Young WL, Han SJ, et al. Seizure predictors and control after microsurgical resection of supratentorial arteriovenous malformations in 440 patients. Neurosurgery,2012,71:572-580.

33. Steiger HJ, Etminan N, Hänggi D. Epilepsy and headache after resection of cerebral arteriovenous malformations. Acta Neurochir Suppl,2014,119:113-115.

34. Rohn B, Haenggi D, Etminan N, et al. Epilepsy, headache,and quality of life after resection of cerebral arteriovenous malformations. J Neurol Surg A Cent Eur Neurosurg,2014,75:282-288.

35. Spetzler RF, Martin NA, Carter LP, et al. Surgical management of large AVM's by staged embolization and operative excision. Neurosurg,1987,67:17.

36. Luessenhop AJ, Ferraz FM, Rosa L. Estimate of the incidence and importance of circulatory breakthrough in the surgery of cerebral arteriovenous malformations. Neurol Res,1982,4:177.

37. van Beijnum J, van der Worp HB, Buis DR, et al. Treatment of brain arteriovenous malformations: a systematic review and meta-analysis. JAMA,2011,306: 2011-2019.

38. Bradac O,Charvat F,Benes V. Treatment for brain arteriovenous malformation in the 1998-2011 period and review of the literature. Acta Neurochir(Wien),2013, 155:199-209.

39. Liu L, Li H, Zheng J, et al. Sylvian fissure arteriovenous malformations: long-term prognosis and risk factors. Neurosurg Rev,2013,36:541-549,discussion 549.

40. Pabaney AH,Reinard KA,Massie LW,et al. Management of perisylvian arteriovenous malformations: a retrospective institutional case series and review of the literature. Neurosurg Focus,2014,37:E13.

41. Potts MB, Young WL, Lawton MT. UCSF Brain AVM Study Project Deep arteriovenous malformations in the Basal Ganglia,thalamus,and insula:microsurgical man-

agement, techniques, and results Neurosurgery, 2013, 73:417-429

42. Potts MB, Jahangiri A, Jen M, et al. UCSF Brain AVM Study Project Deep arteriovenous malformations in the basal ganglia, thalamus, and insula: multimodality management, patient selection, and results. World Neurosurg, 2014, 82:386-394.

43. Jizong Z, Shuo W, Jingsheng L, et al. Combination of intraoperative embolization with surgical resection for treatment of giant cerebral arteriovenous malformations. J Clin Neurosci, 2000, 7 suppl 1:54.

44. Zhao J, Yu T, Wang S, et al. Surgical treatment of giant intracranial arteriovenous malformations. Neurosurgery, 2010, 67:1359-1370; discussion 1370.

45. Mohr JP, Parides MK, Stapf C, et al. International ARUBA investigators medical management with or without interventional therapy for unruptured brain arteriovenous malformations(ARUBA): a multicenter, non-blinded, randomized trial. Lancet, 2014, 383:614-621.

46. Nerva JD, Mantovani A, Barber J, et al. Treatment outcomes of unruptured arteriovenous malformations with a subgroup analysis of ARUBA(A Randomized Trial of Unruptured Brain Arteriovenous Malformations)-Eligible Patients. Neurosurgery, 2015, 76(5):563.

47. Rutledge WC, Abla AA, Nelson J, et al. Treatment and outcomes of ARUBA- eligible patients with unruptured brain arteriovenous malformations at a single institution. Neurosurg Focus, 2014, 37:E8

48. Bervini D, Morgan MK, Ritson EA, Heller G. Surgery for unruptured arteriovenous malformations of the brain is better than conservative management for selected cases: a prospective cohort study. J Neurosurg, 2014, 121:878-890.

49. Korja M, Bervini D, Assaad N, Morgan MK. Role of surgery in the management of brain arteriovenous malformations: prospective cohort study. Stroke, 2014, 45:3549-3555.

50. S. L. Yu, R. Wang, R. Wang, S, et al. Accuracy of vessel-encoded pseudocontinuous arterial spin-labeling in identification of feeding arteries in patients with intracranial arteriovenous malformations. AJNR Am J Neuroradiol, 2014 Jan, 35:65-71.

第十二章　自发脑内血肿手术精要

自发性脑出血指非损伤性脑内出血。其原因很多，如高血压动脉硬化、颅内动脉瘤破裂、动静脉畸形破裂、脑瘤出血、血液病抗凝治疗并发症和维生素 C 缺乏症等等。而以高血压动脉病变所引起的出血最为常见，主要为高血压动脉硬化性脑内小动脉破裂。本章仅限于讨论高血压性脑出血的外科治疗。

高血压脑出血外科治疗的目的是：清除血肿，减低颅内压，解除或防止威胁生命的脑疝，改善由于血肿的占位效应和血肿分解代谢产物导致的继发性脑损害，使受压的神经结构有恢复的可能。外科手术的关键是：正确的手术指征、适当的手术时机、合适的手术方式及手术后并发症的防治，才能有效地降低病死率及致残率。大量的临床实践证明，脑出血的治疗必须遵循个体化的原则，针对每一位病人具体神经功能情况、出血多少和部位、病人年龄以及病人本人和家庭对疾病的关注程度来决定。

第一节　高血压脑出血手术适应证与手术时机选择

一、手术适应证

脑出血病人的手术适应证，各医院掌握的标准不尽相同，有的以发生脑疝为手术指征，有的则较积极，主张对较小的血肿也应早期清除。尽管对脑出血已进行了大量的基础和临床研究，但对具体病人，究竟应该采取内科治疗，还是进行手术治疗，如何选择最佳手术时机，采取何种手术方式等问题，仍缺乏共识。其原因是目前在国内缺乏循证医学的资料，尚无在理论和实践中均适用的、能反映病人整体状况的统一血肿分类标准，尚未制定出统一的手术适应证和禁忌证，以及在这一标准下手术治疗和内科治疗的详细对比资料。由于颅内病变及全身状态，尤其是内脏功能情况，每个病人均有差异；另外，病人及其家属处在不同的社会文化及经济背景下，对手术治疗的认识和期望值不同，因此目前在治疗上应遵循个体化原则。

（一）基底节区出血手术适应证

1. 血肿量≥30ml，有明显占位效应，影像学上中线移位>5mm，有侧脑室受压。

2. 血肿量<30ml，但血肿周围组织水肿严重，占位效应明显或伴有意识障碍者。

3. 临床上已发生明显的 Cushing 反应或一侧脑疝者。

4. 颅内压≥25mmHg。

（二）丘脑出血出血手术适应证

1. 丘脑血肿超过 30ml，有明显占位效应，影像上中线移位明显（表明有早期脑疝迹象）。

2. 丘脑出血破入脑室，并发梗阻性脑积水或脑室铸型。

3. 血肿量不超过 30ml，但占位效应明显或伴有意识障碍者，应积极手术。

4. 颅内压≥30mmHg。

（三）脑叶出血手术适应证

1. 血肿超过 30ml，有明显占位效应，影像上中线移位明显（表明有早期脑疝迹象）者应积极手术。

2. 出血部位由于颅内压增高或占位效应引起症状（如偏瘫、失语，有时只是精神错乱或躁动）或难以用内科方法控制的颅内压增高，应积极手术。

3. 年轻病人，血肿量不超过 30ml，但占位效应明显或伴有意识障碍者，应积极手术。

4. 颅内压≥25mmHg。

（四）脑室出血手术适应证

1. 少量到中等量出血，病人 GCS>8 分，无梗阻性脑积水，可行腰椎穿刺持续引流（动态复查 CT）。

2. 出血量中等或较大，意识状态不好，GCS<8 分，合并梗阻性脑积水的病人。需行脑室钻孔引流。

3. 出血量大，脑室铸型，意识状态差，GCS<8 分，明显颅内高压病人，需开颅手术直接清除脑室内血肿。

4. 单纯脑室内出血，病人意识状态好，出血量较小，无梗阻性脑积水或者双瞳散大、深昏迷的病人，主张保守治疗。

（五）小脑出血手术适应证

1. 血肿超过 10ml，有明显占位效应，有明显颅内高压症状，应积极手术。

2. 出现临床神经功能恶化，或出现脑干及脑室受压和（或）急性梗阻性脑积水表现时应尽早行血肿清除术。

3. 年轻病人，血肿量不超过 10ml，但占位效应明显或伴有意识障碍者，应积极手术。

4. 脑干出血外科手术正在探索中，手术效果欠满意，以下几点供参考：

（1）病人呈浅到中度昏迷，GCS<8 分，且逐渐加深；神经功能障碍严重或进行性加重。

（2）CT 扫描提示血肿相对集中，血肿最大层面超过脑干横切面 1/2，占位效应明显，或血肿破入第四脑室或蛛网膜下腔。

（3）脑干功能进行性恶化，生命体征紊乱，如呼吸、心率变化，中枢性高热等。

（4）家属有强烈的手术愿望。

二、手术时机

高血压脑出血的手术时机分为超早期（发病 6 小时内）、早期（发病后 1~2 天）及延期（发病 3 天后）手术。有学者认为脑出血病人早期病情危重，手术危险性大，有再出血的危险，手术应在 24 小时后进行。Hokama（1993）报道了一组 158 例 CT 引导的立体定向手术，术后仅 6 例发生再出血，这可能是大部分病例是在发病后期才进行血肿清除术，其中 76% 于发病后 3 天接收手术治疗。

近年主张早期或超早期（出血后 6 小时内）手术者日益增多。从病理方面看，脑出血发病 20~30分钟颅内血肿形成，一般 3 小时内血肿周围水肿尚未形成，6~7 小时后出现水肿，紧靠血肿的脑组织坏死，出现不可逆损害，12 小时达到中度水肿，24 小时达重度水肿。随着深入的研究，多数学者主张早期或超早期手术，清除血肿，解除血肿对脑组织的压迫，打破出血后血细胞分解、脑组织水肿等一系列继发改变所致的恶性循环，提高生存率和生存质量。有学者报道一组 205 例脑出血尸检资料表明，80% 的病人死于发病后的 24 小时之内。另有学者分析了 107 例自发性脑出血的尸检病例，94% 死于初次发作，都是在发病后 5 日内死亡的。Yanaka（2000）报道了一组自发小脑出血伴深昏迷的病例，认为早期手术可降低死亡率，特别是 2 小时内手术在统计学上有明显差异。

由以上可看出，过分等待"病情的稳定"，势必使多数病人失去抢救的机会而导致死亡。因此，对条件适合的病例应早期或超早期手术，应尽量在发病后 6~8 小时内行手术治疗，及早减轻血肿对脑组织的压迫，终止出血后一系列继发性改变所致的恶性循环，使受压的神经元有恢复的可能性，以提高治愈率及病人生存质量。至于发展缓慢的血肿，病情稳定的病人可择期手术。但有学者认为血肿量小于 60ml 的病人保守治疗生存良好率略高于手术治疗组，因此延期手术在理论上能改善病人的预后，但在临床实践中能否提高病人的生存质量有待研究。

第二节 高血压脑出血手术精要

一、手术方法

（一）骨瓣开颅血肿清除术

骨瓣开颅血肿清除术较为常用，对于基底节区血肿，侧裂入路或颞叶入路，骨瓣开颅虽然对头皮颅骨创伤稍大，但可在直视下彻底清除血肿，止血可靠，减压迅速，还可根据病人的病情及术中颅内压变化，决定是否行去骨瓣减压。

1. 体位、切口与入路　病人全身麻醉后取仰卧位或侧卧位，病变侧朝上，可用头架固定。以血肿量最大层面为中心，翼点入路（额颞部弧形切口）"U"切口，颅骨钻孔 1～2 孔，用铣刀铣开颅骨，形成游离骨瓣，骨瓣大小约 4cm×5cm。硬脑膜弧形切开。

2. 血肿暴露与清除　经外侧裂，解剖侧裂池蛛网膜，在显微镜下，用神经剥离子及枪状镊等显微器械分离外侧裂，分开额叶与颞叶，暴露出岛叶。岛叶表面有大脑中动脉的分支，避开该分支，在无血管区域用脑针穿刺，到达血肿腔，证实为陈旧性血凝块后，将岛叶皮质切口 0.5～1.0cm，用小号颅内压板分开进入血肿腔，用小号吸引器轻柔地抽吸血肿，抽吸过程中用生理盐水反复冲洗，清除血肿，检查血肿腔，若有活动性动脉出血用小功率电凝止血，对于小的渗血用明胶海绵及脑棉压迫止血，确定无出血后，可在血肿腔表面覆盖止血纱，并留置引流管。

3. 切口关闭　血肿清除后颅内压不高，脑搏动良好，即严密缝合硬脑膜，用人工材料固定颅骨骨瓣，逐层缝合头皮各层。如颅内压较高，水肿明显者，可去骨瓣减压。

4. 注意事项

（1）要特别注意保护侧裂静脉及大脑中动脉的分支。

（2）切口皮质时应尽量沿脑沟分离，减少脑功能损伤。

（3）如果术中减压不好，脑组织肿胀明显，

需要行减压时，可适当扩大骨窗范围。

对于较大丘脑血肿，或丘脑较小血肿破入脑室且脑室铸型者，以侧脑室三角区为中心设计骨瓣。骨瓣开颅虽然创伤稍大，但可在直视下彻底清除血肿，止血可靠，减压迅速，还可根据病人的病情及术中颅内压变化以及对术后颅内压进行预判等，决定是否行去骨瓣减压。

对于较大的脑叶出血，以脑叶血肿为中心设计骨瓣。

对于小脑血肿，仍以血肿为中心设计骨瓣。

对于脑干出血，中脑出血偏一侧可采用颞下经天幕入路，脑桥或延髓出血靠近第四脑室底部，采用枕下后正中入路，在显微镜直视下彻底清除血肿。

（二）微骨窗开颅血肿清除术

对于基底节区血肿，颞叶入路，微骨窗（key hole approach）开颅对头皮颅骨损伤小，手术步骤相对简便，可迅速清除血肿，直视下止血也较满意。

1. 体位、切口与入路　病人全身麻醉后取仰卧位或侧卧位，病变侧朝上，可用头架固定。以血肿量最大层面为中心，于病人颞骨上做 1 个平行于外侧裂投影线的切口，长 4～5cm。切口后用乳突牵开器牵开，在颞骨上钻孔 1～2 孔，用铣刀铣开颅骨，形成游离骨瓣，骨瓣约 2.5cm×3cm。硬脑膜十字切开。

2. 血肿暴露与清除　在颞上回或颞中回先用脑针穿刺，确定血肿部位，然后切口脑皮质，切口长约 1cm，用小号颅内压板逐渐向深部分离。在手术显微镜下进入血肿腔，用小号吸引器轻柔地抽吸血肿。抽吸过程中用生理盐水反复冲洗，清除血肿，检查血肿腔，若有活动性动脉出血用小剂量电凝止血，对于小的渗血用明胶海绵及脑棉压迫止血，确定无出血后可在血肿腔表面覆盖止血纱，并留置引流管。

3. 切口关闭　血肿清除后颅内压不高，脑搏动良好，即严密缝合硬脑膜，用人工材料固定颅

第十三章　颈动脉内膜切除术手术精要

第一节　颈动脉内膜切除术

一、历史与现状

脑血管疾病，即脑卒中或中风，是严重威胁人类生命和健康的三大疾病之一，在中国，其发病率、致残率和死亡率居首位，2008 年我国国民回顾性死因调查显示脑血管病已经超过肿瘤和心血管病，成为致死和致残的第一位疾病。

卒中也是功能障碍和生活质量下降的首要原因，20% 的存活者需要专人照料，15%　~30% 遗留永久性残疾。在中国，每年新发卒中约 200 万例，每年约有 150 万人死于脑血管病，平均每 15 秒就有 1 例新发病人，每 21 秒 1 人死亡。在卒中存活者中，约 3/4 的病人不同程度地丧失劳动能力，其中重度残疾者约占 40%，给个人、家庭和社会带来沉重的经济负担[3]。随着我国人口老龄化和群众生活方式的改变，卒中的发病率还将呈显著上升趋势，2012 年国家卫生计生委脑卒中防治工程委员会主办的中国脑卒中大会的资料显示，我国卒中发病率正以每年 8.7% 的速度上升，成为严重影响国计民生的重要公共卫生问题。由于 70% 以上的卒中都是首发事件，有效预防仍然是降低卒中负担的最佳途径。

过去人们往往把目光集中在出血性脑血管病上，事实上缺血性脑血管病占整个脑血管病的 3/4 以上。其中颈动脉粥样硬化导致的颈动脉狭窄是其中最常见的原因之一。动脉粥样硬化造成管腔狭窄，当狭窄大于 80% 则出现脑血流的降低。当局部脑血流量降低至每 100mg 脑组织 16ml/min 时，体感诱发电位消失，但细胞外 K^+ 活性无改变；此时的神经元损害是可逆的。局部脑血流量降至每 100mg 脑组织 6ml/min 时，细胞外 K^+ 活性突然增高，此时的结构损害是不可逆的。提示临床早期治疗缺血性脑血管病的必要性和重要性。导致脑梗死的机制，目前大多认为是动脉–动脉栓塞。栓子多来源于大动脉壁的硬化斑块或破碎的微栓子。其中颈动脉重度狭窄可通过外科干预，即颈动脉内膜切除术（carotid endarterectomy，CEA），即是俗称的颈动脉剥脱术。确切地说，称之为颈动脉斑块内膜切除术更为合理。

CEA 在问世至今已有约 60 年的历史了，20 世纪 90 年代一系列前瞻性随机对照研究如 1991 年的北美症状性颈动脉内膜切除试验（North American Symptomatic Carotid Endarterectomy Trial，NASCET）、1991 年的欧洲颈动脉外科试验（European Carotid Surgery Trial，ECST）和无症状颈动脉粥样硬化研究（Asymptomatic Carotid Atherosclerosis Study，ACAS）奠定了 CEA 在颈动脉狭窄治疗中“金标准”的地位。毋庸置疑，CEA 能有效降低卒中的风险。尽管颈动脉支架成形术（carotid angioplasty and stenting，CAS）问世时间很短，但发展很快，自本世纪以来，随着 CAS 技术和器械的成熟与完善，二者的比较一直在进行，CEA 一直在接受 CAS 的挑战。2006 年的重度症状性颈动脉狭窄病人颈动脉内膜切除术与支架形成术比较（endarterectomy versus angioplasty in patients with severe symptomatic stenosis，EVA-3S）试验和保护性支架血管成形术与颈动脉内膜切除术比较（the stent- supported percutananeous angioplasty of the carotid artery versus endarterectomy，SPACE）研究，及后来的国际颈动脉支架研究（International Corotid Stenting Study，ICSS），内膜切除术高危病人的保护性支架置入和血管成形术试验（stenting and angioplasty with protection in patients at high risk for endarterectomy，SAPPHIRE）和新近完成的颈动脉血运重建内膜切除术与支架置入术临床随机对照研究（Carotid Revascularization Endarterectomy *vs* Stenting Trial，CREST），都没有撼动 CEA "金标准" 的地位。2011 年，美国心脏病协会（American Heart Association，AHA）和美国卒中协会（American stoke association，ASA）关于颅外颈动脉、椎动脉疾病治疗的最新指南中，CEA 仍维持 "金标准" 地位。国内神经外科最早开展 CEA 手术的周定标教授认为，"CEA 已被公认为颈动脉粥样硬化性狭窄的最佳外科治疗手段"。周定标教授主编的《颈动脉内膜切除术》及王涛教授主译的《颈动脉内膜切除术：原理和技术》是国内最早出版的关于颈动脉手术的专著，也深深影响了后续开展 CEA 手术的神经外科、血管外科医生。

尽管如此，CEA 手术在国内尚未普及。因此，熟悉、掌握 CEA 手术精要及意外情况、并发症的处理尤为重要，有利于提高手术的成功率，降低围术期风险的发生。

二、颈动脉狭窄病因和病理

通常情况下，颈动脉狭窄属于老年性疾病，多见于伴有动脉硬化、高血压、糖尿病的老年病人。较少见于青年人，后者多见于自发性狭窄、肌纤维发育不良、动脉炎、颈动脉挫伤、放射性损伤、外伤等。

颈动脉狭窄的主要原因是颈动脉粥样硬化性斑块的形成，其高危因素有高血压、高血脂、高龄、糖尿病、冠心病、吸烟、肥胖、久坐少动等。同时发现此类病人中同型半胱氨酸（THCY）、C 反应蛋白（CRP）或超敏 C 反应蛋白（hsCRP）、血小板聚集率、纤维蛋白原、尿酸（UA）等均比普通人群增高。

颈动脉狭窄主要是由于颈动脉分叉部粥样斑块形成引起的。颈动脉分叉部狭窄是缺血性脑卒中的重要原因，特别是近期有短暂性脑缺血发作（transient ischemic attack，TIA）或小卒中的病人。

由于颈动脉分叉部涡流等血流动力学的变化造成该处内膜损伤，血液中血小板等有形成分易于沉积于此，久而久之形成粥样斑块，内膜及平滑肌细胞异常增生，造成局部血管狭窄。微生物感染被认为是其独立的危险因素，尤其肺炎衣原体、巨细胞病毒、幽门螺杆菌等的慢性感染，其炎症反应造成内皮细胞受损，促进颈动脉粥样硬化的发生和发展。

颈动脉狭窄最严重的后果是脑卒中。卒中是由于颈动脉狭窄使脑血流减少到临界状态以下，或者斑块碎片、血栓脱落随血流漂流到脑部阻塞较大的脑动脉而致。而 CEA 的手术目的就是预防卒中。

脑血液供应的主渠道是颈动脉系统和椎动脉系统，其中两侧颈动脉为脑组织供血，占人脑所需血液的 80% 以上。这些动脉在颅内又分成众多分支穿入脑内，供应脑组织的各个重要结构。一旦这些血管本身狭窄、闭塞或由于来自其他血管的栓子脱落而堵塞，同时又没有足够的侧支循环血管代偿供血，就会引起相关脑组织缺血乃至坏死，造成严重的神经功能障碍，如昏迷、肢体瘫痪、语言障碍、感觉障碍、偏盲、智能障碍等等，某些部位如脑干的梗死甚至可以造成病人死亡。

三、临床表现

临床上主要分为有症状颈动脉狭窄和无症状颈动脉狭窄两大类。

有症状颈动脉狭窄病人的常见症状为短暂性脑缺血发作（TIA），如一侧肢体一过性麻木、无力，一过性不全失语，一过性眼前发黑或视物不清，即黑矇，更典型的为病变侧的一过性单眼盲。也有病人表现为反复发生的腔隙性脑梗死或非致残性脑梗死。也可表现为不典型的、慢性脑缺血的症状，如头晕、头昏，甚至听力下降，反应迟钝，记忆力下降，嗜睡等。颈部听诊可闻及血管杂音，过重的狭窄有时反倒听不见颈部血管杂音了。颈部血管杂音的突然消失往往出现在突发血栓形成、闭塞的病人。

有相当部分病人平时无明显症状，而在体检

时发现颈部有血管杂音或彩超、CTA、MRA 甚至 DSA 发现颈动脉狭窄，均属于无症状颈动脉狭窄。

四、手术适应证、禁忌证及手术时机

根据大规模随机联合试验所推荐的内容和最新的美国心脏病学会（AHA）指南，建议对所有症状性狭窄≥50% 的病人（围术期卒中/死亡率≤6%）、无症状狭窄≥60%（围术期卒中/死亡率≤3%）的病人均应手术。有溃疡、溃疡出血、溃疡较深、表面多处不规则之易损斑块（不稳定斑块、软斑），更应积极、尽早手术。高龄，或存在介入治疗禁忌的病人，建议首选 CEA。

易损斑块（不稳定斑块，纤维帽薄或破裂、溃疡形成、斑块内脂质成分较多或出血）较之稳定斑块容易产生症状。

NASCET、ECST 建议对症状性颈动脉狭窄 70% ~99% 的病人应手术，对狭窄 50% ~69% 的病人，若因此狭窄引起的症状，尤其有溃疡存在，应积极手术；无症状狭窄≥70% 的病人应手术。

手术禁忌证：狭窄率小于 50%，或颈动脉分叉过高、已达颅底（C2 以上）、手术难以抵达，但神经外科在专用显微镜下 C2 水平的几乎都能做；非粥样硬化性狭窄，如动脉炎、放疗术后颈动脉狭窄；颈动脉闭塞时间过长、慢性闭塞，或闭塞颈内动脉远端不显影；有严重冠心病，近期（<6 个月）有心肌梗死或不稳定心绞痛，或严重心力衰竭；难以控制的严重高血压、糖尿病；严重慢性阻塞性肺病（COPD），全身情况差、难以承受全麻手术，或有严重精神障碍；重度脑卒中、同侧大面积脑梗死、伴意识障碍，尤其伴有同侧大面积梗死，再通后因过度灌注容易导致脑出血或梗死性出血。

手术时机：最好在发生 TIA 后 2 周内手术。合并冠脉支架置入术后者，一般要求在 1 年以后手术；但在不停"双抗"（阿司匹林、氯吡格雷）的情况下（手术当天停药）可在 1 个月后手术。

有明确的急性脑梗死，如磁共振弥散加权像上显示的高信号影，应该过了急性期再做，即发病 3 ~4 周后做较为稳妥。

五、术前影像检查

（一）颈动脉超声

颈动脉超声是发现颈动脉狭窄的首选检查，因其简便易行、无创实时成像、价格低廉、设备普及等而广泛用于颈动脉狭窄的初筛、术中监测和术后随访，可检出颈动脉的管壁、管腔和斑块性质。与血管造影（DSA）诊断符合率高达 91%。除普通 B 超（灰阶超声）外，其中超声多普勒双功仪（Duplex Ultrasound）能同时检查各部位血流动力学改变，以血流频谱形态和血流速度反映血流动力学改变，推测管腔改变（图 13-1）。

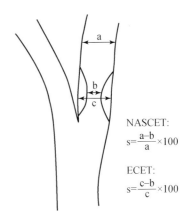

NASCET:
$$s=\frac{a-b}{a}\times100$$

ECET:
$$s=\frac{c-b}{c}\times100$$

图 13-1　超声多普勒检查颈动脉狭窄计算方法

直径狭窄率的计算方法：a 代表颈动脉窦远端正常颈内动脉的最大内径，b 代表最狭窄处的内径，c 代表最狭窄处假想的正常内径。面积狭窄率很难反映真实的狭窄程度。

NASCET 法：狭窄率 s(%) = (a−b)/a×100
ECST 法：狭窄率 s(%) = (c−b)/c×100

而现在超声更多采用的是流速狭窄率：根据血流动力学原理，在一定范围内动脉狭窄程度与血流速度呈正比。澳大利亚墨尔本奥斯汀血管外科实验室（以下简称奥斯汀）研究表明，当颈总动脉狭窄率在 75% ~89% 时，颈动脉血流速度明显上升，狭窄率达到 90% 血流速度达到高峰，而当狭窄>95% 以上时，由于管腔内血流明显受阻，颈动脉血流速度反而下降，从而说明血流速度的变化可在一定范围内反映颈动脉狭窄程度。

流速狭窄率分为 4 个级别：

狭窄率	流速
<50%	<125cm/s
50%～69%	125～230cm/s
≥70%～99%	>230cm/s
完全闭塞	血流信号消失

由于超声能实时了解前后交通动脉开放情况，能测流速、阻力、斑块性质，因而有 CTA、DSA、MRA 等其他影像不可替代的优势。

（二）磁共振血管成像（MRA）和高分辨磁共振血管成像（HRMRI）

MRA 对颈动脉狭窄有高度敏感性和特异性，具有无创性的优点，其缺点是有时出现夸大效应，普通 MRA 成像质量远不如 CTA 和 DSA；而 HRMRI 其轴位像因能显示斑块和管壁的情况，显示斑块性质而越来越受到重视。

（三）CT 血管造影（CTA）

随着 CT 技术的发展，加上比 DSA 价格低、基本上无创，成像质量高、所用时间极短、门诊就能做，近年来 CTA 在术前诊断、评估颈动脉狭窄方面基本上可替代 DSA。其图像清晰逼真，重建的三维立体图像可旋转，可从不同角度观察，同时能显示骨性标志，同时能显示弓上头颈部动脉全貌。可以说，做 CEA 手术，术前确诊做 CTA 基本上够了，一般不用做 DSA。CTA 缺点是仍需接受 X 射线及造影剂。与 DSA 比较：敏感性为 92%～100%，特异性为 92%～96%，与 DSA 一致性为 85%。

（四）数字减影血管造影（DSA）

数字减影血管造影（DSA）被认为是迄今为止诊断颈动脉狭窄的"金标准"。其判断狭窄的部位、程度、范围优于其他检查，但缺点是有创、需接受 X 射线及造影剂、价格偏高、需要住院，偶可出现斑块脱落、动脉痉挛等并发症。

六、术前准备、评估及用药

原病人口服的阿司匹林及他汀类药物继续使用。不需要"双抗"。高血压病人需口服降压药控制血压，糖尿病病人常规药物控制血糖。心肺检查及评估尤为重要，如胸 X 线片、肺功能测定（必要时加血气分析）、心电图、超声心动图，必要时加做心肌酶化验、甚至冠脉 CTA 或 DSA。术前麻醉耐受性评价。如果下午手术，上午注意给病人补液。

七、麻醉

无论是局部麻醉、区域麻醉或者是全身麻醉，颈动脉重建麻醉方式的选择对于外科医生来说具有高度的个体化。目前多数学者采用全身麻醉。经鼻插管、经口插管兼可，但颈内动脉狭窄及斑块延伸至颈 2 上缘水平时，采用鼻插管可使下颌角后方的空间加宽 1.5cm。阻断期间常用去氧肾上腺素提升血压，较基础血压升高 20～30mmHg，以增加脑部供血。

八、手术方法及注意点

病人取仰卧位，肩胛间垫小枕，头部后仰过伸并转向对侧（图 13-2）。两个无影灯位于切口平行线上方，一个从头侧照向切口下段，另一个从脚侧照向切口上段。具体方法主要有经典的标准颈动脉内膜切除术（standard carotid endarterectomy，sCEA）和外翻式颈动脉内膜切除术（eversion carotid endarterectomy，eCEA）。

（一）标准颈动脉内膜切除术

取胸锁乳突肌前缘做直切口。于熟练者，尤其神经外科使用显微镜多数情况下切口 4cm 长即可。切口高低取决于术前 CTA 或 DSA 分叉定位。切口上端最高可达耳后区，下端最低可达胸骨上切迹（图 13-2），切开皮肤后用单极电刀切开皮下、颈阔肌，沿胸锁乳突肌前缘向深处做锐性解剖，结扎、剪断越过术区之面总静脉，显露、剪开颈动脉鞘。当看到颈动脉时静点肝素 5000U。

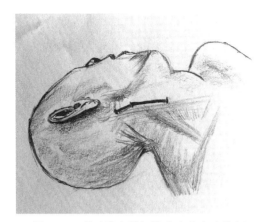

图 13-2　颈动脉内膜切除术头位和皮肤切口

在颈动脉鞘上用 1-0 丝线缝 4~6 针十分有用，可以使颈动脉从血管床上提升，使之变浅，便于操作，这是任何牵开器做不到的，也不会阻挡视线、影响操作。显微镜下使用颈动脉内膜切除术专用器械进行显微操作，注意勿损伤副神经、迷走神经、舌下神经、喉上神经、喉返神经等。遇高分叉时，为更好地显露颈内动脉，过去认为需切断二腹肌后腹，游离、上牵舌下神经主干。事实上用小甲钩由助手向上牵拉，绝大多数情况下并不需要切断二腹肌即能充分显露颈内动脉远端。其向下走行的舌下神经袢支可切断，如果不是遮挡颈动脉操作，尽可能不切断袢支。先后游离颈总动脉（CCA）、颈内动脉（ICA）、颈外动脉（ECA）及甲状腺上动脉（STA），分叉部外膜注入 1% 利多卡因 0.5~1ml。先后用专用钳（夹）阻断 ECA、CCA、ICA，STA 用 7 号丝线绕两圈控制。用 15 号刀片纵行切开颈总动脉前壁，并用 Potts 剪向颈内动脉近段延长切口（图 13-3），切口总长通常为 4~5cm（视斑块范围而定），注意用无创镊提起动脉壁切口缘，找到正确的界面非常重要，用专用剥离子从切缘向中心环形分离内膜及斑块，切除斑块。其中要注意，剥除颈内动脉的斑块同剥除颈总动脉的斑块有一些技术上的差异。剥除颈总动脉的斑块几乎总是需要锐性切断其近端（图 13-4），但要从颈总动脉中完全去除斑块几乎是不可能的。但在分离过程中颈内动脉的斑块像羽毛的末端常常逐渐变薄变细，会在颈内动脉上端未暴露的区域留下一个光滑的内膜边缘。还和颈总动脉不一样的是，应完全剥除动脉粥样斑块，不留残存是非常重要的。可以用脑棉做成的"花生米"在肝素盐水冲

洗下摩擦剥离斑块后的血管内壁使之"抛光"。悬浮、飘起的内膜斑片用圈颚仔细清除平整。剥除斑块过程中如果不断有血液涌出，则注意检查阻断夹是否夹闭可靠，或注意分叉部有时会发出咽升动脉（APA），术中必须控制。如远端内膜有浮动，可用 6-0 Prolene 双臂线纵行"钉合" 1~2 针，线结打在血管外。斑块切除后用肝素盐水（肝素 20000U/500ml 生理盐水）冲洗，6-0 Prolene 线连续缝合。待缝最后一针时，暂时松开 ICA 控制钳见回血良好，再用肝素盐水反复冲洗，排出气泡及斑块碎屑。缝完后先松开 ECA、STA、CCA，10 秒钟后松开 ICA，查无漏血，缝合处外覆两层速即纱。放置 12 号引流管，逐层关闭切口。可以用 2-0 可吸收线缝合内侧鞘壁与胸锁乳突肌。通常不需要鱼精蛋白中和肝素。

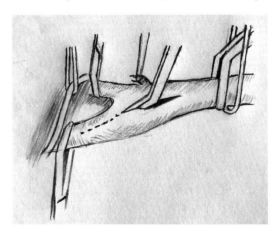

图 13-3　延长颈内动脉近段切口

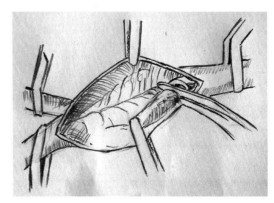

图 13-4　剥除颈总动脉的斑块锐性切断其近端

（二）外翻式颈动脉内膜切除术

显露、分离、阻断颈动脉同 sCEA。颈内动脉远段要显露足够长，应超过斑块远端 1cm。沿

分叉处下缘斜行切断颈内动脉（图13-5），先松开一下颈内动脉阻断夹，见有明显反流血，表明其侧支循环良好，即可再夹闭颈内动脉。提起颈内动脉，用显微剥离子分离血管断端处一圈，用无创镊夹住颈内动脉外、中膜，轻柔地向上翻起至斑块远端，将斑块切除（图13-6）。仔细修整切除边缘及剥离面，防止碎屑残留，肝素盐水反复冲洗。然后将颈内动脉断端吻合于颈总动脉切断处。如有血管迂曲、扭结，要彻底松解其周围的约束和粘连，拉直并剪掉颈内动脉起始部多余部分，再沿纵轴剪一适当小口，修剪血管断端，使之与颈总动脉切口大小相当，用6-0 Prolene双臂线进行端侧吻合，锚定一针后先连续缝合吻合口后壁，再缝合前壁（图13-7），缝最后一针前松开颈内动脉（ICA）阻断钳，见反流血良好，缝合打结。开放血管方法同sCEA。

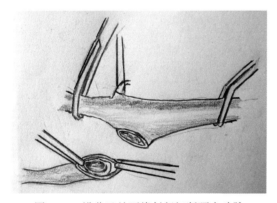

图13-5　沿分叉处下缘斜行切断颈内动脉

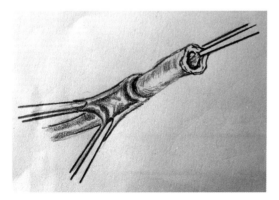

图13-6　分离血管断端，向上翻起至斑块远端，
将斑块切除

eCEA优点：术中向远端剥离增厚的内膜和粥样斑块更方便、范围更大；避免纵行切开血管后缝合而引起的再度狭窄；在ICA较细、狭窄段较长时

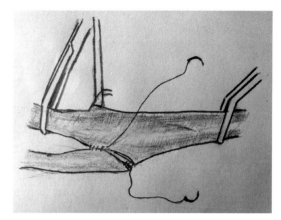

图13-7　缝合颈内动脉前壁

不需要补片；必要时可扩大吻合口，缝合时方便，由于吻合口在颈动脉膨大部，且为端端吻合，吻合中再狭窄的概率大大降低，一般为0.3%~1.9%，而同组报道的传统术式为1.1%~6.9%，也大大缩短了阻断时间，从而降低了术后卒中等并发症；避免切开颈动脉球；如遇ICA过长、迂曲、扭结、打折等易于截短拉直，使血管走行更加自然顺畅。

eCEA缺点：eCEA对操作者技术要求相对较高，术中难以使用转流管。要求术者非常熟练，如操作不当易造成动脉损伤、出血等并发症；术后早期高血压的发生率较高，可能与广泛分离颈动脉分叉处，损伤颈动脉体神经有关。同时也不适用于颈动脉远端钙化性狭窄。eCEA需要暴露较长段的ICA，因此对分叉较高或颈部较短的病人不宜采用。

九、术中技术

（一）术中转流

颈动脉内膜切除术期间动脉转流装置应用的必要性，是神经血管外科治疗中最受争议和争论时间最长的问题之一。颈动脉外科医生通常将其分为3种情况：一种是所有手术中均使用转流装置的，一种是某种术中监测表明需要时使用转流装置的，一种是无论临床需要抑或监测结果需要，从不使用转流装置的。

以术中采用Edwards颈动脉转流管为例。分离及阻断方法同sCEA。纵行切开颈总动脉前壁并向颈内动脉近段延长切口，松开 CCA 阻断钳，先将转流管 CCA 端插入 CCA 管腔内，见回血后注入转流管 CCA 端水囊生理盐水 1.25~1.5ml，束紧 CCA 血管外 Rummel 束带或上转流管夹，同法将转流管 ICA 端插入 ICA，见回血后注入水囊 0.25ml 生理盐水、束紧 Rummel 束带上转流管夹。回抽转流管装置中央管，将碎屑、气泡排出，确认转流建立并通畅（图 13-8），然后剥离斑块，肝素盐水冲洗，最后从两端向中央缝合。待缝至最后 1cm 时放掉水囊，拔出转流管，关闭血管方法同 sCEA。围术期脑卒中发生的原因之一是术中阻断颈动脉所致的脑缺血，以及术中斑块及碎屑脱落而导致的脑栓塞，因此需要术中脑保护。多数学者主张根据术中颈动脉反流压、脑电图（EEG）、TCD、诱发电位等监测结果，有选择地使用转流管。Schneider 认为，选择性地使用转流管可以基于术前评估，但更多的是决定于术中脑灌注的充足情况。转流管的置入保证了脑灌注，使术者从容地操作，避免出现失误。Ballotta 报道 624 例使用术中转流的 CEA 手术，其围术期脑缺血的发生率仅 0.6%，显示出其明显的脑保护作用。尽管有作者主张术中常规运用转流管，但笔者主张还是根据情况选择性地使用。但转流管可能会造成 ICA 远端内膜损伤、气栓或微小栓子脱落引起栓塞，可增加手术操作难度，延长手术时间。

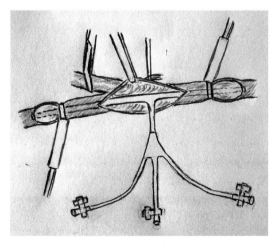

图 13-8　确认转流建立并通畅

（二）补片成形术

使用补片的目的是预防发生再狭窄。对 ICA 过分纤细（≤3mm 或 5mm）可能引起术后狭窄和可能出现血栓时，可以直接选择人工补片修补。补片成形术是加宽血管、防止再狭窄的重要措施。

颈动脉切开、剥离斑块后，取颈动脉补片，区分内外面，先将补片一端修剪成渐细状，置于颈内动脉远端先锚定一针：取 6-0 双臂 Prolene 线，一针从补片尖端外面进针，从补片内面穿出，再从颈内动脉切口最上端血管内面进针，从血管外壁穿出，打数个外科结。分别用两针由远及近缝合补片和动脉切缘，总是由外向内穿过补片，再由内向外穿过动脉壁，缝线距补片和动脉切缘约 1mm，针距 1mm。在一侧缝数针，对侧再缝数针，以维持对称。缝至分叉部时，轻拉补片近端至动脉切口近端处横断，并修剪成渐细状。取另一 6-0 双臂 Prolene 线从近端开始缝合，方法同前，远近端缝线会合后，先在一侧打结，另一侧在缝线抽紧打结前，暂时松开颈内和颈外动脉控制夹，见血液反流良好，冲出碎屑和气泡，结扎缝线（图 13-9）。

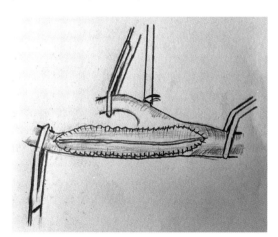

图 13-9　缝合颈内动脉切口

Loftus 普遍采用 Hemashield 补片 8 年以来，术后间断行常规多普勒扫描，在扫描观察下明显再狭窄率几乎降低到零。补片有自体的（如大隐静脉）和人工合成的两种。

补片的缺点：可能有动脉瘤形成、补片破裂、感染和阻断时间延长等。

（三）显微外科技术

术中采用显微外科技术，主要体现在高位分叉显露和血管缝合时。高位分叉因暴露困难、易伤神经曾被视为手术禁忌。对此术中均采用鼻插管，可使下颌角后方的空间加宽 1.5cm。CEA 的成功不但取决于熟练的手术操作，而且专业化的手术器械是必不可少的。显微镜下向上牵拉二腹肌后腹，分离上牵位于二腹肌深面或下方的舌下神经，慎用或不用电凝，以免造成永久性神经损伤。分离时紧贴动脉壁以防损伤迷走神经。显微镜可使得血管修补术更出色，并且较少引起血管狭窄。显微镜良好的照明和适度的放大，使得神经血管的解剖辨认及保护更加容易，可明显降低损伤的概率；显微镜下术者能更迅速更精确地找到粥样斑块与动脉肌层的界面，有利于斑块完全切除，容易发现剔除残留的斑片；可以清晰显示斑块的"终点"和远端 ICA 腔，确切判断有无内膜游离漂浮，一旦漂浮也易于钉合；能使动脉切口缝合更加精确，避免两端未能缝合全层所致的内膜分离和因外膜卷入引起的血栓形成及缝合不当造成的狭窄扭曲，尤其在 sCEA 时更为重要。分离解剖颈动脉要轻柔准确，避免过度牵拉、挤压或钳夹斑块部位。操作中的每一步都是确保术后不发生卒中的关键。

显微 CEA 是治疗动脉粥样硬化性狭窄的有效和安全的方法，借助此可将大量无定形坏死物质、含铁血黄素沉积及吞噬脂质的泡沫细胞清除，而使颈内动脉恢复血流通畅。

十、术中监测和脑保护

（一）术中监测

颈动脉内膜切除的术中监测技术亦有许多进展，包括两大类：

1. 血管完整性监测 残端压测定（stump pressure）、局部脑血流量测定（rCBF）、术中视网膜动脉压（retinal arterial pressure）、经颅多普勒超声（transcranial Doppler，TCD）等。

2. 脑功能监测 脑电图（EEG monitoring）、体感诱发电位（somatosensory evoked potentrial，SSEP）以及近红外线光谱测量（near infrared spectrum instrument，NIRS）等。

目前临床应用最多的是 TCD 和 SSEP。而术中血管造影特别是荧光造影可以马上验证血流重建的情况。

（二）术中脑保护

1. 增加脑血流量 最常用的方法是颈动脉阻断期间升高平均动脉压，较基础血压升高 20～30mmHg，以增加脑部供血。

2. 降低代谢要求 需要术中麻醉师的配合。

第二节 颈动脉内膜切除术中紧急情况、并发症及处理

一、术中心动过缓或心搏骤停

分离颈动脉球部、分叉外侧壁尤其 ICA 起始段外侧壁时，会造成突发心率下降或心搏骤停。分离前要球部外膜注射 1% 利多卡因；要常规嘱麻醉师备阿托品，必要时立即静脉推注，并立即停止分离该处，待心率上升至正常后再继续分离。

二、血管撕裂

找不到斑块与血管壁的正确界面时剥离子会把血管壁剥透，修补不佳会造成术后血栓形成。

尤其遇到钙化严重的斑块，斑块往往会侵蚀血管壁，剥离时也会剥离透血管壁。特别是钙化斑块剥离 ICA 时易导致 ICA 远端变薄、撕裂，难以缝合。常规需要准备补片进行修补。撕裂或剥透血管壁，或缝合时外膜卷入，都会造成血栓形成。如果 ICA 严重撕裂、难以修补，甚至血管壁"不够用了"，此时可将 ECA 远端结扎，修剪 ICA，将 ECA 远端吻合在 ICA 远端，而"牺牲"了 ECA。

三、颈动脉夹层

往往是处理 ICA 远端不当造成的。ICA 远端

内膜切除段的斑块切除不完全或不彻底，远端内膜翘起，内膜活瓣形成。术中要延长颈动脉切口至病变以上平面以降低夹层出现的概率；通常要钉合几针，纵行钉合，线结打在血管外。术后影像复查发现夹层后应及早介入支架置入是首选；或再次手术，可以加补片修补，但手术可能很难显露夹层最远端而造成术后再次夹层形成甚至闭塞。

四、动脉瘤

颈动脉重度狭窄，缝合颈动脉前壁时担心由于缝合过度而造成再狭窄，于是缝合前壁时缝针距离动脉切缘过近，造成术后前壁动脉瘤形成。或剥离侵入动脉肌层的钙化斑块时造成动脉壁菲薄，术后形成动脉瘤。术后出院前常规复查 CTA 及术后定期复查彩超或 CTA 是发现动脉瘤的关键。一旦发现术后动脉瘤，应尽早处理，以防破裂。根据具体情况采取介入支架辅助栓塞是主要措施；也可开刀再次手术切除动脉瘤，一般加补片修补，以防再次形成动脉瘤。放置顶部补片使 CCA 到 ICA 的血流最大化。

五、急性血栓形成与闭塞

往往术后病人突发对侧肢体活动受限或语言障碍，立即复查头 CT、弥散相 MRI 除外大面积脑梗死，同时立即查颈动脉超声、CTA 或 DSA，确诊是 ICA 急性血栓形成、闭塞，应急诊手术取栓。原切口打开伤口，夹闭 CCA、ECA，临时控制 STA，ICA 不必夹闭。打开缝合的动脉前壁，清除血栓。可以用吸引器吸出血栓，也可以将 8 号导管剪成 15cm 长，然后连接到 10ml 的注射器上，用来探测颈内动脉。在颈内动脉中前移导管，将注射器拉回建立回吸力，当回抽导管时常常会拉下远端的血栓。但需常规备用 Fogarty 取栓导管，ICA 远端血栓用 2F 或 3F 型号的为佳，2F 更细。ICA 大量的反流血涌出是取栓成功、血流重建成功的标志。如果没有明显的反流血，明智的做法应该是结扎残端，关闭 ICA，而不是试图重建血流，否则上行血流前端的血栓会被冲进颅内循环。按说明书远端水囊不可打水过量，以

免血管破裂造成致命性的后果。但是一定记住应用这些装置有形成颈动脉-海绵窦漏的风险。对于颅内段急性血栓形成，规定的时间窗内溶栓治疗是首选。

六、术后病人意识不清

通常手术结束就让病人清醒，拔管检查语言及四肢活动情况。去除麻醉过深的原因，术后病人不醒，应立即行头颅 CT，看是否有脑出血（过度灌注）或脑梗死，并作相应处理。

七、术后高血压与高灌注综合征

术后高血压的危险性在于脑过度灌注、脑出血，尤其术后 48h 内。高血压发生机制可能是颈动脉球部压力感受器敏感性增高所致。术中避免过度游离颈动脉分叉处，保留颈动脉体化学感受器，以免术后发生高血压。外翻式更易出现。控制高血压至关重要，一般采用硝酸甘油、乌拉地尔（亚宁定）等静脉点滴，控制收缩压在 120～130mmHg 为佳，进食水后加口服降压药。

高灌注综合征以脑出血最为严重，发生率约 0.5%，可表现为头痛、抽搐，为脑血管自动调节功能失调，颈动脉血流一旦恢复，缺血区脑血容量急剧增加所致。多见于颈动脉极度狭窄、侧支循环差的病人。如果出现脑组织过度灌注可适当给予甘露醇、依达拉奉、激素治疗。大量出血需要急诊开颅手术。

八、术后低血压

常因颈动脉窦压力感受器功能紊乱所致，抑制了中枢神经系统及交感神经的活动，出现低血压、心率下降。血压过低可能导致脑灌注不够而引发脑梗死。同时，血压过低还会引发冠脉缺血而导致心肌梗死。收缩压通常不能低于 100mmHg。预防及处理措施：静脉应用升压药，术中窦部应用利多卡因。

九、脑缺血及脑梗死

为 CEA 主要并发症，与术中阻断时间过长、

低血压或术后血栓形成等有关。升高血压、适当的脑保护、熟练的手术操作、缩短术中阻断时间等可避免其发生。缝合血管时要避免外膜卷入以防血栓形成。大面积脑梗死需急诊去骨瓣减压。

十、心肌梗死

心肌梗死是 CEA 术后最严重的并发症，也是导致病人围术期死亡的主要原因。颈动脉狭窄往往合并冠脉狭窄，术前心脏功能评估至关重要，必要时术前做冠脉 CTA 或 DSA。术后一旦病人出现心前区憋闷、疼痛、憋气、血压下降等症状，应立即抽血化验心肌酶等、做心电图检查，病人卧床、吸氧，急请心内科会诊，插管、抢救。理想的是能快速转往 CCU 由专科医师抢救治疗，可降低死亡率。如术前明确颈动脉重度狭窄合并冠脉重度狭窄，可行同期颈动脉内膜切除术联合冠脉搭桥手术。

十一、术后气管插管拔除的时间

有作者主张延迟拔管，以防术区血肿压迫气管引起窒息的危险。病人术后入 ICU 监测，给予适量镇静剂、止痛剂，要 6 ～ 12 h 后才拔管。延迟拔管不无道理，但如插管时间过长，病人及家属难以接受；需接同步呼吸机，增加肺部感染机会及病人费用；持续给镇静药容易掩盖术后早期可能出现的肢体活动及语言变化，错失及早发现血栓及梗死的时机；插管时间长，拔管后病人可表现一过性声嘶、吞咽困难、咽部疼痛等。鉴此，笔者主张手术结束即让病人清醒，拔管后检查肢体及语言功能，再入 ICU。血压平稳后，次日即拔掉尿管让病人下床活动。

十二、皮下血肿

发生率 3% ～ 5%。同样由于病人手术前、中、后使用抗凝血药物，术后又不能用止血药，易发生皮下血肿。要避免皮下血肿，而显微 CEA 强调术中每一步止血确实，术后颈部伤口敷料外置细沙袋压迫止血 1 ～ 2 天，此时，术后引流常常只有 10 ～ 20ml 引流液，出现皮下血肿的概率

极低。

十三、脑神经损伤

包括面神经下颌缘支、舌下神经、喉上神经、喉返神经、副神经损伤在内的最常见的并发症，可以表现为伸舌困难、声音嘶哑、喝水呛咳、吞咽困难、局部感觉麻木等。切口上部应距离下颌角 2cm 以上，以免损伤面神经下颌缘支。分离分叉上方，特别是在高分叉的情况下注意避免损伤舌下神经，剪刀锐性分离、避免双极电凝使用可减少损伤舌下神经。而分离、牵拉 ECA 内侧、STA 内侧及周围、CCA 内侧时要紧贴动脉壁，拉钩也要避免用力向深部内侧牵拉，这样可以减少对喉上神经、喉返神经损伤的概率。分离 CCA、ICA 外侧壁时也要紧贴动脉壁，以免损伤其外后方的迷走神经。这些损伤多数是亚临床的或轻微的并且可自行恢复，多归因于过度牵拉而不是横断损伤（一旦损伤应立即修复）。发生率 1% ～ 5%，0.3% 为永久损伤。显微手术及熟练的技术操作可大大降低其发生率。

十四、消化道出血

很少见。术后出现消化道出血可能与术前长期抗血小板治疗有关，或病人有潜在的消化道病变，加上术中和术后大量抗凝治疗、难以控制的高血压、手术应激等原因而诱发。早期鱼精蛋白中和、输血、补液、抗休克、抗酸治疗，停用抗凝药物是治疗关键。

十五、远期再狭窄

术后再狭窄除了和缝合操作不当有关外，可能还因损伤反应，或内膜过度增生。很难通过普通的再次 CEA 手术改善。若再手术，往往需要补片成形术加宽血管；也可选用腔内球囊扩张或支架成形术治疗。

十六、术后用药

有人主张术后 24 小时内常规肝素 2500U 静

脉点滴，每6小时1次，共用4次，但也有作者主张不用。术后次日口服阿司匹林，长期服用，100mg/d，国外用量可达325mg/d。术后注意控制血糖、血脂。

（王涛）（绘图：王涛）

参考文献

1. 王涛,武文元,王凯,等.显微颈动脉内膜切除术治疗颈动脉狭窄和闭塞.中华外科杂志,2009,47（6）：407-410.

2. 王涛,翟宝进.颈动脉内膜切除术：原理和技术.2 版.北京：人民军医出版社,2009,1-64.

3. 周定标.颈动脉内膜切除术.北京：人民军医出版社,2005.

4. 周定标,许百男,余新光,等.颈动脉内膜切除的围术期并发症及防治策略.中华神经外科杂志,2010,26（10）：867-870

5. Bremner AK,Katz SG. Are octogenarians at high risk for carotid endarterectomy? J Am Coll Surg, 2008, 207：549-553.

6. Brott TG,Halperin JL,Abbara S,et al. 2011 ASA/ACCF/AHA/AANN/AANS/ACR/ASNR/CNS/SAIP/SCAI/SIR/SNIS/SVM/SVS Guideline on the management of patients with extracranial carotid and vertebral artery disease. J Am Coll Cardio,2011,57（8）：E16-E94

7. Harthun NL,Baglioni AJ Jr,Kongable GL,et al. Carotid endarterectomy：update on the gold standard treatment for carotid stenosis. Am Surg,2005,71：647-651.

8. Naylor AR. Is surgery still generally the first choice intervention in patients with carotid artery disease? Surgeon,2008,6；6-12.

9. Barnett HJM,Taylor W,Eliasziw M,et al. Benefit of carotid endarterectomy in patients with symptomatic moderate or senere stenosis. N Engl J Med. 1998,339：1415-1425

10. MRC Asymptomatic of carotid surgery trial（ACST）collaborative group. Prevention of disabling and fatal strokes by successful carotid endarterectomy in patients without recent neurological symptoms：randomized controlled trial. The Lancet,2004,363：1491-1502.

11. Rothwell PM,Eliasziw M,Gutnikov SA,et al. Analysis of pooled data from the randomized controlled trials of endarterectomy for symptomatic carotid stenosis. Lancet,2003,361：107-116.

12. Friedman SG. Clinical application of eversion carotid endarterectomy. Vasc Endovascular Surg, 2003, 37：239-244.

13. Schneider JR,Novak KE. Carotid Endarterectomy with routine electroencephalography and selective shunting. Semin Vasc Surg,2004,17：230-235.

14. Mehta M,Rahmani O,Dietzek AM,et al. Eversion technique increases the risk for post- carotid endarterectomy hypertension. J Vasc Surg,2001,34：839-845.

第十四章　血管内治疗手术精要

第一节　颅内动脉瘤介入治疗手术精要

无论是开颅手术夹闭还是血管内治疗，颅内动脉瘤治疗的目标都是将动脉瘤自血液循环中完全隔绝以防止其生长和破裂。血管内介入治疗技术根据是否保留载瘤动脉可分为重建性治疗和非重建性治疗两大类。非重建性治疗主要是包括动脉瘤体及载瘤动脉的原位闭塞术和近端载瘤动脉闭塞术，术后血流代偿性增加的部位新生动脉瘤的风险增加，多见于前交通动脉和基底动脉顶端。术前应常规行球囊闭塞试验以判断病人能否耐受载瘤动脉闭塞，但即使闭塞试验阴性者仍有4%～15%的缺血事件发生率。目前仅作为部分难治性动脉瘤，如假性动脉瘤、末梢动脉瘤和夹层动脉瘤的可选方法。重建性治疗技术包括单纯弹簧圈栓塞、球囊辅助栓塞、支架辅助栓塞和血流导向装置等方法。动脉瘤囊内弹簧圈栓塞是目前颅内动脉瘤的最基本治疗方法。

一、动脉瘤血管内治疗手术精要

（一）治疗入路的选择

良好入路是手术成功的关键，而合理的动脉入路选择也是动脉瘤血管内介入治疗成败的决定因素。对于血管径路极度迂曲或扭转的病人，可使用长鞘以提高输送系统的支撑力；对后循环动脉瘤可以采用同侧的桡动脉入路。导引导管在动脉瘤的血管内栓塞治疗中发挥着提供支撑和径路的作用。术中要求导引导管尽可能接近颅底（颈内动脉岩骨段和椎动脉V2水平）以提高微导管操控的安全性和稳定性。

（二）工作角度与微导管超选

1. 如何选择合理的工作角度，是开始颅内动脉瘤栓塞治疗的重要步骤。三维旋转血管造影的应用，使术者能够更加清楚地了解动脉瘤及载瘤动脉的空间结构。术中至少选择两个工作角度，一个选择动脉瘤瘤颈切线方向的投照角度，另一个选择动脉瘤瘤轴线方向的投照角度，以便判断弹簧圈在瘤内的填塞状态及是否突入载瘤动脉；同时还应该兼顾能否显示远端血管结构。

2. 应该根据动脉瘤及其与载瘤动脉的解剖关系进行准确的微导管的塑形，以保证微导管安全、方便及稳定的超选及填塞。对于Willis环以远的末梢病变，应该考虑选择顺应性较好的微导管；而对于需要复杂塑形的病变，可选择支撑力较好的微导管。载瘤动脉和动脉瘤的角度决定着选择何种形态的微导管。良好的塑形是成功栓塞动脉瘤的第一步，根据瘤体纵轴和载瘤动脉的夹角以及动脉瘤长径和载瘤动脉的直径，可以确定微导管塑形角度及长度。塑形理想的微导管甚至不需要微导丝的导引，直接进入到动脉瘤内1/2的位置，并在填塞动脉瘤时，微导管能紧靠载瘤动脉的对侧壁获得必要的张力，使头端自由地变化位置。

（三）弹簧圈填塞与常用辅助技术

1. 动脉瘤囊填塞技术　对于形态规则的动脉瘤，首枚弹簧圈的选择应略大于动脉瘤的最大径以利于成"篮"；但对于微小或者形态不规则的动脉瘤则选择等于或略小于瘤体最大径的弹簧圈。部分呈"腊肠状"动脉瘤可以采取分步填塞的方法，根据动脉瘤的宽度选择合适弹簧圈，而非最大径。其后根据填塞过程中微导管的位置及输送阻力选择后续的弹簧圈直径和长度。在弹簧圈栓塞过程中应注意尽量慢地填塞，适当调整微导管的张力，以改变弹簧圈的走向，利于弹簧圈的成"篮"和填塞。对于部分复杂宽颈动脉瘤，可以采用双导管技术进行栓塞治疗，该技术在动脉瘤内先后或同时操控两枚弹簧圈，达到既适宜动脉瘤形状使弹簧圈分布均匀又能稳定成"篮"的效果。

2. 动脉瘤的辅助栓塞技术　颅内宽颈动脉瘤是血管内治疗的难题，为避免弹簧圈填塞过程中突入载瘤动脉，可在载瘤动脉内采取临时性或永久性的辅助栓塞策略。

（1）临时性辅助栓塞技术：包括微导丝或微导管辅助瘤颈成形技术以及球囊辅助栓塞技术。1997 年，最早报道的球囊辅助栓塞技术（remodeling technique）在很大程度上解决了宽颈动脉瘤介入治疗难题，其优点包括：①瘤颈重新塑形，成"篮"更稳定，栓塞更致密；②由于血管内不需要置入异物，围术期可避免抗血小板聚集治疗；③并发出血时可以充盈球囊临时止血。但由于需要阻断血流，可能引起血栓栓塞并发症及加重脑组织肿胀。同时，存在延期的弹簧圈突入载瘤动脉可能，而无法适用于特别宽颈、梭形及夹层动脉瘤。

（2）血管内支架辅助栓塞技术：血管内支架的应用，特别是多种颅内专用支架进入临床，包括 Neuroform、Enterprise、Lvis、LEO、Solitaire支架等，使动脉瘤的血管内治疗的适应证不断拓展，并更加安全有效。不同的支架其设计和输送与释放技术也不同，要求术者详细了解不同的器具，同时，支架植入策略也从早期的微导管穿越支架技术逐渐发展到支架半释放或后释放技术，对于特殊病变也可采取 Y 型支架技术等。支架在动脉瘤的血管内治疗中，除了发挥机械阻挡作用和改变血流动力学特性外，还可促进瘤颈的生物学修复，有助于载瘤血管的重建，降低动脉瘤复发的风险。但支架辅助技术需要应用抗凝和抗血小板的药物，有可能导致待栓塞的动脉瘤破裂出血、干扰和延迟动脉瘤内的血栓形成、增加后续开颅手术的难度和风险，而存在一定的争议。

（3）血流导向装置（flow diverter，FD）植入术：作为颅内动脉瘤血管内治疗的重大突破，体现出从动脉瘤囊内填塞到载瘤血管重建的治疗理念转变，为复杂性动脉瘤的治疗带来了全新的方法。其设计聚焦于将血流从动脉瘤内导向远端血管以促进动脉瘤内血栓形成。

二、动脉瘤血管内治疗意外情况处理

尽管血管内治疗较手术夹闭的创伤小，但却是神经介入放射学领域中最为危险的；并且往往是不可预见的。因此，能够意识到可能存在的技术困难、并发症以及在这些治疗过程中可能出现的不良反应是至关重要的。

（一）血管内治疗缺血并发症

在血管内治疗过程中对血管壁机械性刺激可造成血管痉挛，而过多的粗暴操作可导致医源性夹层的发生。尽量轻柔操作和避免对血管的刺激是避免此类并发症的关键。血栓栓塞是血管介入治疗最常见的并发症，这可能与血管刺激、术前高凝状态、瘤内血栓的脱落以及抗凝和抗血小板聚集治疗不充分相关。术中肝素化监测、动脉内的持续灌注以及个体化的抗血小板聚集治疗方案，有助于减少血栓栓塞事件的发生。此外，支架能否与血管壁满意贴合或者支架是否充分打开，可能也是血栓形成的一个重要因素。应用 C臂 CT 有助于判断支架在体情况，必要时需要采用球囊扩张成形术。

（二）血管内治疗出血并发症

动脉瘤栓塞并发症颅内动脉瘤术中破裂出血是一种最为严重的并发症，发生率在 1% ～ 3%，与动脉瘤大小和位置有关。导致动脉瘤破裂出血的因素可能为动脉瘤壁过于薄弱或弹簧圈、微导丝、微导管自薄弱的动脉瘤壁穿出。可通过血压升高、造影剂外漏或弹簧圈形态改变等征象加以判断。一旦发生出血，应该立即中和肝素，控制性降低血压，并且迅速填塞弹簧圈直至将动脉瘤完全栓塞为止，以上措施无效时，使用球囊技术，立即充盈球囊对于快速止血非常有帮助，并且可以保证有足够的时间使动脉瘤内血栓形成及进一步的栓塞治疗。

弹簧圈突入载瘤动脉或逃逸也是比较常见的意外情况，多见于相对宽颈动脉瘤栓塞中。选择合适的栓塞材料和技术能适当降低此类并发症发生率。发现弹簧圈突入载瘤动脉时可回收弹簧圈，或使用挽救性支架植入将弹簧圈压入动脉瘤内。在弹簧圈发生逃逸且条件允许时，可以使用拉锁将弹簧圈取出，或者用血管内支架扩张后使弹簧圈稳固在动脉瘤内。在很少情况下，可发生弹簧圈解旋，造成弹簧圈进退两难；此时，切不可用力回拉推进导丝，以免将瘤内已成"篮"的弹簧圈带出至载瘤动脉内。应缓慢回撤，确实不能将弹簧圈撤除时，可将微导管撤至颈外动脉固定再进行解脱。

第二节　颅内外动脉狭窄介入治疗手术精要

一、颅外颈动脉粥样硬化狭窄的介入治疗

目前的颈动脉粥样硬化狭窄的治疗包括药物治疗、内膜切除术和支架成形术。其中的药物治疗强调了他汀类、抗血小板聚集药物、严格的血压控制、戒烟和健康生活方式等。颈动脉支架（carotid artery stenting, CAS）也成为了颈动脉内膜切除术（carotid endarterectomy, CEA）的替代治疗方式。作为一种微创的治疗，CAS 等得到了临床研究的证实，特别是 CREST 研究和 ICSS 长期随访结果的证实。

（一）手术适应证

颈动脉狭窄治疗适应证、手术方式选择和手术时机如下：

1. 症状性（6 个月内有过 TIA 或卒中）狭窄 50%～99% 的责任病灶。

2. 无症状单侧颈动脉狭窄>80%；无症状双侧颈动脉狭窄>70%；无症状双侧颈动脉狭窄 50%～70%，但需要进行全身麻醉的重大手术者。

3. 药物治疗前提下仍然有缺血症状，脑灌注检查有低灌注的颈动脉完全闭塞，闭塞远端有侧支代偿能够充盈海绵窦水平段及以近血管段，在技术可行的情况下属特殊适应证。

4. CAS 术者的围术期死亡残疾率应低于 6%。

5. 如果病人有治疗指征，应该在 TIA 或非致残性卒中发病后 2 周内进行治疗，而不是延后治疗。

6. 如病人的年龄大于 70 岁，解剖结构不适合介入治疗的病人，更倾向于采用 CEA 以减少并发症率，否则 CAS 和 CEA 两种治疗的并发症率相当。

7. 如果病人因为解剖和全身情况导致 CEA 手术高危，或者是放疗后狭窄或者是 CEA 术后再狭窄，应该进行 CAS。

（二）术前准备

1. 服用抗血小板聚集药物　目前最常用的方案是每日阿司匹林 100～300mg 及氯吡格雷 75mg，术前 5～7 天开始服用，有血小板聚集功能监测更有利于手术的安全性。如果进行急诊支架植入，可以在支架植入前 2～6 小时服用负荷剂量的"双抗"，包括阿司匹林 300mg，氯吡格雷 300～600mg。

2. 预防操作并发症的药物及器材准备　为预防或处理并发症，需准备抗血管痉挛药物、溶栓药物、阿托品、肾上腺素、多巴胺、除颤器及临时起搏器。

（三）器械的选择

CAS 手术涉及的器械主要是支架、脑保护装置和扩张球囊。目前均采用自膨胀释放的专用颈动脉支架，主要有节段状开环支架和连续编织的闭环支架，其中前者更适合于严重弯曲的狭窄，有径向支撑力大、短缩率低的优点，后者有更高的金属覆盖率和纠正血管弯曲的优点。自膨胀支架直径选择的原则是支架直径略大于狭窄前后较大血管的直径，支架长度应该覆盖病变全长并略超出。锥形支架和复杂设计支架的改进在不断进行中。

第十六章 椎管内病变手术精要

自显微外科技术用于椎管内病变的治疗以来，病变切除技术逐渐成熟，但近年来以下问题引起大家的特别关注：①随着神经外科医生对脊柱生物力学的了解，椎管内病变手术后的稳定性，尤其椎板切除后对脊柱稳定性的影响引起越来越多的关注；②脊柱内固定技术近几年在神经外科椎管内病变手术中的应用指征得到了广泛认可，如引起椎体/椎弓根严重破坏的肿瘤、椎管内外沟通性肿瘤等；③除去娴熟的显微外科技术外，手术中电生理监测技术逐渐广泛应用，以期达到最大程度切除病变，同时保护神经功能。

第一节 手术方式与脊柱稳定性

椎板切除术是手术治疗椎管内病变的传统方式，包括分离双侧棘突旁肌肉，切除棘突、椎板等。在胸椎，许多情况下甚至包括关节突关节的内侧，尽管从生物力学角度不会引起即刻的脊柱不稳，但长期来看，手术后后凸畸形并不少见，尤其在儿童、青少年及需要多节段椎板切除的病人（图16-1），有人报道术后脊柱后凸畸形的发生率为27%～100%。为了防止这一现象的发生，目前采取较多的手术方式包括椎板复位、半椎板或半椎板开窗技术等。

一、椎板复位成形技术

沿椎板与侧方关节突关节交界处，以磨钻或窄的咬骨钳切开两侧椎板，切断上下棘突间韧带后，完整将棘突、椎板及相关的韧带切除，待椎管内病变处理完成后，再将这些结构复位并以微型钛钉、钛板固定。由于颈椎椎板较宽，这种手术方式在颈椎较为容易实施；在胸椎尤其腰椎，由于椎板较窄，椎板切除范围以及椎板复位时螺钉固定位置有时难以确定。椎板切除技术的关键为正确辨认椎板与侧方关节突关节的交界处，椎板切除太靠内会导致椎板切除范围太小，椎管内病变显露不佳；椎板切除太宽则有可能伤及侧方

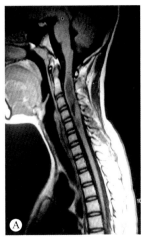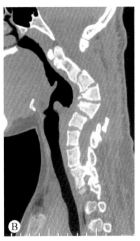

图16-1 13岁女性，髓内星形细胞瘤MRI颈椎侧位（**A**）。肿瘤切除、椎板切除，4年后出现颈椎严重后凸畸形（**B**）

关节突关节，更靠外有可能累及椎弓根，不仅椎板切除困难，还会影响到术后脊柱的稳定性。另外需要注意的是，棘突旁肌肉分离过程中，要尽量多地保留棘上及棘间韧带，有研究指出，韧带损伤过多、单纯椎板骨性复位对维护脊柱稳定性没有太多帮助。在分离显露过程中，某些重要肌肉的保护同样重要，如附着在C2椎板下方的颈半棘肌，对维护颈椎的正常生理前凸十分重要。

尽量维持颈半棘肌不受损伤还可以减少手术后肌肉挛缩等引起的颈部轴性疼痛。

椎板复位可以最大程度地恢复椎管解剖，减少手术死腔及硬脊膜外的瘢痕粘连，但是否能够预防后期的后凸畸形目前还没有令人信服的证据。在一篇回顾性综述文章中，Ratliff 及 Cooper 指出，对于多节段颈椎病及颈椎后纵韧带骨化病人，在神经功能症状、颈椎曲度及颈椎活动范围等方面，较椎板切除，椎板成形并没有显示出更多的优势。即使椎板复位的病人，术后出现脊柱后凸畸形、甚至伴随神经功能症状加重的现象还是时有发生（图 16-2）。

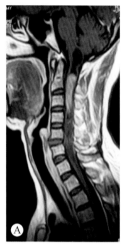
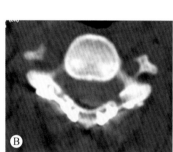
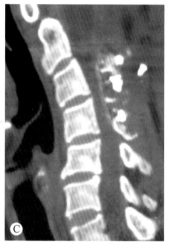
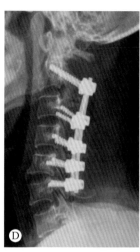

图 16-2 44 岁女性，患髓内室管膜瘤，手术前 MRI 侧位（**A**）。肿瘤手术全切，椎板复位（**B**）。手术后 3 个月后颈椎前屈时症状加重，CT 示局部后凸畸形（**C**），后路矫形固定后症状好转（**D**）

二、半椎板技术

半椎板技术采用后正中皮肤切口，仅分离病变侧的棘突旁肌肉，棘上及棘间韧带均不需要切除，因此，对手术后脊柱稳定性影响较小。但半椎板技术的适应证需要很好把握。尽管有用于髓内病变的报道，但目前半椎板技术主要用于脊髓髓外良性肿瘤，如神经鞘瘤及脊膜瘤，以及硬脊膜动静脉瘘等。神经鞘瘤及脊膜瘤一般与脊髓没有粘连，对于偏一侧生长的肿瘤，半椎板技术可以直接显露肿瘤，而不是脊髓，但要时刻警惕位于肿瘤深面的脊髓，一般情况下，肿瘤部分切除减压后，沿脊髓表面的肿瘤可以自行分离或利用器械与脊髓轻轻分离开，这种操作方式更有利于保护脊髓不受损伤。半椎板切除时，为了获得最大程度的显露，应尽量向棘突基底部切除，必要时可以利用磨钻扩大切除范围。向侧方的切除应考虑到关节突关节的完整性，一般认为，关节突关节切除不超过 50%，对脊柱的稳定性影响不大。

三、椎弓根螺钉内固定技术

对于椎板切除后为预防脊柱后凸畸形的发生、行椎弓根螺钉内固定的指征目前还存在较多争议。一般认为，年龄、多节段椎板切除对术后后凸畸形发生的影响较大。椎板切除的部位也是一个影响因素，如胸椎，由于有肋骨及胸廓的保护，手术后发生脊柱畸形的可能性小于颈椎。但如果手术需要切除关节突关节，或肿瘤本身已经引起严重的关节突关节、椎弓根以及椎体的破坏，则是选择椎弓根螺钉固定的明确指征（图 16-3）。固定范围应跨过病变或骨质破坏节段，双侧固定的生物力学稳定性优于单侧。

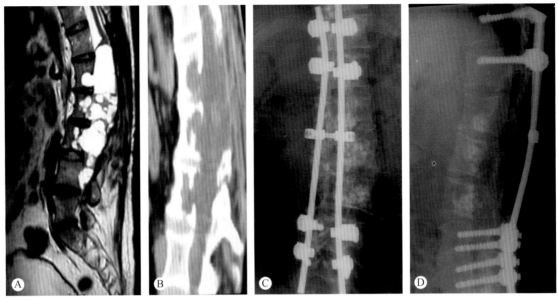

图16-3 32岁男性，腰椎管内肿瘤MRI侧位（**A**），椎体及椎弓根严重破坏（**B**）。肿瘤切除后螺钉内固定X线片侧位（**C**，**D**）

第二节 病变切除技术要点

一、脊髓肿瘤

（一）髓外硬脊膜下肿瘤

1. 神经鞘瘤

神经鞘瘤一般起于感觉根，应切断载瘤神经以预防复发，但载瘤神经根切断前，应仔细分离肿瘤表面的过路神经。对于起源于颈膨大或腰膨大等重要功能区的肿瘤，更应注意神经功能的保护。神经鞘瘤一般与脊髓没有粘连，但极少数情况下，肿瘤可以起于髓内，切除时应特别注意，尤其利用半椎板入路时，由于肿瘤切除早期不能完全显露肿瘤与脊髓的关系，过度牵拉有可能伤及脊髓。对位于脊髓腹外侧、体积较大的神经鞘瘤，应分块减少肿瘤体积后再切除，直接整块切除肿瘤，有可能在肿瘤取出过程中挤压脊髓。

许多神经鞘瘤表现为椎管内外沟通性生长，并伴有椎弓根及关节突关节的骨质破坏。为了彻底切除椎间孔内的肿瘤，有时需要切开关节突关节，这样会对脊柱稳定性造成影响，内固定是必要的（图16-4）。

对于椎管内硬脊膜下部分的肿瘤，在切开硬脊膜时，考虑到硬脊膜缝合可能较为困难，应尽量靠近肿瘤在硬脊膜内外的沟通处，肿瘤切除后，可以利用显微针线缝合。对于椎管外肿瘤的切除，棘突旁肌肉应该尽量向侧方分离，这样在关节突关节切除后，可在肌肉下方沿肿瘤包膜顺利分离切除肿瘤。肿瘤切除的远端必须至正常神经根，这样才能保证肿瘤切除的完整性，并防止复发。对于多数椎管内外沟通性肿瘤，利用这种方式可以一期肿瘤全切。突向胸腔的肿瘤，需要切除肋骨近端。由于神经鞘瘤血供一般，肿瘤质地脆软，肿瘤内分块切除后，可以迅速减少体积，获得较大的操作空间，易于从胸膜上分离。如果胸膜粘连破损较大，可以放置胸腔闭式引流。由于肿瘤在椎间孔附近与周围神经（节）关系密切，采用这种手术入路可以更好地分离肿瘤，不像经胸腔入路，肿瘤基底在最深处，处理较为困难，盲目牵拉有可能造成脊髓损伤。对于腰椎椎管内外沟通性肿瘤，也可采取这种手术方式，严格肿瘤内分块切除，最后分离肿瘤包膜，可以有效避免周围重要结构的无意中损伤。对于特别巨大的肿瘤，如果后方入路肿瘤全切困难，不应强求。切除椎管内、椎间孔内部分的肿瘤，并处理好肿瘤椎间孔外肿瘤基底部与神经血管的关系后，可以考虑二期前路手术。

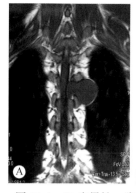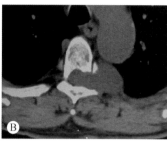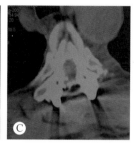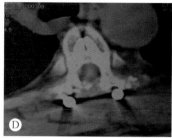

图 16-4　56 岁男性，胸椎管内外沟通性肿瘤，椎弓根破坏、椎间孔扩大。后路椎间孔开放，MRI 侧位（**A**）、轴位（**B**）。肿瘤一期切除后，相邻节段椎弓根螺钉固定，MRI 轴位（**C**、**D**）

2. 脊膜瘤

脊膜瘤可以生长在脊髓侧方、后方或完全位于腹侧，有时伴有钙化，严重者肿瘤大部分钙化（图 16-5），因此肿瘤较大时术前行 CT 检查是必要的。

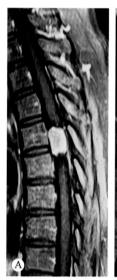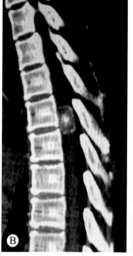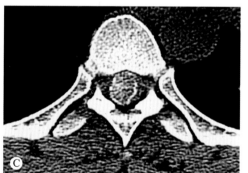

图 16-5　57 岁女性，胸椎管内脊膜瘤伴钙化。MRI 侧位（**A**，**B**），轴位（**C**）

对于体积较大并伴有钙化的脊膜瘤，椎板切除时应特别小心，尤其位于脊髓腹侧的脊膜瘤，不可直接将咬骨钳伸至椎板下，以免加重脊髓损伤。这种情况下最好用磨钻将椎板切除，沿椎板两侧磨开或超声刀切开并整块切除椎板也是很好的选择。肿瘤切除过程中，沿基底部逐渐电凝并分块切除，有助于减少肿瘤出血及对脊髓的牵拉损伤。由于一般没有粘连，靠近脊髓部分的肿瘤最后很容易分离切除。

对位于脊髓腹侧的脊膜瘤，后方为脊髓完全覆盖，显露肿瘤时不可强行牵拉脊髓。这种情况下，椎板侧方的切除应足够宽，切开硬脊膜及蛛网膜后，利用显微吸引器沿脊髓外侧吸除部分脑脊液，脊髓张力减低后，再沿肿瘤基底部分块逐渐切除肿瘤。

肿瘤基底部的处理对防止复发十分重要。硬脊膜可以在显微镜下分为两层，肿瘤基底往往累及内层，因此切除内层是必要的，尽量保留外层完好有助于硬脊膜的严密缝合，防止脑脊液漏。

（二）髓内肿瘤

最常见的脊髓髓内肿瘤包括星形细胞瘤、室

管膜瘤、血管网状细胞瘤等，手术仍为目前最有效的治疗方式。

1. 星形细胞瘤

许多星形细胞瘤病人症状轻微且进展缓慢，MR 检查中发现脊髓轻度增粗，增强扫描也不明显。对于这种情况，首先需要与脊髓脱髓鞘疾病鉴别，必要时可以实验性地试用激素冲击治疗。由于肿瘤没有明确的边界，手术切除效果欠佳，仅达到活检的目的，并且脊髓切开后有可能引起新的症状，因此手术一般不是首选，可以行定期 MR 随访观察。

对于症状进展较快、MR 有一定增强的病人，可以考虑手术，手术的目的一是尽量多地切除肿瘤，二是切开脊髓软膜减压。根据术后病理检查结果，再考虑进一步是否需要放疗或化疗。有些星形细胞瘤的 MR 表现与室管膜瘤相似，只有手术中及手术后病理结果才能区分，对于这种情况，只要肿瘤与脊髓界面清楚，就应该最大程度地切除肿瘤。有文献报道，一、二级的星形细胞瘤手术切除后的长期预后甚至与室管膜瘤相当。关于手术后放疗或化疗，目前没有统一的标准。由于放疗后对局部的影响较大，在肿瘤复发需要二次手术时较为困难。

2. 室管膜瘤

手术技术主要为正确辨认肿瘤与正常脊髓的界面，避免牵拉脊髓。肿瘤上下两端，与正常室管膜延续的部分有时难以区分，这种情况下，为了全切肿瘤，一是尽量多地向远端分离，二是在必要时行快速病理检查，明确肿瘤两端切除范围。肿瘤全切后，缝合脊髓软膜及蛛网膜，恢复脊髓的正常解剖层次，可能有助于减少局部的脊髓粘连。

3. 血管网状细胞瘤

手术切除的要点为正确判断供血、引流静脉以及肿瘤与脊髓的界面。尽管血管网状细胞瘤为血管性肿瘤，术前血管造影并没有作为常规检查方式，但血管造影确实有助于尽早判断肿瘤供血及引流血管的位置，有利于肿瘤的切除。术前血管内栓塞是否能够减少肿瘤术中出血，目前没有明确报道。

血管网状细胞瘤为髓内肿瘤，但都会在脊髓表面裸露出或大或小的一部分，开始分离肿瘤

时，正确辨认肿瘤与脊髓软膜的界面十分关键，利用注射器针头挑开分界处，并进一步利用显微剪刀及双极电凝可以迅速找到界面。肿瘤切除过程中的关键为严格沿肿瘤与脊髓界面分离，界面一旦进入肿瘤，则有可能引起出血，肿瘤的出血双极电凝往往难以控制，这种情况下，利用小块的明胶海绵或其他止血材料轻轻压迫可以起到很好的止血效果。肿瘤需整块切除，不可分块，否则会引起难以控制的出血，并造成脊髓损伤。

（三）先天性肿瘤及脊髓栓系

较为常见的脊髓先天性肿瘤为圆锥马尾部位的畸胎瘤或皮样/上皮样囊肿，这类肿瘤为髓内病变，往往合并脂肪瘤及脊髓栓系。这类肿瘤切除过程中需要注意，有时看似像肿瘤包膜一样的一薄层组织实则是脊髓组织，不可切除，否则可能会引起大小便及下肢功能障碍的加重。这种情况下，终丝切断最好在电生理监测下、确认没有神经根发出后才可切断。至于合并的脂肪瘤，如果其内合并神经根或脊髓组织，不可强行切除，做到脊髓及神经根彻底松解即可。

（四）硬脊膜外肿瘤

多为恶性肿瘤，椎体转移瘤最为常见。硬脊膜外或来自椎体的海绵状血管瘤引起硬脊膜及脊髓压迫也不少见。硬脊膜外肿瘤手术时不仅应考虑到肿瘤切除减压，更应考虑到脊柱稳定性的问题，尤其已经引起椎体或椎弓根严重破坏的病人（图16-6）。对于血供丰富的椎体肿瘤，如椎体血管瘤、脊索瘤等，手术前行脊髓血管造影并选择性的供血动脉栓塞，有助于减少手术中出血，并保证手术的顺利进行。

二、脊髓血管性疾病

最为常见的是硬脊膜动静脉瘘，好发于中年男性，大小便功能障碍常见。其他脊髓髓内动静脉畸形及髓周动静脉瘘等少见。由于总体脊髓血管性疾病发病率较低，常常容易误诊为其他疾病，如椎间盘突出、脊髓脱髓鞘疾病等。硬脊膜动静脉瘘病人应用激素治疗后容易出现病情较重，这与脊髓炎性脱髓鞘疾病有本质性区别。

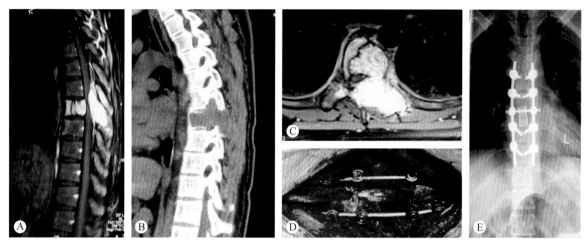

图 16-6 22 岁男性，胸椎椎体血管瘤，MRI 侧位（**A**，**B**）、轴位（**C**）。
后路病变全切手术术野（**D**），一期椎体重建，椎弓根螺钉内固定（**E**）

硬脊膜动静脉瘘的治疗虽然可以经血管内栓塞，但主要为手术。手术的关键为正确判断瘘口位置，利用半椎板入路，切开硬脊膜后，直接找到引流静脉，电凝切断（图 16-7）。

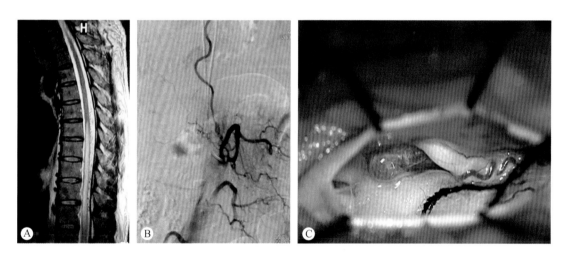

图 16-7 56 岁男性，胸椎脊髓硬脊膜动静脉瘘。MRI 侧位（**A**），血管造影（**B**）及术中所见引流静脉（**C**）

脊髓海绵状血管瘤也属于脊髓血管性疾病。其发病方式既可以是突然，也可以是缓慢进展，甚至中间有好转期。缓慢进展往往是由于血管瘤多次少量出血的结果。突然急性发病多由于血管瘤一次大量出血引起。手术切除是根治海绵状血管瘤的唯一治疗方式，但手术与否，需要根据病情严重程度、病变位置、手术风险等综合考虑。关于手术时机，一般认为，急性出血的病人，发病后 6 周较为适宜。因为此时，出血引起的脊髓周围水肿已经消退，病变周围也已经形成一层胶质带，易于与周围的脊髓分离。时间过久，该胶质增生带变得与脊髓难以分离。

第三节 神经电生理监测技术

手术中神经电生理监测技术已经成为脊柱脊髓手术中保护神经功能的重要辅助手段，检查的方式也由单纯的体感诱发电位，发展到同时监测肌电图、运动诱发电位等多种复合监测技术。这些监测技术对髓内病变，如星形细胞瘤的切除程度，以及脊髓栓系松解切断的位置等有着不可替代的意义（图16-8）。但电生理监测也有它的局限性，如受麻醉药物的影响、神经功能障碍严重时记录不出，有些改变往往发生在损伤后等。

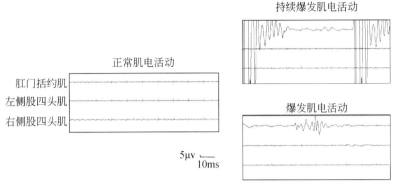

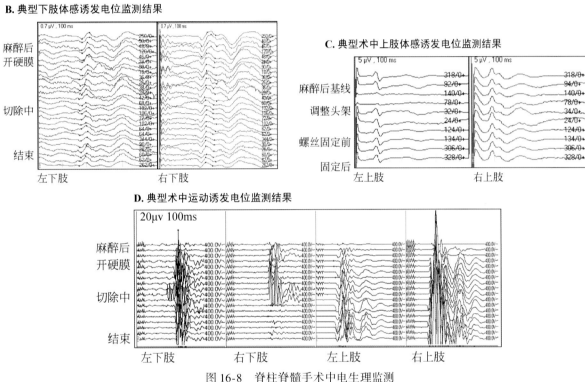

图16-8 脊柱脊髓手术中电生理监测

第四节 手术意外的预防及处理

一、脑脊液漏

脑脊液漏是脊柱脊髓手术后常见的并发症，见于以下几种情况：肿瘤引起硬脊膜破坏严重，无法严密缝合；硬脊膜（椎管）内外沟通性肿瘤，肿瘤切除后深部（腹侧）硬脊膜边缘无法缝合；硬脊膜缝合不严密或脱针；椎板切除或椎弓根螺钉植入过程中无意中损伤硬脊膜。

如果硬脊膜已经严重破坏而无法缝合时，应

用自体筋膜或人工硬脊膜覆盖脊髓及神经根，并尽可能多地缝合，必要时在椎板残缘上固定。硬脊膜外止血必须尽量彻底，以减少流到硬脊膜下刺激脊髓及神经根。生物蛋白胶对防止由于大的硬脊膜缺损引起的术后脑脊液漏是否有帮助还需观察，相反，生物蛋白胶引起的术后发热临床上并不少见。这种情况下，严密缝合肌肉及筋膜是防止术后脑脊液漏的关键。

对于硬脊膜内外沟通性肿瘤，硬脊膜缺损应尽量缝合，必要时取部分筋膜或肌肉修复，手术操作空间较小时，应换用显微针持及缝线。

椎板切除或椎弓根螺钉植入时无意中发生的硬脊膜损伤，只要没有神经功能障碍，严密缝合肌肉及硬脊膜也可防止出现术后脑脊液漏。如果不能控制，应寻找硬脊膜瘘口，严密缝合。硬脊膜悬吊及缝合时，利用无创伤的缝合线可以减少由于回头线粗大造成的硬脊膜漏口。

对硬脊膜不能严密缝合或脑脊液漏无法修补的病人，有人建议硬脊膜外放置引流，为肌肉及筋膜愈合创造条件；但有人反对，因为硬脊膜外引流不利于硬脊膜本身的生长修复，引流时间过长也增加感染的机会。如果伤口允许，蛛网膜下腔引流是临床治疗脑脊液漏经常使用的方法，由于较硬脊膜外引流管细，感染的风险相对低。

二、脊髓损伤

椎管内手术时脊髓损伤有时难以避免，如肿瘤已经较大、椎管狭窄且脊髓功能已经严重受损的情况下，椎板切除本身就有可能引起新的脊髓损伤。另外，髓内肿瘤切除时，脊髓切开也会引起脊髓损伤及脊髓水肿。这些情况除了需要手术的准确操作外，提前应用激素及甘露醇或许对减轻脊髓损伤及损伤后的脊髓功能修复有帮助。但激素的用量，如是否需要大量的冲击剂量目前没有准确的报道。

椎管内病变的治疗过程中，单纯病变切除已经远远不能满足治疗的需求，在注重进一步提升脊髓及神经功能的保护与恢复的同时，注意脊柱稳定性的保护与重建同样是神经外科医生需要掌握的技术。

（菅凤增）

第十七章　癫痫外科手术精要

一、流行病学

癫痫是一种以脑部神经元反复过度异常放电引起的神经功能失常的慢性脑部疾病，国内外有关癫痫的流行病学调查多数报告显示患病率为0.5%～1%。仅我国就有近1000万癫痫病人，多种因素可以导致它的发生，如颅内感染、脑部肿瘤、脑皮质发育异常、脑外伤、脑出血及脑外科手术等。

二、手术要点及意外情况处理

根据不同的检查结果，确定不同的手术方案及对策。

（一）颞叶内侧手术

1. 手术前准备　病人体位可取仰卧位，头偏向对侧，标记好头皮切口，使用全身麻醉，气管内插管。

2. 手术方法与技术要点　首先常规前颞叶切除，要求左侧从颞极向后切除不超过5cm，右侧不超过6cm，以Labbe静脉为界，儿童切除范围不超过岩骨。包括颞叶内侧杏仁核、海马一并切除。

3. 手术难点与对策

（1）颞极显露不充分，限制手术野，术中操作困难。

（2）对被显露皮质与脑表面的血管保护注意不够或电凝血管不适，致术后出现局部脑水肿或脑梗死等。

（3）止血不彻底或脑室内存留凝血块，清除不干净，引起术后出血或脑脊液循环通路障碍。

对上述这些问题的处理，手术操作要细致，手术结束时，检查仔细，彻底止血，对正常脑组织不作任何不必要的伤害或牵拉挫损，就可获得良好手术效果，减少并发症的发生。

（二）选择性杏仁核、海马切除

1. 手术前准备　病人体位一般取仰卧位，麻醉采用气管内插管全身麻醉。

2. 手术方法与技术要点　切口一般可采用扩大翼点入路，从外侧裂或颞上回入路，切除颞叶内侧部，进入颞角前部，从颞角内切除杏仁核、海马及海马旁回、沟的脑灰白质（图17-1）。彻底止血，充分冲洗后，逐层缝合，严密关闭硬脑膜，手术结束。

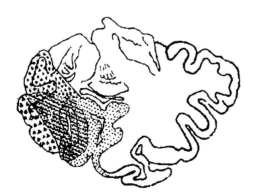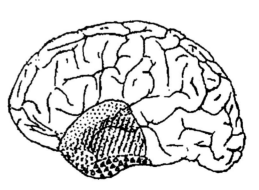

图 17-1　颞叶癫痫的切除范围示意图

3. 手术难点与对策

（1）由于在显微镜下操作，视野有限，解剖关系要辨识清楚。

（2）对脉络丛及其后部的任何血管电凝时要谨慎，不盲目电凝。

（3）切除杏仁核、海马旁回沟及旁回时要境界分明，不盲目吸除。

（4）从外侧裂入路时一定要保护好岛叶发出的各分支动脉。

（5）向海马旁回后方切除时，一定严格不超越脉络裂内侧软脑膜。

（三）脑皮质致痫灶的切除手术

1. 手术前准备　病人体位可取侧卧位或仰卧位，手术区置于手术台正上方，标记好头皮切口，使用全身麻醉，气管内插管。

2. 手术方法与技术要点　通常对在非主要功能区的皮质致痫区实施病灶的大范围切除，包括切除部分额极或枕极。病灶与致痫灶切除时，以脑沟为界，用小头吸引器切除其下灰质到达白质界，小出血双极电凝烧灼，依其情况及坚韧程度可分块或整块切除，边凝边吸除。术中一定用棉片保护好脑室壁及堵塞破口以防止血液大量流入脑室。周边的软脑膜应完整地附着在脑组织上，彻底止血冲洗术腔，严密缝合硬脑膜。

3. 手术难点与对策　脑皮质致痫灶的切除手术并无技术上的困难，但问题常出现在如下几个方面：

（1）致痫灶定位不准确或功能区标志不清，手术切除超越了预定范围，引起不应出现的并发症。

（2）止血不彻底，脑室内积存血液，清除不干净，使术后出现脑脊液循环通路受阻，引起术后脑积水发生。

（3）当作皮质切除时，要注意保护皮质下白质内弓状联合纤维，以免引起术后叶间传导通路的障碍。

（4）要有严格消毒观念，任何操作均在无菌条件下进行，以防术后可能出现感染。

（四）胼胝体切开术

1. 手术前准备　病人体位一般取仰卧位，使用全身麻醉，气管内插管。

2. 手术方法与技术要点　通常先标记矢状缝与冠状缝标线，行冠状缝前2cm与矢状缝垂直的长约9cm的直行切口或额部半冠状弧形切口，后界达矢状缝与冠状缝交界处。开颅切开头皮，骨钻钻孔，皮瓣翻向额部，硬脑膜弧形切开，翻向矢状窦，注意勿损伤汇入矢状窦的引流静脉。从窦旁与大脑皮质分离进入大脑纵裂，即可看到在纵裂底平行的两支大脑前动脉的胼周动脉，将其分开即看到白色光泽的胼胝体，充分显露胼胝体，可用双极电凝从中将胼胝体切开，前达嘴部，后切除至胼胝体压部，将胼胝体完全切开。手术野彻底止血后，常规严密缝合硬脑膜（图17-2）。

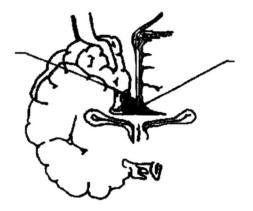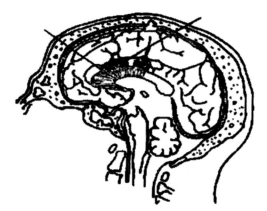

图17-2　胼胝体入路及切除范围示意图

3. 手术难点与对策　胼胝体切开是一种传导通路阻断的姑息性手术，其周围有复杂血管结构，易于出现一些并发症。因此，要对如下几点引起足够的认识与警惕：

（1）开颅后对皮质进入矢状窦的任何回流静脉都不得随意电凝或阻断。

（2）进入纵裂要认识清楚大脑前动脉的胼周动脉，千万别将此血管损伤。

（3）手术中若打开侧脑室注意用棉片保护，防止血性脑脊液流入，术后可用明胶海绵放置于侧脑室外压迫侧脑室开口。

（五）多处软脑膜下横纤维切断术

1. 手术前准备　病人一般多取侧俯卧位或仰卧位，头偏向一侧，使用全身麻醉，气管内插管。

2. 手术方法与技术要点　以致痫灶或 CT、MRI 所示的病变为中心作比致痫灶略大的马蹄形皮骨瓣开颅，对一侧大脑半球多病灶或广泛性棘波灶者也可作跨多脑叶的大型骨瓣。严格保护好大脑皮质的各组大静脉及汇入矢状窦的静脉穿支，在致痫灶周围用 5ml 注射器针头把蛛网膜打开一小口，再用 MST 刀横断与周围脑组织间横行纤维连接，术中尽可能减少对软脑膜上小血管的损伤。

3. 手术难点与对策　当 MST 术在重要功能区时，要特别弄清切割脑回的走行方向，术后处理除按常规开颅术后原则处理外，抗癫痫药不可突然停服，术后适当使用脱水剂及激素，以减轻局部脑水肿。MST 只是把脑回神经元树突切断，在脑沟深处仍有一定量神经元仍可产生一定同步放电，因此，MST 不是切除致痫灶，对此应充分认识。

（六）大脑半球切除术

1. 手术前准备　病人取仰卧位头转向对侧或取侧卧位头高 20° 位，使用全身麻醉，气管内插管。

2. 手术方法与技术要点　以岛叶体表标志为中心做一额颞顶部的弧形切口，切除侧裂上方脑组织（岛叶顶盖），通过侧裂上、下皮质造瘘进入侧脑室，从侧脑室切开胼胝体，最后再横行切开丘脑周围及穹窿后半部分脑组织。

3. 手术难点与对策　功能性半球切除术中要处理好大脑半球的主要血管，以减少术中或术后出血并发症。大脑半球切除术后常见的严重并发症是脑表面含铁血黄素沉着症（superficial cerebral hemosiderosis），表现为慢性反复蛛网膜下腔出血，脑脊液中自由铁含量增高，导致神经元死亡，胶质细胞增生，含铁血黄素沉积。该并发症发生于术后 4.5 ~ 25 年（平均 8 年），发生率高达 33%，死亡率 33%，发生以后预后极差，会导致严重的神经障碍、痴呆等。经采用改良式大脑半球切除及功能性半球切除术后这一并发症再未有报告。

（七）迷走神经刺激术

1. 手术前准备　病人体位一般取仰卧位，使用全身麻醉，气管内插管。

2. 手术方法与技术要点　一般选用左侧迷走神经行刺激治疗，选用右侧迷走神经有可能发生重度的心动过缓。经左胸锁乳突肌中部前界一横行切口，分离出颈动脉鞘，暴露迷走神经，左锁骨下横切口，胸大肌浅层植入脉冲发生器，用隧道棒从锁骨下切口链接到颈部切口，将电极固定于迷走神经，连接电极与脉冲发生器，检查脉冲发生器内的参数和导线状态，一切显示正常即可缝合切口。

3. 手术难点与对策　一般来说 VNS 安全可靠，不良反应少，并发症轻，最常见的不良反应是声音嘶哑或声音改变、咽痛、咳嗽和呼吸困难等，少见的并发症有声带麻痹、心肌梗死、刺激器周围的皮下积聚液体和植入装置的部位发生感染等。术中注意操作仔细，避免损伤周围血管神经，特别注意保护喉返神经和颈内动脉，若颈内动脉破裂，要冷静处理，仔细缝合破口，术后要个体化调节参数。

（八）脑深部电极刺激术

1. 手术前准备　病人体位一般取仰卧位，使用全身麻醉，气管内插管。

2. 手术方法与技术要点　通过立体定向技术，将刺激电极放置于特定区域（如丘脑底核、丘脑前核区、尾状核等），术后根据病人情况，调节刺激参数，如出现不良反应，也可手术取出。

3. 手术难点与对策　术中根据立体定向的参数，术者和助手要仔细核对，防止出现差错，术中操作轻柔，电极要缓慢进入脑组织，避免出现颅内血肿，若穿刺道有血液流出，应严密观察，反复冲水，直至干净后方可关颅。

（九）颅内电极埋藏术

颅内电极埋藏术（CoEEG）是确定致痫灶的一种精确的监测手段，根据病人发作症状、影像学检查及头皮脑电监测情况，应用于致痫灶有可能有局限起源或位于功能区周围的难治性癫痫病人，分皮质脑电监测和深部脑电监测（图17-3）。

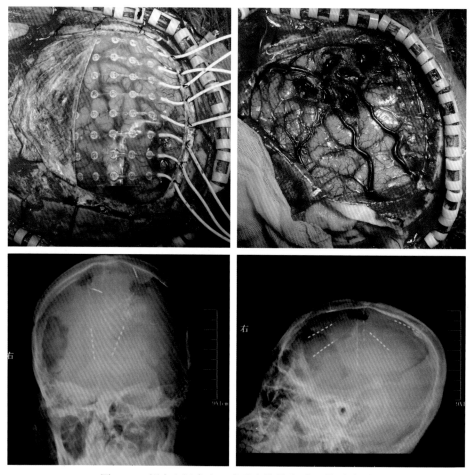

图17-3　颅内电极术中、术后实物及术后 X 线平片图

1. 手术前准备　病人体位一般取仰卧位或侧卧位，使用全身麻醉，气管内插管。

2. 手术方法与技术要点

（1）条状电极：在预先确定的头皮部位切一小口，在颅骨上钻一1cm×2cm骨孔，十字形切开硬膜，将电极冲洗干净，用颅内压板轻压脑组织，电极顺颅内压板方向放入硬膜下腔。术中可使用甘露醇或过度换气促进脑组织收缩，方便手术操作。

（2）网状电极：此类电极需要在预先确定的位置开一骨瓣，剪开硬膜，将网状电极放入，尽可能大范围地覆盖脑皮质，操作过程中仔细确认电极未插入脑组织，避免电极与桥静脉接触过近，引起硬膜下血肿。

（3）深部电极：需要利用立体定向头架，将电极放于预先确定的位置，放置电极及取出导针时一定要轻柔，避免电极移位和损伤周围脑组织。

（4）电极的固定：通过套管针电极线从头皮下引导皮外，U形固定于头皮，用纱布覆盖伤口，绷带包扎。

3. 手术难点与对策　放置电极前一定要根据术前检查准确设计需要放置的电极类型及位置，要为有可能切除的致痫灶设计好皮瓣，术中操作轻柔，避免损伤脑组织，影响术后皮质脑电；放置电极时避免损伤桥静脉引起硬膜下血肿，若出现出血情况，要彻底止血，因电极要放置 1～2 周，术中要严格无菌操作，以防术后感染。

（高国栋　张　华　王　超）

参考文献

1. Banerjee PN, Filippi D, Allen Hauser W. The descriptive epidemiology of epilepsy- a review. Epilepsy Res, 2009, 85:31-45.

2. Centeno RS, Yacubian EM, Sakamoto AC, et al. Pre-surgical evaluation and surgical treatment in children with extratemporal epilepsy. Childs Nerv Syst, 2006, 22: 945-959.

3. Wieser HG, Siegel AM, Yaşargil GM. The Zürich amygdalo-hippocampectomy series: a short up- date. Acta Neurochir Suppl(Wien), 1990, 50:122-127.

4. Olivier A. Surgery of epilepsy: methods. Acta Neurol Scand Suppl, 1988, 117:103-113.

5. Szikla G, Bouvier G, Hori T, Petrov V. Angiography of the human brain cortex: atlas of vascular patterns and stereotactic cortical localization. Berlin: Springer- Verlag, 1997.

6. Munari C: Stereoelectroencephalography: A rational basis of the neurosurgical therapy of partial epilepsies. In Broggi G (ed): The Rational Basis of the Surgical Treatment of Epilepsies. London: John Libbey, 1998, 121-138.

7. Wilson DH, Reeves AG, Gazzaniga MS, et al. Cerebral commissurotomy for control of intractable seizures. Neurology, 1977, 27:708-715.

8. Wilson DH, Reeves A, Gazzaniga M. Corpus callosotomy for control of intractable seizures. In Wada JA, Penry JK (eds): Advances in Epileptology: The Xth Epilepsy International Symposium. New York: Raven Press, 1980, 205-213.

9. Morrell F, Whisler WW, Bleck T. Multiple subpial transaction: A new approach to the surgical treatment of focal epilepsy. J Neurosurg, 1989, 70:231-239.

10. Morrell F, Whisler WW, Smith MC, et al. Landau-Kleffner Syndrome: Treatment with subpial intracortical transaction. Brain, 1995, 118:1529-1546.

11. Villemure JG, Rasmussen T. Functional hemispherectomy: Methodology. J Epilepsy, 1990, 3(Suppl):177-182.

12. Rasmussen T. Hemispherectomy for seizures revisited. Can J Neurol Sci, 1983, 10:71-78.

13. Amar AP, Heck CN, Levy ML, et al. An institutional experience with cervical vagus nerve trunk stimulation for medically refractory epilepsy: rationale, technique, and outcome. Neurosurgery. 1998 Dec, 43(6): 1265-1276; discussion 1276-1280.

14. Handforth A1, DeGiorgio CM, Schachter SC, et al. Vagus nerve stimulation therapy for partial- onset seizures: a randomized active- control trial. Neurology. 1998 Jul, 51(1):48-55.

15. Vercueil L, Benazzouz A, Deransart C, et al. High-frequency stimulation of the subthalamic nucleus suppresses absence seizures in the rat: comparison with neurotoxic lesions. Epilepsy Res, 1998, 31(1):39-46.

16. Velasco AL, Velasco F, J iménez F, et al. Neuro-modulation of the centromedian thalamic nuclei in the treatment of generalized seizures and the improvement of the quality of life in patients with Lennox- Gastaut syndrome. Epilepsia, 2006, 47(7):1203-1212.

17. SA Chkhenkeli, IS Chkhenkeli. Effects of therapeutic stimulation of nucleus caudatus on epileptic electrical activity of brain in patients with intractable epilepsy. Stereotact Funct Neurosurg, 1997, 69(1- 4 Pt 2): 221-224.

18. Rosenbaum TJ, Laxer KD, Vessely M, et al. Subdural electrodes for seizure focus localization. Neurosurgery, 1986, 19:73-81.

19. Luders HO, Hahn JF, Lesser RP, et al. Basal temporal subdural electrodes in the evaluation of patient with intractable epilepsy. Epilepsia, 1989, 30:131-142.

20. Spencer SS, Spencer DD, Williamson PD, et al. Combined depth and subdural electrode investigation in uncontrolled epilepsy. Neurology, 1990, 40:74-79.

第十八章 微血管减压术手术精要

第一节 微血管减压术概述

桥小脑角（cerebellopontine angle，CPA）责任血管压迫三叉神经和（或）面神经根进/出脑干区（root entry/exit zoon，REZ）可导致相应症候群（图18-1），如三叉神经痛、面肌痉挛，即神经血管压迫（neurovascular compression，NVC）综合征。微血管减压术（microvascular decompression，MVD）是目前根治这类疾病的最佳外科治疗方法。

三叉神经痛（trigeminal neuralgia，TN）表现为在三叉神经分布区内反复发作的阵发性剧烈疼痛。疼痛大多为单侧，偶见双侧先后发病者。疼痛区域常有"触发点"或"扳机点"。

面肌痉挛（hemifacial spasm，HFS）主要表现为半侧面部阵发性不自主抽搐，起病多从眼轮匝肌开始，然后涉及整个面部。

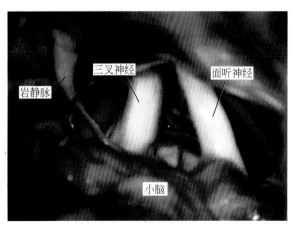

图18-1　桥小脑角区显微解剖

一、手术前评估

（一）影像学评估

影像学评估主要作用为排除继发性病变、识别责任血管，主要包括 CT 及 3D-TOF-MRI（图18-2）。但两者检查结果都有一定的假阳性率和假阴性率，不足以作为确诊或排除的依据，也不能作为 MVD 手术的适应证或禁忌证。

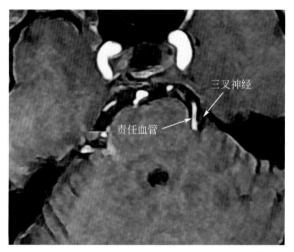

图18-2　磁共振轴位显示三叉神经与责任血管关系

（二）神经电生理学评估

异常肌反应（abnormal muscle response，AMR）或称为侧方扩散反应（lateral spread response，LSR）是 HFS 病人特有的电生理表现，潜伏期一般为 10ms 左右，多被用于 HFS

的诊断；脑干听觉诱发电位（brainstem auditory evoked potential，BAEP）可反映整个听觉传导通路功能，被用于术前听觉通路的检查，主要观察Ⅰ、Ⅲ、Ⅴ波，潜伏期延长说明存在神经传导障碍。

（三）诊断性治疗

疾病的开始阶段都对卡马西平治疗有效，因此卡马西平治疗试验有助于辅助诊断。

二、MVD 手术技术

（一）手术准备

常规术前准备。麻醉采用气管内插管静吸复合全身麻醉。HFS 术中需监测 AMR 时，只在全身麻醉诱导插管时使用短效肌松剂。

（二）体位

合适的体位是满意暴露的基础。取患侧向上，侧俯卧位，后背尽量靠近手术床边缘，头部下垂15°并向健侧旋转10°，头颈部稍前屈至下颏距胸骨柄约2横指，肩带向尾端牵拉使同侧肩部维持头部过伸位，避免过度牵拉损伤臂丛神经，最终使得乳突根部位于最高点（图18-3）。

（三）切口

耳后发际内斜竖切口，长 3～5cm。为保留良好血供，应避免过度电凝，只需用乳突牵开器迅速撑开伤口，便能有效止血，无须使用头皮夹。

（四）开颅

骨窗应尽可能向外贴近乙状窦。通常骨窗直径 2～3cm，但应充分暴露横窦和乙状窦夹角。根据所治疗脑神经疾患的不同，上缘可显露至横窦下，前缘至乙状窦后，下缘可至颅底。为防止损伤静脉窦，可在离窦最远处钻孔，随后咬开颅骨，逐渐向横窦和乙状窦方向扩大骨窗。为使骨窗尽可能靠近乙状窦，必要时可以打开乳突气房，但必须及时用骨蜡严密封堵气房，防止冲洗液和血液流入。以乙状窦后缘为底边，"V"或

"⌒"形剪开硬脑膜并悬吊，充分暴露横窦乙状窦夹角与面听神经主干之间的区域。

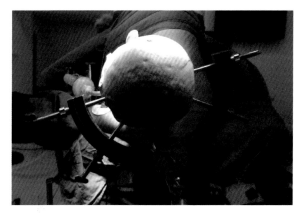

图 18-3　手术体位

（五）CPA 探查

剪开蛛网膜，缓慢排放脑脊液（CSF）。应尽量避免 CSF 过多过快地释放，因可能导致颅底、天幕附近岩静脉属支出血，甚至会出现幕上远隔部位出血。尽量避免电凝切断岩静脉属支。脑神经周围的蛛网膜应锐性解剖分离。蛛网膜上的小血管、通向颅壁的小动脉如妨碍入路均可电凝后切断，但切勿损伤任何脑干穿动脉。

（六）血管减压

责任血管指在压迫脑神经 REZ 中起主要作用的血管，此类血管直接压迫 REZ，有时甚至会形成明显的压迹，对其彻底减压是 MVD 成功的关键。责任血管多呈袢状从 REZ 通过并造成压迫（图18-4）。

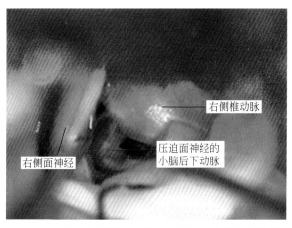

右侧椎动脉

压迫面神经的小脑后下动脉

右侧面神经

图 18-4　手术中见责任血管小脑后先动脉压迫面神经

将责任血管充分游离后推移离开 REZ，并选择合适的方法进行减压。可以采用 Teflon 棉固定、悬吊、胶水黏附等方法移位责任血管，确保血管不再压迫和接触神经根。Teflon 棉的作用仅是为了防止血管弹回造成对神经再次压迫，因此垫片的位置和数量应该适当，尽可能避开神经受压迫的部位。REZ 区减压的范围有所不同，应严格把握。由于三叉神经颅内段的无髓鞘部分较长，其抵御周围血管压迫能力差，该神经根的任何部位均有可能发生神经血管压迫。因此，行三叉神经根减压时要暴露该神经根的颅内段全长。任何与三叉神经后根存在解剖接触的血管都可能是责任血管。需要注意的是，超过 50% 以上的三叉神经痛病人中存在多根血管压迫或者多个部位压迫，术中强调做到三叉神经脑池段全程探查减压，避免责任血管遗漏。而面听神经的减压范围仅限于神经根出脑干区即可。

MVD 术中应用神经内镜有助于责任血管的判断、评价神经根部减压情况及垫棉的大小和放置位置等，对提高手术治疗效果、减少症状复发和并发症发生有一定临床意义。

对于粗大椎基底动脉压迫的病例，可采用在延髓侧方自尾端向头端逐步分离并减压的方法，必要时可辅助胶水黏附或悬吊。

在复发病人的再次手术中，更强调使用神经电生理监测，确保神经充分减压。复发无效病人再手术前需慎重向病人及家属交代手术风险，术后症状可能仍然不缓解或部分缓解。

（七）术中神经电生理监测

AMR 是 HFS 特有的客观电生理指标，建议在术中监测 AMR。一般认为，AMR 波幅消失程度与术后疗效呈正相关，AMR 监测对术中判断责任血管、提高疗效、减少并发症方面的作用显著。

（八）关颅

用温生理盐水反复冲洗术野，彻底止血，明确无出血后开始关颅，严密缝合硬脑膜。关闭硬脑膜前反复注入温盐水，排出气体，冲洗时应检查垫片有无脱落。硬脑膜无法严密缝合时可用肌肉片及人工硬脑膜修补。硬脑膜外可用骨屑伴胶水或钛板修补颅骨缺损。骨蜡严密封闭骨缘乳突气房。骨瓣回纳或人工颅骨成形，肌肉需逐层紧密缝合，伤口内不放置引流。

第二节　微血管减压术意外情况处理

一、术中出血

开颅是 MVD 的基础，骨窗前缘需显露至乙状窦后，TN-MVD 骨窗上缘需显露至横窦下，这样才能保证手术操作空间的显露。使用铣刀或咬骨钳时尽量避免窦的破裂，如破裂尽快压迫止血并悬吊，避免大量失血。

手术操作过程中的静脉或细小动脉血管损伤，可采用电凝或止血材料压迫止血。大动脉出血压迫止血困难，往往需电凝止血，电凝后如动脉闭塞可造成小脑或脑干梗死，预后较差。止血后反复冲洗术野、确认组织结构清晰后再继续下一步操作。

二、小脑、脑干损伤

剪开硬脑膜后，多数病人 CSF 引流并不充分，小脑组织的张力较高，这种情况下如果急于接近小脑脑桥池，脑组织膨出及颅内压板牵拉使用势必会造成小脑挫裂伤。避免小脑损伤的关键在于减少牵拉时间、降低牵拉强度。可于术前半小时静滴甘露醇，或于术前行腰椎穿刺或腰大池置管引流 CSF 降低颅压。术中适量过度通气、骨窗尽量靠近乙状窦、避免使用颅内压板、逐渐打开小脑脑桥池缓慢充分放出脑脊液后再探查 CPA 等措施可最大程度减少术中对小脑半球的牵拉。

三、术后脑出血

颅内出血是术后 24 小时内出现的最严重的并发症。MVD 术后脑出血主要包括：手术侧 CPA 出血、小脑脑内血肿、蛛网膜下腔出血、脑室内出血、小脑半球静脉性梗死后出血、颅后窝硬膜外血肿、脑干出血、远隔部位出血等。术中已发现有小脑挫裂伤和（或）血管破裂出血的病人，可适当延迟麻醉时间。术后通过多参数心电监护仪对血压、脉搏、呼吸、血氧饱和度实行 24 小时连续监测，密切观察意识、瞳孔、肢体活动等的变化。病人出现顽固性剧烈头痛、呕吐、血压骤然升高、同时脉搏减慢，清醒后又出现意识障碍，呼吸深慢甚至骤停，氧饱和度明显下降，瞳孔散大、光反射减弱或消失，均应考虑脑出血可能，应立即行脑 CT 扫描。一旦发现存在颅内血肿，应根据血肿的情况和病人的状态决定救治措施。此类病人脑疝发生的速度极快，因此，积极及时地手术清除血肿和减压，能有效预防脑疝发生。血肿清除后，应根据颅内压情况决定是否需要扩大骨性减压范围和开放枕大孔，根据幕上脑积水情况决定是否行侧脑室外引流术。

四、术后脑梗死

MVD 术后手术侧小脑梗死并不常见，与术中损伤小脑供血动脉有关。大面积梗死伴小脑半球严重水肿或导致幕上急性梗阻性脑积水者应急诊行颅后窝枕大孔减压或侧脑室穿刺外引流术。

脑干梗死是 MVD 术后的严重并发症，多与术中损伤脑干供血动脉有关，后果严重，早期脑 MRI 检查多可明确诊断。针对脑干梗死本身缺乏外科治疗手段，继发的急性梗阻性脑积水可考虑侧脑室外引流术。

五、脑神经损伤

MVD 术中需要将脑神经与血管分开，难免会对脑神经造成一定的牵拉，可能会造成相应脑神经功能障碍，主要表现为：面瘫、耳鸣、听力障碍、复视、平衡障碍、眩晕和角膜感觉障碍

等。少数病人可出现面部麻木、声音嘶哑、饮水呛咳等。术中注意以下操作能有效降低脑神经功能障碍的发生：尽量避免电凝灼烧脑神经表面及周围穿支血管，若有小血管出血，尽量采取明胶海绵或止血棉压迫止血；避免牵拉脑神经，减少对脑神经的直接刺激以避免其滋养血管发生痉挛；充分解剖脑神经周围蛛网膜，减少术中对脑神经的牵拉；常规术中电生理监测；手术当天即开始使用扩血管药物和神经营养药物。术后 1 个月内还需特别注意保暖，避免迟发性面瘫的发生，一旦发生了迟发性面瘫，则应该给予激素和抗病毒药物治疗，同时可以辅助应用神经营养性药物。一般情况下，这类神经功能障碍属于暂时性，多可在 3 个月内恢复。

六、脑脊液漏

严密缝合硬膜是防治脑脊液漏的关键。对于硬膜无法严密缝合者，可取肌肉筋膜进行修补，同时应用生物胶将人工硬膜与硬膜贴敷完全。用骨蜡严密封闭开放的乳突气房。严格按肌肉、筋膜、皮下组织、皮肤四层缝合切口，不留死腔。如发生脑脊液鼻漏，立即嘱咐病人去枕平卧，告知病人勿抠、挖及堵塞鼻孔和耳道，保持鼻孔和耳道清洁，观察体温变化，使用抗生素预防感染。保持大便通畅，防止咳嗽、大便用力而引起颅内压增高，必要时可使用脱水剂或腰大池引流降低颅内压，若漏孔经久不愈或多次复发需行漏孔修补术。

七、低颅压综合征

低颅压综合征因术中长时间暴露手术部位，释放大量脑脊液，术后脑脊液分泌减少等所致。常表现为头痛、头晕、恶心及非喷射状呕吐，同时血压偏低、脉率加快，放低头位后症状可缓解。术中在缝合硬膜时应尽量硬膜下注满生理盐水，排出空气，术后平卧。

八、其他并发症

微血管减压手术应严格规范操作，避免感

染、伤口愈合不良、平衡障碍、切口疼痛、远隔部位血肿、椎动脉损伤等并发症的发生。部分病人术后出现眩晕，多在术后活动时发现，症状轻重不一，重者影响活动，逐渐减轻，多在 1～2 周内缓解，少数病人可持续 1 个月以上，但不影响活动。

（高国栋　王学廉　王　景）

参考文献

1. 于炎冰,张黎. 显微血管减压术与脑神经疾病. 中华神经外科疾病研究杂志,2011,10:97-101.

2. 左焕琮,陈国强,袁越,等. 显微血管减压术治疗面肌痉挛 20 年回顾(附 4260 例报告). 中华神经外科杂志,2006,22:684-687.

3. 王世杰,陈国强,左焕琮,等. 面肌痉挛显微神经血管减压术中诱发肌电图监测的意义. 中华神经外科杂志,2006,22:101-104.

4. 赵继宗. 微创神经外科学. 2 版. 射频治疗三叉神经痛(吴承远 孟凡刚). 北京:人民卫生出版社,2008,448-456.

5. Jannetta PJ. Neurovascular compression in cranial nerve and systemic disease. Ann Surg,1980,192(4):518-525.

6. Gardner WJ. Concerning the mechanism of trigeminal neuralgia and hemifacial spasm. J Neurosurg,1962 Nov,19:947-958.

7. McLaughlin MR, Jannetta PJ, Clyde BL, et al., Microvascular decompression of cranial nerves: lessons learned after 4400 operations. J Neurosurg,1999 Jan,90(1):1-8.

8. Tronnier VM, Rasche D, Hamer J, et al. Treatment of idiopathic trigeminal neuralgia:comparison of long-term outcome after radiofrequency rhizotomy and microvascular decompression. Neurosurgery,2001,48:1261-1267.

9. Kondo A. Microvascular decompression surgery for trigeminal neuralgia. Stereotact Funct Neurosurg,2001,77:187-189.

10. Rey-Dios R, Cohen-Gadol AA. Current neurosurgical management of glossopharyngeal neuralgia and technical nuances for microvascular decompression surgery. Neurosurg Focus,2013,34:E8.

11. Moller AR. Vascular compression of cranial nerves I. History of the microvascular decompression operation. Neurol Res,1998,20:727-31.

12. Leal PR, Hermier M, Souza MA, et al. Visualization of vascular compression of the trigeminal nerve with high-resolution 3T MRI:a prospective study comparing preoperative imaging analysis to surgical findings in 40 consecutive patients who underwent microvascular decompression for trigeminal neuralgia. Neurosurgery,2011,69:15-25.

13. Jo KW, Kim JW, Kong DS, et al. The patterns and risk factors of hearing loss following microvascular decompression for hemifacial spasm. Acta Neurochir(Wien),2011,153:1023-1030.

14. Park K, Hong SH, Hong SD, et al. Patterns of hearing loss after microvascular decompression for hemifacial spasm. J Neurol Neurosurg Psychiatry,2009,80:1165-1167.

15. Cohen-Gadol AA. Microvascular decompression surgery for trigeminal neuralgia and hemifacial spasm:naunces of the technique based on experiences with 100 patients and review of the literature. Clin Neurol Neurosurg,2011,113:844-853.

16. Li X, Zheng X, Wang X, et al. Microvascualr decompression treatment for post-Bells palsy hemifacial spasm. Neurol Res. 2012. Neurol Res,2013Mar,35(2):187-192.

第十九章　帕金森病脑深部电刺激植入术手术精要

脑深部电刺激术（deep brain stimulation，DBS）治疗帕金森病（Parkinson's disease，PD）的常用靶点有三个：丘脑腹内侧中间核（ventralis intermedius nucleus of the thalamus，Vim）、苍白球内侧部（globus pallidus internus，GPi）及丘脑底核（subthalamic nucleus，STN），其中STN是目前公认的效果较好、应用较多的靶点。STN从背外侧到腹内侧分为运动区、联络区及边缘区三个亚区，它们之间有重叠，界限不明显。STN-DBS对PD改善病人的震颤、僵直和运动迟缓等症状均有一定的效果。目前认为，药物治疗无法有效控制PD病人运动症状时可考虑DBS手术治疗，最近的研究提示在出现抗PD药物引起的运动并发症早期即行DBS可提高病人的生活质量，但出现频繁跌倒、视幻觉、严重精神与认知障碍等重要的病程标志则提示DBS治疗的时机可能过晚。

一、手术精要

（一）围术期处理

1. 围术期血压控制对于手术病人特别是合并高血压病病人预防颅内出血至关重要，术前血压控制应基本达正常水平，手术当日晨继续口服长效降压药物或手术时使用静脉降压药物，术后适当延长麻醉镇静时间，尽早口服降压药物，减少精神与疼痛刺激。

2. 术前避免和治疗上呼吸道感染与过敏反应，防止病人术中咳嗽、喷嚏等影响手术操作，防止病人术后因长期卧床等原因出现肺部感染。

3. 对于术前颈部僵硬、头部与肢体震颤严重影响脑MRI扫描及局部麻醉手术时，可提前计算好病人抗PD药物起效、失效时间，手术清晨口服多巴丝肼（美多芭），尽量保证脑MRI扫描和电极植入前病人处于症状缓解状态；术后病人清醒后，尽早口服美多芭等药物，避免突然停药而导致出现恶性综合征。

4. 切皮前半小时一般给予抗生素如头孢曲松钠2g静脉滴注，预防颅内感染。穿刺脑组织前建议给予止血药物，如静脉注射凝血酶1～2U。

（二）靶点定位

1. 给病人安装固定立体定向头架时，保持头架基座横梁与鼻翼和耳垂连线平行，头钉避开眶上神经和静脉窦，避免头架接触病人头面部皮肤或完全挡住病人视线。

2. 采用1T/1.5T/3.0T MRI扫描来辅助定位手术靶点STN和GPi。其中STN在T2加权像上表现为一个杏仁样低信号区，位于红核前方1～2mm，黑质上方2～3mm，稍偏外侧，外侧边界为内囊。设定扫描参数为 TE 128ms，TR 4000ms，层厚2～3mm，层间距0mm，图像采集2～4次。GPi和Vim在MRI上无明显的轮廓，可通过内囊、视束等结构进行间接定位。

3. 研究表明刺激STN任何区域均出现运动症状改善，刺激其上部和未定带能改善运动迟缓，刺激其背侧能改善情感和焦虑，刺激其下部和黑质能改善震颤。临床上STN靶点定位一般选择其后外侧部分，可设计刺激电极路径为丘脑前部、未定带、STN和黑质，0触点置于STN下部边缘。

4. 利用前后连合间径（AC-PC）中点间接定位，不同核团位置坐标X、Y、Z分别为：STN：12mm，-2～-4mm，-3mm；GPi：20～22mm，2～3mm，-3～-6mm；Vim：14～15mm，-3～-5mm，0～1mm。

5. 推荐采用CT和MRI融合，利用前者无空间漂移的特点矫正后者的误差，要求 CT 和 MRI 扫描尽量包括全脑且范围对应，层厚相同或为 2 倍关系。

6. 有报道称应用 T2-FLASH 2D 序列和定量磁化率成像（QSM）相对于 T2 加权像能更清楚地显示 STN 和 GPi。

（三）电极植入

1. 双额部采用纵行直切口、小马蹄形（C 形）切口或冠状切口，后两者伤口张力较小可减少术后电极外露可能。

2. 一般选择在冠状缝前，中线旁开 3 ~ 3.5cm 钻孔，脑萎缩致脑室扩大病人适当增加旁开距离，保证穿刺路径避开侧脑室，防止术后出现电极移位。对于设计穿刺路径的病人，可以根据 Leksell 立体定向仪弧弓上 Ring 和 Arc 的角度，预先确定好头皮切口和钻孔的位置。国外有报道在原骨孔外层做环形扩大，将基环彻底植入骨孔内，使其表面与骨面相平，从而使术后局部头皮不突起，减少破溃的机会。

3. 双侧钻孔完成后，一般针对症状较重或首先起病侧肢体植入电极，双侧先后在植入电极前切开硬脑膜，以减少脑脊液流失，避免靶点移位、脑皮质塌陷及颅内积气。

4. 两名手术医师交叉核对各坐标值准确无误（double check），穿刺前再次确保立体定向仪安装稳定、牢靠。

5. STN 电刺激采用的电极为 Medtronic 3389/3389s 或品驰 L301（触点长度 1.5mm，间距 0.5mm）。GPi 电刺激采用的电极为 Medtronic 3387 或 3387s，品驰 L302。

6. 术中可以应用微电极记录（microelectrode recording，MER）协助靶点定位，通过分析微电极穿刺路径上的单细胞放电信号，了解核团边界，进一步避免偏移。记录路径一般在预计靶点上 10mm 至靶点下 3mm。对僵硬、运动迟缓等症状缓解最佳部位的 MER 发现，同周围结构相比，STN 的放电活动明显增加，大部分表现为大而不对称的高频放电（35.2±8.8Hz）。

7. 局部场电位（local field potential，LFP）是记录电极尖端附近局部区域的突触后电位信号的总和，是一类神经电活动协同作用的表现。

STN-LFP 与帕金森病病人运动和非运动状态相关，左旋多巴和电刺激能够调控 LFP 的变化。

8. 术中如能实时行脑 MRI 定位，可在电极植入后、脉冲发生器植入前行 MRI 薄层无间距扫描，了解电极植入位置是否准确，可减少靶点误差。

9. 植入电极进行记录或测试时，建议在骨孔内暂时填塞脑棉片，减少脑脊液流失。抽出电极内芯和套管时，无论有无固定装置，均应检查电极是否出现纵向移位。

10. 关于如何降低脑出血风险，除了正确、轻柔的手术操作及术区彻底止血外，穿刺部位宜选择在脑回表面而不是脑沟，避开脑表面血管并避免电凝损伤，缓慢旋转进退套管针，尽量减少术中调整电极位置的次数，减少微电极记录的针道和次数，避免植入 GPi 的微电极位置过深致脉络膜裂的血管受损，还可通过增强 MRI 建立的神经系统导航来设计电极植入脑内的路径，避开血管。

（四）术中电刺激测试

1. 微电极和治疗电极植入前应再次查体，了解病人植入靶点对侧肢体僵硬、震颤及运动迟缓情况，询问病人主观感受。

2. 测试时如果病人出现异动症状，往往提示靶点位置准确，无需调整位置，但需要降低刺激强度。

3. 利用微电极记录系统可以在同一部位将记录信号和刺激效果相比较，便于确定最后治疗电极植入位置，微刺激参数为脉宽 60ms，频率 130Hz，电流 0.1 ~ 10mA。

4. 利用 DBS 刺激电极测试，触点和参数一般首先选择全程 0 -，3 +，脉宽 60ms，频率 130Hz，电压 2.0 ~ 3.5V，然后逐渐上移负极触点位置，直至反全程 3 -，0 +。为明确刺激效果及减少测试时间，也可适当增加三个参数数值，或将单负刺激改为双负刺激。记录有效刺激触点和参数，作为术后开机程控的参考。

5. 在确保前述刺激有效的前提下，测试病人副作用阈值只要高于 4.0V 即可终止，不必引出病人副作用症状和体征。

（五）装置连接

1. 头部、耳后的刺激电极、延伸导线应埋置在帽状腱膜下，二者的接头植于在颅骨表面，严密缝合肌肉和筋膜，防止头皮破溃，装置外露。接头植于乳突以上水平的头颅凸面，防止影响头颈运动。

2. 可在一侧刺激电极植入后将其尾端通过额部皮下隧道穿入对侧术区，对侧电极植入后在双侧刺激电极尾端系丝线，向耳后建立皮下隧道，通过丝线将刺激电极颅外端引导穿出耳后上方并固定，将穿出点作为耳后切口的上端。

3. 颈部皮下隧道应防止过浅以致延伸导线与表皮粘连导致疼痛，防止过深伤及颈外、颈内静脉，应在胸锁乳突肌外侧穿行。

4. 锁骨下区胸部皮下建立囊袋时，建议在肌筋膜表面尽量钝性分离，对于营养状况差、皮肤较薄、局部血液循环差的病人可将神经刺激器植于胸肌筋膜下，或植于腋下、腰部；对于皮下脂肪层较厚的病人植入可充电装置时，要求在皮下1cm的范围内，避免过深。

5. 将多余长度的颅内刺激电极线和延伸导线盘成线圈状，分别盘绕在骨孔固定装置周围及神经刺激器后方。

二、意外情况与处理

（一）病人情况

1. 局部麻醉状态下病人因疼痛刺激，对手术恐惧心理及手术应激反应，出现烦躁、心率增快，血压升高，甚至不能配合手术，可静脉给予艾司洛尔或乌拉地尔，必要时给予镇静或改为全身麻醉，但这样会影响病人术中临时电刺激测试。

2. 因手术时间较长，病人感觉伤口疼痛难以忍受，可局部追加利多卡因剂量；或对于疼痛耐受性差的病人，改用罗哌卡因局部浸润麻醉。

（二）颅骨钻孔，电灼切开皮质

1. 病人颅骨较薄，使用颅钻钻孔快结束时容易压迫硬脑膜和脑组织，可改用椎板咬骨钳适当咬除内板骨质，环形扩大骨孔。

2. 颅骨钻孔后，套管针穿刺之前术区出血，采用常规止血方法难以奏效时，可用咬骨钳沿出血点方向适当扩大骨孔，找到出血的硬脑膜血管或脑表面血管止血，但应避免骨孔过大，难以固定基环。尽量避免将硬脑膜双层分离导致出血，可以将硬脑膜"十"字形切开后电凝粘连在颅骨内板上。

3. 硬脑膜切开后见到脑表面正中有血管附着，挡住穿刺针道，可钝性移开血管或选择在周边穿刺，较小血管可予电凝，较大血管应予以保护。

4. 如骨孔较大或者颅骨面曲度较大至电极固定装置基环部分不稳定时，可在套管针穿刺前将其用耳脑胶粘在骨面上。

（三）植入电极

1. 穿刺套管针、植入电极时或以后的手术过程中，病人突然出现肢体抽搐等癫痫症状（即使发作缓解），或出现不可逆的意识障碍（超过10分钟），应该立即终止手术，快速固定电极，缝合头皮，急诊行脑CT扫描，即使当时未见明显脑出血也往往预示脑皮质损伤或迟发性脑出血、脑梗死。

2. 将针芯拔出后见套管口向外流血，针芯表面有血迹附着，应该立即暂缓电极植入操作，急行脑CT扫描检查，明确有无脑深部出血。

（四）术中测试

1. 如术中临时电刺激测试无任何效果及副作用，首先检查刺激器工作状态是否正常，线路连接是否通畅；如无异常需行脑MRI了解电极位置是否正确。

2. 术中测试副作用阈值较低或副作用严重（除外一过性的头晕与肢体麻木），如出现肌肉强直性收缩，构音和肌张力障碍，说明刺激触点在STN外侧或前方；如果出现盗汗、感觉异常及瞳孔散大，说明其在STN后方；如果出现复视、斜视、融合障碍、瞳孔散大及体位维持障碍，说明其在STN内侧；如果单纯震颤减轻，运动困难仍存在，说明刺激触点在STN背侧；如果运动困难加重，说明其在STN腹侧。应该根据情况相应调整电极位置或刺激触点。调整电极位置时，建议坐标至少移动2mm。

3. 电极穿刺到靶点部位之后，电刺激之前，对侧肢体震颤、僵硬、运动迟缓症状明显改善，较难观察术中测试效果时，考虑系电极的微毁损效应（一段时间后会减弱或消失），大多数情况下有经验的医生仍可仔细观察出电刺激的进一步细微的效果；或建议改行术后临时电刺激，延长观察效果的时间。

（五）固定电极

固定电极过程中，可能出现电极纵向移位，需行二次电刺激测试；若仍有触点起效且刺激电压无需显著增大，可不调整电极位置，否则轻微下压或上提电极；仍不能奏效者，尝试还纳电极内芯或更换电极重新置入。采用新型电极固定装置电极，则可避免上述问题。

（六）连接装置

1. 病人体位取仰卧位，手术侧肩下置海绵垫，手术床向手术对侧倾斜15°，向头侧后仰20°，使手术侧胸部高于头、颈部。穿刺隧道器临近和跨越锁骨表面时，适当挑起隧道器尖端，并将皮肤提起、捏住，以利隧道器通过，避免穿破胸膜，损伤肺尖。皮下隧道成功建立后，手术床立即回位，将头、颈部恢复水平位或适当升高10°~15°。对于体型肥胖，颈部较短的病人，颈、胸部皮下隧道较为困难，可视情况调整体位。

2. 测试线路电阻过大，可分别旋开颅内电极与延伸导线、延伸导线与神经刺激器之间的连接螺丝，用生理盐水纱布将接头擦拭干净，接头插入插槽，仔细观察触点与连接螺丝对合，重新拧紧螺丝再次测试。

3. 穿刺皮下隧道出血，一般为静脉出血，用纱布沿隧道皮肤表面向下压迫5~10分钟即可止血。

4. 分离胸部皮下形成囊袋致其深部出血，填塞纱布压迫仍不能止血时，考虑为较大动脉出血，用皮肤拉钩向上拉起皮肤，必要时延长切口，扩大显露，强力吸引器尽量吸除出血，迅速找到并清楚显露出血部位，用丝线缝扎止血。

（高国栋　王学廉　汪　鑫）

参考文献

1. 中国帕金森病脑深部电刺激疗法专家组. 中国帕金森病脑深部电刺激疗法专家共识. 中华神经科杂志, 2012, 45（7）: 541-543.

2. H. Richard Winn, Kim J. Burchiel, Roy A. E. Bakay, 等. 尤曼斯神经外科学. 王任直 主译. 第5版. 第3卷. 北京: 人民出版社, 2009: 2253.

3. D. E. Sakas, B. A. Simpson. 神经调控手术学（下册）神经网络. 栾国明、王保国 译. 北京: 海洋出版社, 2010: 146.

4. Schuepbach WM, Rau J, Knudsen K, et al. Neurostimulation for Parkinson's disease with early motor complications. N Engl J Med, 2013, 368（7）: 610-622.

5. Eisenstein SA, Koller JM, Black KD, et al. Functional anatomy of subthalamic nucleus stimulation in Parkinson disease. Ann Neurol, 2014, 76（2）: 279-295.

6. Machado A, Rezai AR, Kopell BH, et al. Deep brain stimulation for Parkinson's disease: surgical technique and perioperative management. Mov Disord, 2006, 21 Suppl 14: S247-258.

7. Kerl HU, Gerigk L, Pechlivanis I, et al. The subthalamic nucleus at 3.0 Tesla: choice of optimal sequence and orientation for deep brain stimulation using a standard installation protocol: clinical article. J Neurosurg, 2012, 117（6）: 1155-1165.

8. Gross RE, McDougal ME. Technological advances in the surgical treatment of movement disorders. Curr Neurol Neurosci Rep, 2013, 13（8）: 371.

9. Park YS, Kang JH, Kim HY, et al. A combination procedure with double C-shaped skin incision and dual-floor burr hole method to prevent skin erosion on the scalp and reduce postoperative skin complications in deep brain stimulation. Stereotact Funct Neurosurg, 2011, 89（3）: 178-184.

第二十章 颅骨修补手术精要

在各种颅脑损伤、颅内炎症和肿瘤、颅骨病变的治疗中，切除病变颅骨或去骨瓣减压治疗高颅内压，造成颅骨缺损的病例并不少见。尤其近年来对重型颅脑损伤颅内压增高的病例，盛行去大骨瓣减压术，人为造成的巨大颅骨缺损亦为数不少。对于颅骨大面积缺损，往往可以出现一系列的临床症状，称为颅骨缺损综合征，亦称为环钻术综合征（syndrome of the trephined）。

早在 1939 年，Grant 等学者就较详细地描述了颅骨缺损后，病人出现头痛、头晕、易疲乏、癫痫、易激惹，对缺损区的搏动、膨隆、塌陷存在恐惧心理，怕晒太阳，怕震动甚至怕吵闹声，往往有自制力差、注意力不集中和记忆力下降；或有抑郁、疲倦、寡言及自卑；或因大片露骨缺失造成病人头颅严重畸形，直接影响颅内压生理性平衡，直立时塌陷，平卧时膨隆，或因大气压直接通过缺损区作用在脑组织上，久而久之则势必导致局部脑萎缩，加重脑损害症状。

一、颅骨缺损病理生理

通常颅骨缺损小于 3cm 者多无症状；在施行颞肌下减压术或枕肌下减压术后，有肥厚的肌肉及肌筋膜覆盖并在缺损区可以形成坚韧的纤维性愈合层，起到原有颅骨对脑的保护作用，可以不做颅骨修补手术。较大的颅骨缺损则可以产生诸多的不利影响，其相关病理生理基础如下：

（一）颅内压变化

当大面积颅骨缺损时，大气压直接作用于缺损部位，使皮瓣塌陷，下方的脑组织直接受到压迫移位，产生临床症状，故亦有人称之为皮瓣塌陷综合征（syndrome of the sinking skin flap）。当体位改变时，脑组织随着颅内外压力差的变化在缺损区往返进出移动造成损伤，最终导致脑胶质增生，脑组织瘢痕形成以及局限性脑萎缩等病理变化，从而产生或加重临床症状。

（二）脑脊液动力学变化

有人观察到，侧方开颅后 CT 扫描可见脑脊液减少，脑组织塌陷，其机制显然与瘢痕以及大气压造成的硬脑膜、缺损下方的脑皮质、静脉窦和蛛网膜下腔扭曲变形有关。颅骨成形术后，上矢状窦和脑脊液压力升高，从而减少了蛛网膜绒毛引流进窦的脑脊液量，使更多的脑脊液保留在蛛网膜下腔。

（三）对局部脑血流的影响

Segal 等观察 11 例颅骨成形术前后氙测量脑血流变化，证实成形术后在前缺损区血流增加更加明显，与神经功能恢复一致。2003 年，Kuo 等报道用经颅多普勒（transcranial Doppler, TCD）检查发现颅骨修补术有利于改善局部脑组织血流动力学，增加双侧的局部脑血流量。Sakamoto 等发现双侧大脑脑血流量（cerebral blood flow, CBF）术后 1 周复查时均增加，患侧更为显著。

综上所述，颅骨缺损后的病理损害涉及大气压对脑组织的挤压，体位变化时脑组织经缺损区往返移动的物理刺激，脑脊液动力学以及局部脑血流的改变等多方面的复杂机制。

二、颅骨修补材料

用于颅骨修补的材料主要有自体组织和人工材料。最早是采用动物骨或异体骨移植，但因术后感染率高、排异反应大以及病人心理障碍，很快被摒弃。自体组织多用病人自身的颅骨、髂骨、肋骨，是最理想的修补材料，但自体骨限于取材面积小，无法塑形，不足以修补大面积的颅骨缺损；在修补额眶部的缺损时，难以达到满意的美学效果。修补颅骨缺损后，移植骨发生骨质被吸收现象。并且自体材料不易获得且需在供骨区及植骨区两处施术，整形效果亦差；自身的骨瓣需冷藏于骨库，不易有效保存，导致使用减少。而理想的人工修补材料应具有可塑性和一定的强度，重量轻，不老化，无致癌性和强磁性，并尽可能便宜。有机玻璃、硅橡胶、羟基磷灰石等，均曾用于颅骨修补，但效果均不太理想。后来采用金属材料（包括金、银、铝、钢等）进行颅骨修补，由于这些金属容易被腐蚀，异物反应也比较大，也逐渐被淘汰。

近年来，有研究认为计算机塑形医用树脂和羟基磷灰石复合材料生物相容性好，易塑形，和天然骨成分相近，对于大面积颅骨缺损的修补有很大优势，极具发展前景。此类材料既具无机骨支架，又具有有机生物活性，是当前生物医学工程研究的热点之一。其缺点是：①有一定的排斥反应；②局部易出现感染；③需要颅骨锁固定，分离时需显露内板。纳米材料、干细胞移植这些先进技术也逐渐应用于颅骨材料的探索中。

组织工程骨技术的应用是近年来颅骨修补术的又一个重要发展，即从病人骨髓组织中分离获取自体骨髓基质干细胞，经体外培养扩增后诱导分化为成骨细胞，接种于具有一定三维孔隙结构的可降解支架材料再回植修复骨缺损。随着支架材料在体内逐渐降解吸收并被新生骨取代，最终实现组织工程骨修复骨缺损。其优势是材料从少量骨髓中分离，解决了目前骨缺损治疗中供区骨来源不足的问题，避免了对自体骨供区的进一步损伤，因此可达到无创修复大面积骨缺损的目的，易于被病人接受。但修补后新生骨与正常颅骨密度有差异，需要做好影像学后处理才能较好地显示修补颅骨的情况。

钛合金网板有很好的组织相容性，强度高、耐腐蚀、层薄、网眼稀疏，有利于皮下与硬脑膜间肉芽组织生长，不能被磁化，不影响术后头颅CT和MRI检查，具有较好的延展性和力学特性，目前成为颅骨修补最佳的材料，在国内外得到了普遍应用。

用钛网作为修补材料早期采取的是手工塑形，需在手术中由医生反复对比，进行裁剪、塑形，不仅增加了手术时间，还常常存在额、眶上缘、颞窝等特殊部位塑形不满意。此外，因术中剪裁破坏了钛网的完整性导致其强度减低，术后可能会出现钛网中心凹陷而周边翘起，甚至会因翘起边缘对头皮的慢性切割而致钛网外露，增加了发生并发症的概率。

计算机三维成像技术进行颅骨修补材料塑形处理，是近年来发展的重要新技术。术前利用计算机采集并加工CT扫描所获得的颅骨及缺损范围的数据，通过三维重建技术进行颅骨图形还原，将相关数据变成指令来控制数控机床对钛网进行精细塑形加工，为病人精确地设计预制出个性化的修补材料，手术中成功地固定在病人头颅缺损区。这项技术实现了修补材料与缺损部位的精确结合，对脑组织可提供有效的力学保护，达到良好的治疗效果，减少了病人的痛苦及治疗风险；钛网边缘与弧度可以精确拟合缺损部位的自然形态，可使病人的容貌得到满意的复原。较之传统手工塑形修补颅骨成形对称性好，手术时间缩短。同时，还可以降低钛网对颞肌造成的卡压，缓解由此导致的术后疼痛感。

三、颅骨修补的适应证

目前手术指征为：①颅骨缺损直径>3cm者；②缺损部位有碍美观；③引起长期头晕、头痛等症状难以缓解者；④脑膜-脑瘢痕形成伴发癫痫者（需同时行痫灶切除术）；⑤严重精神负担影响工作与生活者。颅骨成形术不仅仅是为了外貌的美观，其更重要的目的是为了保持颅内压稳定，保护脑组织，缓解临床症状，同时颅骨缺损修补术后可增加缺损邻近部位的脑血流量及脑代谢，有利于脑神经功能恢复。

颅骨修补手术的禁忌证：全身情况差，神经缺损严重，不能生活自理者；或缺损区头皮菲薄有大片瘢痕者，勿急于修补。

四、颅骨修补术前计划

颅骨修补术前应作周密细致的手术计划，行

第二十一章 小儿神经系统常见先天畸形手术精要

第一节 脊髓脊膜膨出

脊髓脊膜膨出 (myelomeningoeele，MMC) 是一种先天性神经系统发育畸形，由于先天性椎板发育不全，脊髓、神经和脑脊液在硬脊膜包裹下通过椎板缺损处向椎管外膨出，称为脊髓脊膜膨出。囊内只有脑脊液而无神经组织称为脊膜膨出。此类疾病均需手术治疗，手术的目的：切除合并的脂肪瘤等，松解神经，解除脊髓栓系，硬脊膜修补和椎管重建。

手术治疗的基本要点：选择适当的手术时机、合适的手术方式以及手术后并发症的防治。大量的临床实践证明，脊髓脊膜膨出的治疗必须遵循个体化的原则，才能有效地降低致残率，提高整体治疗水平。

一、手术适应证及治疗时机

（一）手术适应证

脊髓脊膜膨出病人的手术适应证及治疗时机，各医院掌握的标准各不相同，特别是对单纯脊膜膨出患儿。有学者对无症状的脊膜膨出患儿进行回顾性分析表明：早期手术治疗与保守治疗并无统计学差异，对具体病人究竟应该采取内科治疗，还是进行手术治疗，如何选择最佳手术时机，采取何种手术方式最为有利等问题，仍缺乏共识。其原因是目前在国内缺乏循证医学的资料，尚无在理论和实践中均适用的标准，尚未制定出统一的手术适应证和禁忌证的标准，以及缺乏在这一标准下手术治疗和内科治疗的详细对比资料。另外，病人及其家属处在不同的社会文化及经济背景下，对手术治疗的认识不同。笔者个人认为，不管单纯脊膜膨出还是脊髓脊膜膨出均应早期手术治疗。理由是脊膜膨出形成后，脑脊液进入硬脊膜囊内循环，随着年龄增长颅内压增高，易进一步形成脊髓脊膜膨出，加重病情。另外随着身高增加，那些脊髓及脊神经与硬脊膜囊粘连的病人，脊髓栓系会加重，脊神经及脊髓因牵拉嵌顿可导致双下肢瘫痪、大小便失禁。

对于一岁以下的婴儿和新生儿的脊髓脊膜手术，需要结合其个体情况和医院的软硬件设施决定，以规避不必要的风险。以往认为出现下肢完全瘫痪、大小便失禁为手术禁忌证，笔者并不认同。因为虽然手术可能对已经出现的症状缓解不大，但可预防远期出现的小脑扁桃体下疝、脊髓空洞症和脑积水。

（二）手术时机

Kumar 认为在 MRI 检查了解脊柱脊髓情况后应该尽早进行手术，因为早期手术可以阻断病情发展，避免脊髓栓系的发生，可为保留与恢复神经功能创造有利条件。笔者也认为条件允许的情况下，手术治疗越早越好，理由是：①早期治疗，脊柱裂孔小，突出物也小，手术操作相对简便，时间短，创伤小，术后并发症小。②早期治疗，脊神经及脊髓与硬脊膜囊粘连程度更轻，早期阻断疾病进展，避免由于脊柱比脊髓生长相对迅速而造成脊髓栓系综合征。③对于硬脊膜囊已经破裂和硬脊膜囊表面皮肤缺失的新生儿，需在出生后 72 小时内手术，72 小时后将大大增加脑脊膜炎及脑室炎的风险，同时应该进行病灶局部细菌培养和抗生素治疗，若细菌培养阳性，应先行脑室外引流和脑室内注射药物，直至细菌培养阴性。笔者认为脊髓脊膜膨出患儿应尽早手术，最晚不应迟于2岁，2岁以后手术治疗90%的病人可发生不可逆的神经损害。约15%的脊髓脊膜膨出患儿合并严重脑积水，笔者认为应先行侧脑室腹腔分流术，再修补脊髓脊膜膨出，这样避免因高颅内压导致皮肤不愈合。但是对于脊髓脊膜膨出合并感染的患儿，应在脊髓脊膜膨出修补的同时放置侧脑室外引流，待脑脊液连续培养无菌后再行侧脑室-腹腔分流术。另外还要严密随访观察脊髓脊膜膨出术后出现的迟发性脑积水。

笔者认为，术前患儿手术评估尤其重要，在未弄清脊髓、脊神经与硬脊膜囊等相关组织解剖结构关系前，贸然手术会明显增加手术风险及术后并发症。因此术前需做MRI检查明确脊柱形态、硬脊膜囊水平、终丝及周围粘连情况；如合并有脂肪瘤等肿物，也可以显示神经与肿物包绕情况。腹部B超、尿残留试验和肌电图检查有利于了解膀胱、肢体感觉和运动功能障碍情况，以利于手术效果的评价。术中神经电生理监测，有助于术中脊髓、神经保护，但也不可盲目相信术中监测结果，因其受各种因素影响，假阳性和假阴性经常发生。

二、手术精要

（一）手术方法

1. 单纯脊膜修补术

采用头低位，俯卧或侧卧，直接切开皮肤，暴露硬脊膜囊，慢放脑脊液降至无压力后，直接剪开硬脊膜囊，在椎管水平做硬脊膜缝合重建椎管，松解缺口周围肌肉加强缝合封闭缺口，去除脊膜膨出菲薄、不正常的皮肤，如果张力大可松解周围皮肤后再缝合切口。

2. 椎管重建+脊髓栓系松解术+脊膜修补术

脊髓脊膜膨出是临床最常见的神经管发育畸形，以前多采用单纯脊膜修补术。近年来，脊髓脊膜膨出手术后发生的脊髓栓系综合征（tethered cord syndrome，TCS）越来越受到重视。临床工作中现在仍有医生给患儿行单纯脊膜膨出术。他们认为术中探查扩大椎管，行脊髓栓系松解手术会增加创伤，并损伤神经。但此种术式使

圆锥周围间隙更小，粘连更重，容易导致原有症状得不到改善或加重，或术后出现脊髓栓系综合征，再行手术治疗更困难。笔者认为应探查椎管腔并行脊髓栓系松解术+脊膜修补术，这种术式手术风险小，也不会明显增大手术创伤。理由是：①脊膜膨出以腰骶部多见，位于圆锥水平以下，打开脊膜囊即可探查终丝。②合并脊髓病变多位于膨出脊膜囊基底部附近，打开脊膜囊即可探查。③因为显微技术的发展，对病变认识的不断深入，手术技术的不断提高和术中电生理监测的辅助，手术安全性已有很大提高。国外报道终丝切断术后脊髓损伤概率小于1%，国内报道脊髓栓系松解术神经损害为0.8%。④仅做简单的脊膜膨出修补术，术后因粘连出现神经功能损害症状或原有栓系未能松解，病情进展，即使再次行脊髓栓系松解术，大多数患儿也难以恢复。

（二）手术步骤

1. 麻醉及体位

手术多采用全身麻醉。头低位，俯卧或侧卧位。

2. 手术切口

视包块大小、形态和皮肤情况以及要暴露的椎管范围合理设计切口。

3. 具体步骤

（1）切开皮肤，暴露硬脊膜囊，剪开一个小口，慢放脑脊液，待压力下降后，直接剪开硬脊膜囊，注意避开神经和神经盘，牵开。

（2）囊内容物探查：应最大限度地保留囊内神经和粘连于囊壁的神经盘，显微镜下小心剔除神经盘上的膜和不健康组织，并注意神经盘上神经走行，神经盘可用无创缝合线对折缝合以消灭创面，减少远期粘连风险。如果合并皮下和椎管内脂肪瘤，要解剖清晰，仔细切除至纤维层，宁剩少量脂肪瘤勿多切导致神经、脊髓损伤。如果椎管腔不能容纳松解后的神经和脊髓，应扩大椎管腔。存在张力终丝的应一并解决。总之要充分减压、松解并防止再粘连。

（3）切除硬脊膜囊，修补硬脊膜，加强缝合肌肉层，这点很重要。骨缺损无须修补。

（4）术中神经生理监测可用于全部脊髓手术中，以避免医源性神经损伤。在脊髓栓系手术中

作用更大，用于区别终丝和脊神经。通过术中电极刺激，甚至直接用双极刺激脊神经根，记录复合肌肉动作电位（CMAPs）的发放，对于判定神经根的位置及证实功能神经的完整性具有重要的价值。记录部位的选择需根据术前肌电图检查、术前临床体征和术中有疑问或有可能被损伤的神经根来确定。典型的肌肉记录部位为股二头肌、胫前肌、腓肠肌及肛门括约肌。

三、手术意外及处理

（一）术中出血

婴幼儿脊髓脊膜膨出，术中应控制出血量和出血速度，小儿血容量少，应常规备血并术中取血，基本原则是出多少输多少。术中要与麻醉师随时沟通，维持稳定的呼吸、循环功能和体温。一些患儿由于术前反复应用脱水剂，营养差，常伴有血容量不足，加之术中出血等均可引起严重低血压、心搏骤停。故术前应开放足够的静脉通道，以便加快输血、输液和用药。

（二）脊髓损伤

1. 术中野蛮操作，过度牵拉组织结构导致脊髓神经损伤。

2. 解剖不清导致脊髓神经损伤。

3. 术中分离、探查过程中脊髓组织损伤。

应术中显微镜下仔细剥离，避免损伤正常脊髓神经。如果术中发现病变过于复杂，结构不清，应及时终止手术。总之手术要知进退，宁可将来再手术，也不要因手术导致无可挽回的脊髓神经损伤。

（三）其他意外

婴幼儿气管插管比较浅，术中搬动或苏醒活动可导致插管脱出引起窒息。气囊内压力过大，可造成气管壁及周围组织缺血坏死。因此要求麻醉师术中要严密观察并保持麻醉过程平稳。

四、术后注意事项

1. 婴幼儿皮肤娇嫩，术中要无张力缝合，术后常换药，并避免压迫手术切口，防止伤口坏死，避免大小便污染伤口，清醒后可采用侧卧或俯卧位。

2. 根据情况决定导尿时间，如有尿失禁应导尿1周以上。

3. 注意观察前囟张力变化，有无头痛、呕吐并及时复查CT以除外脑积水。

4. 避免使用镇静剂以免影响病情观察。

5. 如发生切口脑脊液漏，应立即消毒缝合并查找原因，必要时去手术室清创再缝合，勿反复缝合凑合了事。除缝合不良外还要小心颅内压增高，反复脑脊液漏和颅内压增高应行椎管或脑室外引流。

第二节 脑膜脑膨出

胚胎早期由于叶酸不足或吸收障碍，或遗传原因导致神经管闭合不全，颅腔内容物通过颅骨缺损处向外突出，临床上统称脑膨出，多发生于颅盖骨及颅底骨的中线部位，常见于枕部，还可见于鼻根部和蝶鞍等部位。膨出物仅为脑脊液称脑膜膨出（meningocele），膨出物有脑组织称为脑膜脑膨出（meningoencephalocele）。枕部脑膜脑膨出严重者可合并枕叶、脑室枕角、小脑同时膨出。

手术目的是解剖复位，促进脑正常发育。对于已经破溃和即将破溃的病人，可控制和预防中枢神经系统感染，挽救生命。

手术治疗的基本要点：必须遵循个体化的原则，即切除膨出的囊壁，保护有功能的脑组织并还纳，修补并加强缝合硬脑膜。有炎症者，需彻底清除炎性和坏死组织并充分引流。

一、手术适应证及治疗时机

对于出生时有破溃的新生儿应急诊手术，对于未破溃但缺少表皮的孩子也应尽早手术。对于表皮完整未破溃的孩子，建议根据身体情况和医院条件在出生 3 个月后进行手术。对于已经感染的孩子应局部细菌培养后换药并全身抗感染治疗，待感染初步控制后彻底清创并切除脑膨出。

术前需要做 CT 和 MR 检查，了解膨出的内容物、颅骨缺损的大小及部位，有无合并脑积水和中枢神经系统其他畸形，脊柱脊髓检查也是必要的。复杂脑膨出还可做 MRV，了解病变处静脉窦走行，上矢状窦、直窦、横窦是否突入膨出物。

二、手术精要

（一）顶枕部脑膜脑膨出

笔者一般首先画出必须切除的病理皮肤，设计好缝合的皮肤，选择相对正常的皮肤切开，暴露硬脊膜囊，切一个小口，慢放脑脊液，切开硬脊膜囊，看清囊内容物后，扩大切口并牵开，检查膨出的脑组织和颅骨切口情况，大部分情况下膨出部分脑组织发育不良，可齐缺口切除。根据缺口大小环切硬脊膜囊并予以严密缝合，也可再取富余囊壁加强缝合，去除病理和多余皮肤，分层缝合。在有感染风险情况下不宜使用人工硬脊膜等异物。若膨出囊内脑组织量大且正常，应选择扩大颅腔并将脑组织尽量还纳。

对于合并脑积水者，先行或同时行脑室－腹腔分流术后分流管感染风险较大，可行脑室外引流，利于伤口的愈合。待明确术后无感染且脑积水非分流不可的情况下再行分流术。

（二）鼻根部、眶部、鼻咽部脑膜脑膨出

低月龄儿童难度较大，如无脑脊液漏建议年龄较大后（如 1 岁）进行。简单小膨出可选择显微镜下或经鼻蝶内镜下修补，首选内镜治疗，因

内镜治疗具有安全、创伤小、无面部瘢痕等优点。蝶鞍部位脑膨出应选择经鼻内镜，因部位深，显微镜下修补非常困难。缺损处可选择自体组织结合人工材料修补。

常规开颅修补如有需要，笔者常常与耳鼻喉科或眼科医生协同手术。手术一般行冠切，双额开颅，切开硬脑膜，抬起起额叶，找到膨出漏口，切除疝入脑组织，以肌肉填塞黏合，缺口较大还需要以人工硬脊膜缝合修补漏口，再将带蒂骨膜覆盖缝合缺口处，硬脊膜下放持续外引流。鼻眶部膨出皮肤再由眼科和耳鼻喉科医生一期整形修复。

三、术中意外及处理

1. 静脉窦损伤。应仔细操作，避免误伤，一旦出血应迅速压迫缝合止血并避免窦闭塞。

2. 颅前窝底脑膜膨出时应在显微镜或内镜下仔细操作，避免损伤重要神经血管，颅底修补需要显微缝合。

3. 休克。手术患儿大多年龄较小，要充分备血，先取血后手术，术中严格控制出血量和出血速度。

四、术后注意事项

1. 密切监测生命征，观察前囟张力，警惕脑积水。

2. 注意观察皮缘渗出情况，及时换药，避免皮缘发黑，缺血、坏死。枕部脑膜膨出清醒后采用侧卧位，避免伤口受压。

3. 有引流病人要控制引流量和高度以控制颅内压。

4. 合理使用抗生素，必要时应鞘内注射控制感染。

第三节　狭　颅　症

狭颅症（craniostenosis）又称颅缝早闭或颅缝骨化症，系一条或多条颅缝早期闭合或骨化所致的颅骨发育异常而导致的先天性畸形。表现为

患儿出生时或出生后头围低于正常值 2cm，并出现一条或多条颅缝的早期闭合，头颅外形异常，内眼眶或颞部发育异常，眼球突出，常常合并颅

内压增高,部分病人合并癫痫。通常分为颅骨异常发育导致的原发狭颅症和脑发育不良导致的继发狭颅症,后者手术效果较差。

狭颅症主要依靠外科手术治疗,手术目的是扩大颅腔以利于脑组织正常生长并缓解颅内压增高,纠正颅盖和面颅颅骨畸形。

一、手术适应证及治疗时机

目前对于颅缝早闭病人手术时机的争论仍未停止。有学者认为如果宫内发现狭颅症,即头围小于周龄2cm,生后观察1个月就应手术,如果是生后发现头围小于月龄2cm,应在观察2个月明确诊断后手术。早期手术可解除早闭颅骨对大脑发育的阻碍,预防智力、精神、语言、运动等功能迟缓发育,晚期手术对大脑功能恢复效果不大,属于美容手术。笔者认为小儿出生后大脑生长发育非常迅速,因此在明确诊断前提下,手术越早越好,最佳时间是半岁以内,一岁半以内仍有手术价值,但超过2岁,除非有颅内压高,手术效果不再显著而是以整形为主。面颅畸形需要颌面外科医生合作整复。

二、手术精要

颅缝早闭的手术方法主要是条状颅骨切除(即颅缝再造术)和广泛的颅盖骨重建(即颅骨拼图)。近年来一些医生采用内镜下条状颅骨切除,可减少头皮瘢痕,也有文献报道弹性颅盖骨重塑技术。颅缝再造术具有时间短、创伤小、失血少、住院时间短等优点,非常适合小婴儿,而颅骨拼图的支持者认为其优缺点应该从安全性以及病人病态纠正程度等一系列统计分析得出后再下结论。我国对于狭颅症的诊断及治疗起步晚,笔者认为针对患儿不同的病情和不同的年龄以及经济情况,应采用不同的治疗方法。对于1岁以下婴儿应首选颅缝再造术,对于2岁以上患儿可选择颅骨拼图,对于1岁至2岁之间的患儿可依病情选择颅缝再造术加局部塑形拼图。

(一) 颅缝再造术

行冠状解剖口,两端冠状缝再造颅骨缺损带

应尽量到达颞骨鳞部,额缝再造接近颅底,矢状缝再造是在矢状缝两旁约2cm处分别咬除颅骨,各形成一条宽约1.5cm的颅骨缺损带,但前面越过冠状缝,后面跨过人字缝。人字缝再造时,两侧要接近横窦。跨矢状窦时操作需小心谨慎,以免引起矢状窦出血。通常手术时则多采用扩大颅缝再造术,以额颞顶减压为主。

(二) 颅骨拼图

颅骨拼图或颅盖重塑可以治疗所有类型颅缝早闭,通过颅骨切开后重新排列、连接、固定使其符合颅骨正常形状,其中外形对称性与符合颅骨发育力学最重要。对于不同的颅缝早闭情况,颅骨重建有着不同的操作方式,基本的要求是行冠状解剖切口,按照预定设计截取畸形颅盖部位的颅骨,重新排列、连接重塑颅骨外形,从而创造合适的颅腔容积。一些医生将这一手术方法应用到4~13月龄婴儿,也获得满意的手术效果。但相对颅缝再造术,本术式仍存在创伤性大的缺点,由此带来术中出血、窦损伤、硬脑膜撕裂以及术后感染、硬膜外血肿、癫痫、神经功能缺失、颅骨发育畸形风险较大,并导致病人住院时间延长。颅骨重建的优点在于颅腔的构造可以提前构建,而不是被动地依赖颅内容物生长。近来随着3D打印技术在颅骨重塑术中的应用,术前设计好颅骨切开及重建方案,并使用可吸收材料连接重塑颅骨,预计可提升颅骨拼图的效果。

三、术中意外及处理

(一) 硬脑膜破裂

婴儿硬脑膜与颅骨粘连较紧密,尤其颅内压增高的病人,内板凸凹不平甚至嵌入脑沟回内。需要确认后再用铣刀,如果粘连紧密,需要剥离后铣开或以咬骨钳人工咬除。破裂的硬脑膜需要缝合修补,大面积撕裂术后需要放置皮下引流。

(二) 蛛网膜粒出血或窦破裂

应尽量避开矢状窦和蛛网膜粒,在中线外2cm,铣开骨缝,跨窦操作应用人工咬骨钳,一旦出血,应迅速电灼缩小裂口后以明胶海绵压迫。

（三）休克

由于婴儿血容量很少，很容易导致缺血性休克，术中应严格控制出血量和出血速度，术前备血要充分，先取血再手术。

四、术后注意事项

1. 密切监测生命征，观察患儿末梢循环情况和引流量，警惕皮下渗血导致休克。术后 24 小时密集复查血常规。
2. 注意观察皮缘渗出情况，及时换药，避免皮缘发黑坏死。
3. 合理使用抗生素，对于颅骨拼图病人建议术后常规使用抗生素。
4. 避免手术范围创面受力。

（姚红新）

参考文献

1. 梅海波,刘宏,刘昆,等.儿童腰骶部脊髓脊膜膨出手术方法的探讨.Chin J Pediatr Surg,2004,25（5）:397-399.
2. 孙小兵,李金良,陈雨历,等.腰骶部脊髓脊膜膨出的诊断与治疗.中国脊柱脊髓杂志,2001,11（5）:291-292.
3. 崔志强,萧凯,修波.新生儿先天性神经管畸形的显微手术治疗策略初探.北京医学,2010,32（5）:358-360.
4. 崔志强,修波,孙振兴,等.显微手术治疗脂肪瘤型脊髓栓系综合征的疗效分析(附611例报告).中华神经外科杂志,2011,27:1128-1131.
5. 解旭鹏,石亚伟,毋江,等.颅缝再造术治疗狭颅症:附13例临床分析.中国临床神经外科杂志,2008,13（1）:50-51.
6. 全惠明,孙莲萍,杨波.小儿先天性脑膨出.中华神经外科杂志,2008,24:415-418.
7. 周兵,韩德民,崔顺九,等.蝶窦外侧隐窝脑膜脑膨出鼻内镜下经翼突径路手术.中华耳鼻咽喉头颈外科杂志,2007,42:328-333.
8. 刘丕楠,孙茂林,吴胜田,等.内镜下经鼻脑脊液漏修补术.中华神经外科杂志,2006,22:349-350.
9. Kulkarni AV, Pierre-Kalan A, Zerah M. Conservative management of asymptomatic spinal lipomas of the conus. Neurosurgery,2004,54:868-873.
10. Kumar R, Singh SN. Spinal dysraphism: trends in northern India Pediatr Neurosurg,2003,38(3):133-145.
11. Kanev PM, Lemire RJ, Loeser JD, et al. Management and long term follow up review of children with lipomyelomeningocele, 1952—1987. J Neurosurg, 1990, 73:48-52.
12. Keating MA, Rink RC, Bauer SB, et al. Neurourological implications of the changing approach in management of occultspinallesions. J Urol,1988,140(5 Pt 2):1299-1301.
13. Ham H, Komofi H, Okawa A, et al. Long term outcomes of surgical treatment for tethered cord syndrome. J Spinal Disord Tech,2004,17:16-20.
14. McLone D. Care of the neonate with a myelomeningocele. Neurosurg Clin North Am,1998,9:111-120.
15. Seruya M, Oh AK, Boyajian MJ, et al. Long-term outcomes of primary craniofacial reconstruction for craniosynostosis:a 12-year experience. Plast Reconstr Surg,2011,Jun,127(6):2397-2406.
16. Jeffrey A. Fearon, M. D. Evidence-based medicine:craniosynostosis. Plastic and Reconstructive Surgery,2014,May,1261-1275.
17. Chim H,Gosain AK. An evidence-based approach to craniosynostosis. Plast Reconstr Surg,2011,127:910-917.
18. Barrels R. Merx J, Van Overbeeke J. Falcinc sinus and occipital encephalecele:a magnetic resonance venogmphy study. J Neumsurg,1998,89:738-741.

置于框架（或基环），进行 CT、MRI 扫描定位。为使病灶显示清晰，可采用增强扫描方式。在 CT、MRI 定位片上确定穿刺靶点，将片上的二维数据转换成三维坐标值，并据此安装好定向仪导向装置。

3. 钻透颅骨 单纯病变穿刺可不用头皮切开，仅用细小颅钻（直径 2mm）在钻套保护下直接钻透颅骨内板。钻颅的部位根据病变位置而定，病变在额叶、鞍区，一般采用冠状缝前、矢状缝旁开 3cm 处行钻。松果体区、顶叶、颞叶、枕叶病变，多采用顶骨结节处钻孔。脑干病变若选用前额入路，在冠状缝后 1～2cm、中线旁 3cm 处钻孔，以保证穿刺径路与脑干纵轴平行；若选用颅后窝经小脑入路，则在枕外粗隆下 3～5cm、中线旁 5cm 钻颅。

4. 穿刺靶点 结合影像学确定穿刺靶点，切开或刺透硬脑膜，将立体定向手术器械探入至靶点。穿刺及采集病变组织时，进针要缓慢、轻柔；退出穿刺针时若阻力明显，应缓缓放开活检组织，不可用力撕拉，以免伤及重要结构。

5. 闭合创口取下立体定向仪，缝合头皮小切口。

（四）无框架立体定向的手术步骤

1. 扫描定标 手术当日，贴标记点（markers），行 CT/MRI 扫描，图像经网络或磁盘输入计算机，作好手术规划。

2. 注册锁定 手术室内固定头部，机械臂注册并锁定进针方向。

3. 手术操作 术者按手术计划进行穿刺、取材等操作。

四、立体定向手术准备注意事项

1. 定向框架的基环可以通过 4 根立柱来调节高度，安装定向仪框架时，应首先仔细阅片，根据病灶位置的高低和内外，选择合适的螺钉长度，尽量将病灶调整位于定位器的中心，这样可以减少定位的系统误差。

2. 尽量将框架的基环安装水平，若基环左右高低不对称，在安装适配器后，定位板的轴向高低势必误差很大，这样扫描定位的图像将不能真实反映病灶在框架中的空间位置，会导致定位手术失败。

3. 应当根据病变位置、病人的具体情况安装螺钉，有时螺钉的位置需要做相应调整，如：避免原手术切口、颅骨钻孔处、分流管走行位置，若局部颅骨缺损，也可适当调整同侧立杆的高度或撤除同侧立杆，但要保证框架的稳定。

4. 旋紧定向仪框架螺钉的力量应适度，既要牢固，又要避免力量过大使框架变形或螺钉穿透颅骨内板引起出血；一般来说，以示指和拇指两指头攥紧螺丝套筒旋紧上不动为止。

5. 对于老年、儿童或者不能完全配合的病人，安装和撤除框架时，应由助手以两手指托住保护好面前方两个螺钉的下方，防止因病人头部突然闪躲摆动导致螺钉划伤眼球。

6. 穿刺手术前应仔细核对靶点的坐标，必须做到三方核对坐标无误后，方可进行下一步操作。

7. 安装弧形导向弓架要将固定旋钮旋紧，防止钻孔或穿刺后弧形弓架脱落或移位，导致穿刺针道的旋转移位发生危险。

8. 为了防止脑脊液丢失导致的靶点飘移，单纯的穿刺手术可以采取锥颅钻孔代替传统的钻大骨孔、切开硬脑膜的方式，但一定要利用"限深器"控制锥颅的深度，以不锥透硬脑膜为最好，然后应用专用"破硬脑膜针"严格按照标准"sedinger"穿刺技术穿破扩大硬脑膜切口。实践证实该方法与"钻大骨孔切硬脑膜"方法相比，并不增加硬脑膜外和硬脑膜下出血的概率，还简化了操作、微创，减少脑脊液流失。

9. 穿刺操作进针、退针应缓慢、轻柔，以免暴力推进导致血管损伤。

五、立体定向手术操作注意事项

1. 穿刺径路选择 穿刺径路的选择主要依据病变的部位和大小，此外还应注意以下几点：

（1）脑表面静脉网纵横交错，要避开主要血管走行部位，在 MRI 定位下选择脑回作为穿刺点，而不是脑沟（血管走行区）。

（2）避开脑皮质的主要功能区和血管密集区，一般入颅点应在颅骨投影的矢状缝旁 2cm 前后连线上或在额前部、顶结节部，颅后窝入颅点应选在背正中线两外侧各 2.5cm 范围内。

（3）硬脑膜要用尖针芯刺破以避免钝头将硬脑膜向颅内推开造成硬脑膜外血肿，具体操作时当套管针抵到硬脑膜后，撤出针芯验证有无硬脑膜外出血涌出，如有可以注入凝血酶；没有出血则换尖针芯穿透硬脑膜，然后换圆头针芯继续深入。

（4）进入皮质到瘤区前导向器要用钝头针芯分离通道，以防锐器刺破通道上血管引起出血。

（5）注意脑室系统有无扩张，尽量避免穿刺通道经过脑室，防止脑脊液流失导致的靶点移位或病灶扩散。

（6）注意病灶增强的程度，强化明显说明血管丰富；注意与重要浅深部静脉的空间结构关系，如侧裂血管、大脑大静脉、大脑内静脉等。操作医师应当清楚知道病变穿刺的危险性，做好局部止血的准备，必要时需能立即开颅手术清除血肿。

2. 操作过程中密切观察病情　立体定向手术多数是在局部麻醉下进行的，术中操作者需要密切观察病人意识、精神状态、语言、瞳孔、深浅反射、肌肉张力等变化，以便尽早发现神经损害征象，及时调整穿刺的方向或深度，及时终止手术操作。

3. 立体定向手术的术后处理

（1）注意观察意识及生命体征变化，术后立即常规复查 CT，了解穿刺靶点位置的精确性；有无早期出血并发症。

（2）常规应用止血剂。

（3）术后发生脑水肿时，应用甘露醇、激素对症治疗。

（4）颅内感染偶有发生，可有针对性地选择预防性应用抗生素。

六、立体定向手术并发颅内出血处理

颅内出血是立体定向手术的严重并发症和意外情况，发生率为 0.5% ~ 3%。Kelly（1991 年）报道立体定向活检 131 例出血率为 3.6%；1996 年国内刘宗惠等和田增民等分别报道立体定向活检 241 例和 1000 例，出血率分别为 0.6% 和

1.24%。文献报道，立体定向活检的死亡率和致残率为 0 ~ 24%。Mundinger 报道立体定向活检 1551 例脑瘤中，活检部出血 21 例（1.3%），无死亡与严重并发症。Bernstein 等报道 300 例立体定向活检中严重并发症（死亡和严重致残）的发生率为 3.0%，轻微并发症发生率为 3.3%，总发生率为 6.3%。

颅内出血的种类涉及穿刺道的各部位：硬脑膜外血肿、硬脑膜下血肿、脑实质内血肿、脑室内出血等。出血的原因：一是穿刺道出血，因活检穿刺本身就带有一定的盲目性，即使选入颅点时尽可能避开皮质静脉走行部位，但遇有走行异常或因某因素存在静脉多分支者也难以估计，而深部的一些小血管则无法避开，损伤后引起出血。二是取材点出血，恶性肿瘤生长快，多含有丰富的新生毛细血管网和异常的血管结构，活检时可能损伤瘤内的血管而引起出血。

（一）立体定向手术出血的预防

1. 术前依据影像学检查，充分估计脑内病变的血液供应情况。根据影像学检查判断肿瘤是否易于出血，用侧方开口双套活检针较弹簧活检针更为适合，尽量有目的地避开皮质血管，活检过程中操作轻柔，遇有阻力时要反复旋转方向，慢速进退针，遇有阻力时不要用力过猛，避免损伤脑组织和撕破血管，必要时改换穿刺点或活检靶点。

2. 选择穿刺点和穿刺道，应避开颅内重要血管。由于脑组织是富有血管的组织，在脑表面有许多大小回流静脉网纵横交错走行，且穿入点小而无法用肉眼看到，因此，确定入颅内通道时要注意如下几点：避开脑表面主要血管的走行部位；避开脑皮质的主要功能区；硬脑膜要用尖器刺破以避免钝器将硬脑膜向颅内推开造成硬脑膜外血肿；进入皮质到病变区前导向器要用钝性分离通道，以防锐器刺破通道的血管引起出血；一般入颅通道应在颅骨投影的矢状缝旁 2cm 的前后连线上或在额前部、顶结节部；颅后窝入颅通道应选在背正中线两外侧各 2.5cm 范围内，这样脑表面血管损伤造成颅内出血的机会较少。

3. 调整好细钻钻颅骨的深度，防止固定架滑脱使长钻头刺入脑内过深。

4. 应用尖锐的穿刺针刺透硬脑膜，针尖到达硬脑膜外时，撤出针芯，验证是否有硬脑膜外出血。

5. 应用头端圆钝的穿刺针通过脑组织。

（二）立体定向手术出血的处理

1. 术中发现穿刺针尾有动脉血或静脉血涌出时，应立刻停止移动穿刺针，外套管可暂不退出，以便向外引流血液，避免形成脑内血肿；小的出血一般可以自凝，可以局部注入止血药如凝血酶、注射用血凝酶（立止血）（进入蛛网膜下腔可引起癫痫发作）等，也可以将凝胶海绵从外套管内送至出血点压迫止血。一般经上述处理均可在短时间内达到止血目的。活检区的少量（3～5ml）出血无需何特殊治疗，一般在3～5天就能自行吸收。为防止术后出血或水肿加重引起脑疝，活检后48小时内应进行监测并行CT检查，一旦发现血肿形成就应立刻开颅或立体定向清除血肿。

2. 出血量较多，可应用凝血酶500～1000U（溶于2～5ml注射用水）直接经穿刺针注入，常即时达到止血效果。确认无活动出血后，拔出穿刺针，更换穿刺靶点，不得再于该处采取标本。对于瘤床多量的出血，即使置入少许明胶海绵仍难以压迫止血，不能排除使血肿增大可能，尤其是深部病变。采用经穿刺针反复用等渗盐水冲洗后观察，一般能止血，但术后需要CT复查。出血难以止住时，可以立体定向引导内窥镜进入靶点，电凝止血。

3. 活检完毕后可应用穿刺针检查穿刺道有无出血。将穿刺针插入活检的最低靶点，取出针芯后缓缓拔针，术者确认有否活动性出血。如果针尾有血液流出，应将穿刺针固定此处，处理同上。然而即使采取了这些措施，由于立体定向手术本身的不可视性，仍有刺破血管的可能，应怀疑出血的病人对症治疗并及时进行CT复查；如血肿较大且造成颅内压迫症状时，应行立体定向或开颅手术清除血肿。

第四节　手术计划系统和图像整合技术对立体定向手术推动

一、概述

立体定向手术常用X线片或CT图像的手工螺旋盘换算及目测手术靶点，其精度和临床应用受到一定限制。随着神经影像技术与计算机的广泛应用，计算机三维图像重建与立体定向技术相结合成为现实。20世纪80年代，随着计算机功能的增强和运算速度的极大提高，CT、MRI、DSA和PET等以计算机为基础的图像三维重建技术的不断成熟，脑成像与立体定向技术的紧密结合，使立体定向手术进入一个以计算机技术为基础的新阶段。

计算机辅助立体定向手术（CPAN）系统的应用使定向手术规划全部自动化，对颅内病变的定位精确，病灶与周围脑结构受压变形、脑室系统移位关系清晰直观，使选择手术靶点位置及手术入路的角度路径能够三维立体化显示，靶点和路径完全依靠计算机自动化地进行，定位更精确，手术创伤更小，安全可靠。

二、立体定向手术计划软件的特点

Surgical Plan系统为手术治疗计划的制订与评估提供了十分完备的工具和手段，就立体定向手术计划而言，设定靶点位置、调整环角和入射弧角、观测进针方向上的CT/MRI影像、手术针与各层CT/MRI图像的交点是确定手术计划优劣的重要环节，此系统为以上问题的解决提供了相应的操作工具。

手术计划软件能够实现定位标记点自动探测和定位误差的自动评估及报警提示；轮廓线自动探测，病灶、重要器官自动/交互提取；点、线长和体积测量；自动探测功能核团位置，使功能性疾病的治疗更简单、更方便；对扫描病灶图像的三维容积重建、图像的剖切和任意斜面重建；

原始图像数据、病灶、重要器官、焦点等多目标的三维重建叠加显示；针尖三垂直面图像和斜面图像叠加显示；手术路径在不同的图像序列中显示，通过三维重建（结合关键部位、病灶、头皮、手术器械及三维剖面）可以直观立体地表现手术路径与病灶情况；手术路径上任一点的 3 个正交面剖面图像；旋转视图（绕手术针旋转的剖面图像）直观准确地反映手术路径信息；垂直视图（经过并垂直手术针的剖面图像）揭示手术路径上各层的信息。

三、手术规划软件在立体定向手术中的指导意义

传统的立体定向手术常用 X 线片或 CT 图像的手工螺旋盘换算及目测测量手靶点，其精度和临床应用受到一定限制。手术规划软件提高了立体定向手术靶点的测量精度，手术规划软件使用原始影像数据，无数据信号丢失，而传统的 CT 胶片目测测量则有人为的误差和信号丢失。手术规划软件使用三维影像定位，刻度盘用二维测量；手术规划软件设计精度可达到±0.5 mm，有定位标记点自动探测和定位误差的自动评估及报警提示功能，有效降低了人为的目测误差。在施行立体定向手术中，面临众多的数据：如 CT、MRI、DSA 图像与脑解剖生理学、人脑立体定向图谱比较等，临床上迫切要求将一种影像学检查的靶点，正确地融合至另一种影像图像中，完成靶点计算和各种影像资料的互相融合，使立体定向手术更加安全。手术规划软件，实现了原始图像数据、病灶、重要器官、靶点等多目标的三维重建及融合。

四、计算机图像整合技术对立体定向手术的贡献

计算机整合技术是通过将多种成像模式，提供具有互补性信息进行整合，从而获得某结构更全面的多种信息。一个完整的医学计算机整合系统应该由一种或多种医学成像设备、计算机处理设备以及相关的整合软件组成。医学成像是临床决策过程中正确疾病诊断和制订合理立体定向手术计划的重要前提，已经贯穿在整个立体定向手术中。

医学成像可以分为人体形态信息的解剖图像（如 X 线透射成像、CT、MRI、DSA、MRA 等）和人体代谢信息的功能图像（如 PET、SPECT、fMRI、EEG、MEG 等）两个部分。对于相同的脏器，不同的医学图像设备将会提供更为全面的相关而又不同的信息，例如 CT 和 MRI 以较高的空间分辨率提供了脏器的解剖结构信息，PET 和 SPECT 以较差的空间分辨率提供了脏器的新陈代谢功能信息，这些信息是相互补充有时又是相互矛盾的。随着计算机整合技术的发展，借助于计算机将不同来源的医学影像，经过对位和配准，将相同脏器的多种信息科学准确地融合在一起，用于指导立体定向手术靶点和路径的选择，可以起到信息互补的作用。

无论是同类多源整合还是异类多源整合，整合的关键是完成相关图像的对位，将多幅图像在空间进行配准，达到几何位置的完全对应，接着将配准后图像进行信息的融合显示。理想情况下图像融合是实现图像精确的点对点配准。然而实际应用中，图像分辨率越高，图像细节越多，实现点到点对应也就越困难。因此，在进行两幅高分辨率图像（如 CT 图像和 MRI 图像）的对位时，可以借助基于外部特征的外标记配准法（定向仪框架、头颅标志点）。而在进行结构图像和功能图像（如 CT 图像和 fMRI 图像）的对位时，由于功能图像往往分辨率较低，通常为厘米级，结构图像分辨率较高，通常为毫米级，点和点的对应关系很难找到，这时可以利用基于明显的解剖特征的内标志配准法（体位标志）完成图像对位。精确对位，实现配准后，就可将配准后的图像进行信息的融合显示，从而使临床医生可以快速获取感兴趣的互补信息。

在立体定向手术中，使用计算机整合技术能够将病人术前的多种影像（CT、MRI、DSA、PET、fMRI、MEG 等）输入立体定向手术计划系统中，进行有目的性多源整合，使医生能够看到用单一成像无法看到的解剖细节与生理功能，以指导手术。可以精确控制手术操作的路径，避免损害脑重要功能，做到最小损伤周围正常组织。临床上通过计算机整合技术，把多源影像在空间或时间上多余或互补的数据，根据需要进行处

巧的基础上，着重阐述神经内镜颅底手术的围术期管理及并发症预防和处理。

一、内镜颅底外科技术

（一）内镜颅底手术入路（图 23-1）

1. 经鼻-蝶窦-鞍底入路

该入路主要用于处理垂体腺瘤、Rathke's 囊肿、鞍内颅咽管瘤等鞍内病变。较传统开颅和显微经蝶的优点：避免开颅手术对脑实质的牵拉；近距离全景观察并切除肿瘤，增大肿瘤切除程度并降低复发率；近距离辨认保护正常垂体组织，减少术后垂体功能低下的发生概率；减少或避免术后鼻腔填塞及不适；缩短住院时间等。此入路一般分为鼻腔和蝶窦内操作、鞍底和鞍内操作、鞍底重建三个步骤。

（1）鼻腔和蝶窦内操作：利多卡因和肾上腺素混合稀释液收缩鼻黏膜后，辨认后鼻孔顺序确认下、中、上鼻甲。向外侧骨折中鼻甲，扩大中鼻甲与鼻中隔间的手术通路。在后鼻孔上方 1.5cm 处上鼻甲和鼻中隔之间的蝶筛隐窝内探查并显露蝶窦开口。扩大蝶窦开口，切开并分离鼻中隔黏膜暴露蝶窦前壁。切开黏膜时注意鼻中隔后动脉及嗅黏膜的保护。根据病变范围，采用高速磨钻

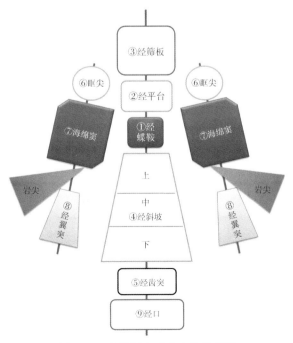

图 23-1　内镜颅底手术入路示意图

或 Kerrison 咬骨钳去除蝶窦前壁、部分蝶窦下壁、部分后组筛窦和鼻中隔后 1/3 骨性部分。如采用双鼻孔操作，可用黏膜反咬钳去除部分对侧鼻中隔黏膜。进入蝶窦腔后，去除蝶窦分隔充分暴露蝶窦后壁。

（2）鞍底和鞍内操作：根据鞍底形状、神经管隆突、颈内动脉隆突、视神经颈内动脉外侧隐窝、鞍底斜坡返折等标志确定鞍底。磨除鞍底骨质，向上方达蝶骨平台、向下达斜坡上部、向两侧达双侧海绵窦。切开鞍底硬脑膜处理病变，病变切除满意后，用流体明胶及速即纱止血，适当鞍内填塞。

（3）鞍底重建：根据鞍底缺损大小和术中脑脊液漏的程度，采用带蒂鼻中隔黏膜瓣、颅底多重加固技术或二者结合进行鞍底重建。复位中鼻甲保证鼻窦向中鼻道引流通畅，术毕。必要时用球囊和碘仿纱条辅助外支撑。

2. 经鼻-蝶窦-鞍结节、蝶骨平台入路

该入路是常用的扩大经蝶入路之一，主要用于向前颅底和鞍上生长较多的垂体腺瘤、蝶骨平台或鞍结节脑膜瘤和颅咽管瘤的处理。优点：操作过程中阻断来自硬脑膜的肿瘤血供；切除肿瘤累及的硬脑膜和骨质；切除侵入视神经管内下方的肿瘤；沿肿瘤生长长轴操作，利于处理脑膜瘤基底、颅咽管瘤垂体柄附着部和直视下处理肿瘤突入第三脑室的部分。但当脑膜瘤向侧方延伸到达眶顶不利于 Simpson I 切除时，由于残留病变会导致肿瘤复发，故不适合采用此入路。

鼻腔和蝶窦内操作大致同前。不同点：①去除中鼻甲，制备带蒂鼻中隔黏膜瓣；②向前去除后筛气房，充分暴露鞍结节和蝶骨平台骨质，注意保护筛后动脉；③用磨钻使上部鞍底、鞍结节、蝶骨平台骨质蛋壳化后，提起并与硬脑膜分离去除，避免撕裂上海绵间窦，必要时可用导航确定肿瘤边界并确定前方和侧方的骨质切除范围；④电凝海绵间窦上方和下方硬脑膜，在海绵间窦上下方切开硬脑膜，烧灼并横断海绵间窦；⑤可磨开视神经管、剪开视神经鞘并切除侵入神经管和眶尖区的肿瘤，此区域操作时应注意对视神经、动眼神经和眼动脉的保护；⑥经此入路到达的鞍上相关结构，可由视交叉下部至乳头体的水平面和视交叉后部至鞍背的垂直面划分为视交

叉上、视交叉下、鞍后及脑室四个区域。视交叉上区操作需注意颈内动脉、前交通复合体、Heubner回返动脉、视神经及视交叉穿支血管的保护。视交叉下区操作需注意垂体上动脉、垂体柄、垂体组织的保护。鞍后区操作时注意双侧大脑后动脉的保护。脑室区操作时注意垂体柄起始部、下丘脑、乳头体的保护。

3. 经鼻-筛窦-筛板入路

主要用于嗅沟脑膜瘤、嗅神经母细胞瘤等侵袭前颅底病变的手术。鼻腔操作同前，去除前、中、后组筛窦气房，充分电凝后切断眼动脉自眶内发出的筛前和筛后动脉，避免动脉近端缩至眶内造成急性眶内血肿、眼压增高，切除筛骨垂直板、筛板、鸡冠，充分暴露前颅底。显露范围前至额窦后壁，后至蝶骨平台和鞍结节，两侧达眶内侧壁纸样板。

4. 经鼻-蝶窦-斜坡入路

经鼻-蝶窦-斜坡入路主要处理累及中上斜坡的脊索瘤、侵袭性垂体瘤、浆细胞瘤等病变，以及脑干海绵状血管瘤、胆脂瘤等颅后窝病变。斜坡由上方双侧展神经进入硬脑膜处的Dorello's管内口连线和下方的双侧颈静脉孔上方舌咽神经管连线分为上、中、下斜坡三段。内镜经中斜坡可进行桥前池和脑桥中下部病变的手术；经上斜坡并进行垂体移位可进行脚间池、中脑、脑桥上部病变的手术。鼻腔操作同前。不同点：①去除犁骨全部，磨除蝶窦下壁至发现两侧翼管神经，在内下1/4磨开翼管，追寻翼管神经和翼管动脉并找到岩骨段颈内动脉前膝部，此为骨质磨除的最深层面；②斜坡骨质磨除范围上至鞍背、下至枕骨大孔边缘两侧枕髁内侧、两侧以斜坡旁段颈内动脉为界；③基底窦由斜坡背侧双侧硬脑膜围成，主要位于上斜坡，连接双侧海绵窦及岩下窦，发达者向下可及环窦，切开斜坡硬脑膜时如遇基底窦出血可用双极电凝和速即纱填塞止血，切开硬脑膜时注意其背侧基底动脉的保护，向两侧扩大硬脑膜开口时以双侧展神经为界，勿损伤该神经；④小心分离切除病变后，颅底修补采用多重加固结合带蒂黏膜瓣的联合修补技术，可取得良好的效果；⑤垂体移位方法分为硬脑膜内移位和硬脑膜外移位，需要垂体移位磨除后床突切除病变时，结合我们中心前期体会和文献复习，

我们推荐硬脑膜外移位，因垂体包膜对垂体有保护作用。同时，垂体移位可能造成新发内分泌障碍。该操作对垂体功能是否造成永久损害尚无定论，需谨慎选择应用。

5. 经鼻-颅颈交界区入路

主要用于处理枕骨大孔腹侧病变如脑膜瘤、颅颈交接腹侧骨质减压如齿突后移位压迫脑干时齿突上部磨除、颅颈交接畸形前方松解减压如类风湿关节炎导致继发性颅底陷入或因前方骨性融合压迫影响后方复位时做前方松解减压。此入路能够避免经口手术时软腭切开，但因关闭咽后壁黏膜困难，在处理硬脑膜下病变时需谨慎选择此入路。鼻腔蝶窦操作同经斜坡入路。不同点：①倒U形切开鼻咽后壁黏膜，暴露范围上方为蝶窦底，下方为口咽上部，两侧达咽鼓管圆枕内侧，咽鼓管圆枕后外侧是咽旁颈内动脉，应注意保护。②磨除环椎前弓和齿突可见颈部硬脑膜，磨除环椎时切勿损伤走行在环椎两侧横突孔内的椎动脉。单纯齿突切除术时，应尽量保留环椎前弓以维持颈枕稳定性，如风湿性关节炎，则需去除周围的肉芽组织和韧带增生以达到彻底减压；③术区填塞脂肪，倒U形鼻咽黏膜瓣复位缝合以防止脑脊液漏。

6. 经鼻-蝶筛-视神经管、眶内侧壁入路

主要用于视神经管减压及主体位于视神经内下方的眶内肿瘤的切除。鼻腔操作同前。不同点：①可经中鼻甲-鼻中隔-蝶窦到达对侧视神经管，也可经中鼻甲外侧中鼻道切除部分后组筛窦气房，气房根部找到眶内壁纸样板，打开部分蝶窦外侧骨质进而暴露同侧视神经管；②视神经管减压需要做内下方180°骨性减压；③切除球后肿瘤时需去除部分眶纸板骨质，切开眶内侧筋膜后如脂肪膨出影响操作时可切除部分脂肪，在内直肌和下直肌之间切除肿瘤；④常需对眶内壁进行骨性重建。

7. 经鼻-海绵窦入路

经鼻-海绵窦入路分为内侧壁入路、外侧壁入路和联合入路。内侧壁入路主要处理从内侧壁侵入海绵窦的垂体腺瘤，外侧壁入路主要处理脑膜瘤、神经鞘瘤，联合入路主要处理侵袭性垂体瘤、脊索瘤等。鼻腔操作同前。内侧壁入路不同点：①选择同侧入路时常需切除同侧上鼻甲、最

上鼻甲、后组筛窦以暴露蝶窦外侧隐窝；②暴露颈内动脉隆突表面骨质，肿瘤切除时可增加向外显露范围；③该入路对对侧海绵窦内侧壁和鞍旁区有较好的暴露效果。外侧壁入路不同点：①中鼻甲外侧切除钩突，去除筛泡和中鼻甲基板后方的后筛气房，开放上颌窦显露上颌窦后壁眶下壁和眶内壁纸样板，开放蝶窦前壁，注意保护眶内侧壁和前后筛动脉；②磨除眶内侧壁、下壁骨质及翼突，去除颈内动脉隆突表面及圆孔周围骨质；③穿刺硬脑膜确认其下方非颈内动脉后，切开硬脑膜，切除海绵窦内颈内动脉外侧肿瘤或海绵窦外侧壁内肿瘤。

8. 经鼻-上颌窦后壁-翼腭窝、颞下窝入路

主要用于切除翼腭窝和颞下窝的肿瘤如神经鞘瘤及鼻咽血管纤维瘤等。鼻腔操作同前。不同点：①切除同侧中鼻甲、钩突，开放上颌窦口，显露上颌窦后壁及眶下壁，磨除上颌窦后壁进入翼腭窝；②中鼻甲后端定位同侧蝶腭动脉，将其电凝并切断，开放蝶窦前壁和下壁；③蝶腭孔是翼腭窝结构进入鼻腔的通道，仔细剥离中鼻甲后端黏膜找到蝶腭孔后，去除其后方腭骨垂直板的薄层骨片从内侧壁进入翼腭窝；④找到翼管前口，磨除翼突内侧板根部沿内下方暴露翼管至破裂孔，显露颈内动脉前膝段；⑤在翼管前口后外方辨认圆孔、三叉神经上颌支，找到与上颌支平行走行的颌内动脉，电凝并切断颌内动脉及其分支；⑥用剥离子沿颅底向后外分离至翼突外侧板，磨除翼突外侧板暴露颞下窝，在翼突外侧板后方颞下窝顶壁内侧显露卵圆孔及三叉神经下颌支；⑦肿瘤切除时可用剥离子沿颅底、肿瘤边界分离肿瘤使其游离至圆孔或卵圆孔处的蒂部将其完整切除。

9. 经口-咽喉壁-下斜坡、颅颈交接区入路

与经鼻手术相比，向下方暴露范围不受硬腭后缘阻挡，适用于处理下斜坡和颅颈交界腹侧区病变，如脊索瘤，但需切开软腭，影响术后早期进食。主要步骤：开口器开口压舌暴露咽后壁，正中切开软腭并牵开显露鼻咽部，余同"入路5"，不同之处在于向下可有更大的暴露范围。

不同经鼻颅底手术入路处理的常见病变范围见表23-1。

表 23-1 不同经鼻颅底手术入路处理的常见病变范围

手术入路	常见病变类型
1. 经鼻-蝶窦-鞍底入路	垂体腺瘤、Rathke's 囊肿、鞍内颅咽管瘤、空泡蝶鞍、鞍内脓肿、鞍内蛛网膜囊肿、鞍区病变活检
2. 经鼻-蝶窦-鞍结节、蝶骨平台入路	鞍结节脑膜瘤、颅咽管瘤、垂体柄及鞍上病变活检、前交通动脉瘤、表皮样囊肿
3. 经鼻-筛窦-筛板入路	嗅沟脑膜瘤、嗅母细胞瘤、脑膜脑膨出、表皮样囊肿、脑脊液漏修补
4. 经鼻-筛窦-斜坡入路	脊索瘤、功能性垂体腺瘤侵袭斜坡、淋巴瘤、脑干海绵状血管瘤、表皮样囊肿
5. 经鼻-颅颈交界区入路	脊索瘤侵袭中下斜坡、颅颈交界畸形、脑膜瘤
6. 经鼻-蝶筛-视神经管、眶内侧壁入路	视神经管减压、眶内脑膜瘤、眶内海绵状血管瘤、孤立纤维瘤、神经鞘瘤
7. 经鼻-海绵窦入路	垂体腺瘤侵袭海绵窦、三叉神经鞘瘤、脊索瘤、脑膜瘤
8. 经鼻-上颌窦后壁-翼腭窝、颞下窝入路	神经鞘瘤、鼻咽血管纤维瘤、岩尖胆脂瘤
9. 经口-咽喉壁-下斜坡、颅颈交接区入路	脊索瘤、颅颈交界畸形、脑膜瘤

（二）手术步骤

下面以经鼻-蝶窦-鞍底入路垂体腺瘤切除术为例概述经鼻颅底手术的主要步骤（图23-2）。

1. 麻醉和体位

气管插管后全身麻醉，病人取仰卧位，升高头位使头略高于心脏以减少术中静脉窦出血，头一般后仰15°使前额-下颌平面呈水平位（可根据肿瘤生长方向调整）并向术者对侧偏转20°，三钉头架固定颅骨。口咽部填塞纱布卷防止消毒液进入食管及咽旁间隙造成血液堆积。面部及鼻腔消毒后，用浸泡有0.01%肾上腺素盐水的棉条收缩鼻腔黏膜，以减少术中出血。

2. 鼻腔和蝶窦内操作

根据鼻腔以及肿瘤情况选择进入鼻孔，内镜下辨认下鼻甲、中鼻甲，中鼻甲和鼻中隔间为手术通道。向外侧骨折中鼻甲，必要时切除中鼻甲以扩大操作空间。向蝶筛隐窝的方向塞入肾上腺

素盐水棉条，逐渐扩张手术通道。于上鼻甲与鼻 中隔间的蝶筛隐窝内找到蝶窦开口。

术前 　　　　　　　　　术后3天

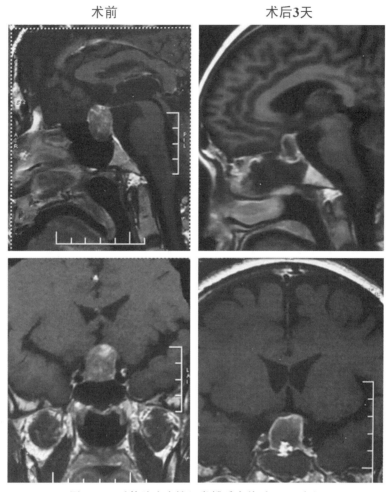

图 23-2　垂体腺瘤内镜经鼻蝶手术前后 MRI 对比

3. 从蝶窦开口内上缘，沿蝶窦前壁和鼻中隔后部，弧形切开鼻黏膜，剪开鼻腔黏膜和蝶窦黏膜的连接部，将黏膜向上下方剥离，显露蝶窦前下壁和骨性鼻中隔，切除骨性鼻中隔后 1/3，显露双侧蝶窦前壁。

4. 磨钻磨除蝶窦前壁骨质和骨性鼻中隔后部，打开蝶窦腔，剥离蝶窦黏膜。

5. 鞍底和鞍内操作　确认鞍底及中线，用磨钻磨除蝶窦间隔和鞍底骨质。确定中线是确保手术安全的重要措施，应根据犁状骨和鼻中隔来定位中线，避免鞍底定位偏斜。此处应特别注意蝶窦间隔，蝶窦间隔因人而异，不可作为中线标志，术前可根据冠状位鼻窦 CT 明确蝶窦分隔情况。去除蝶窦分隔和鞍底骨质时建议使用高速磨钻。对于甲介型蝶窦或蝶窦气化不良的病人，可在导航引导下进行骨质磨除。磨开鞍底骨质范围

应根据肿瘤大小而定，一般开放直径 1 ~ 1.5cm 的骨窗。

6. 碘伏棉片消毒鞍底，穿刺针穿刺鞍内排除动脉瘤后，用钩刀或弯头经鼻显微剪刀十字形或沿骨窗边缘一定距离切开或剪开硬脑膜，显露肿瘤。

7. 切除肿瘤。垂体腺瘤一般质地较软，切除肿瘤的顺序应中间减瘤后，向后方切除达到鞍背水平，进而向两侧切除达到海绵窦水平。再依次切除中部及前上肿瘤，这样可使鞍隔从后向前逐渐塌陷，避免其下陷过早阻碍肿瘤切除及在鞍隔周围及其褶皱内残留肿瘤。

8. 鞍底重建。切除肿瘤后彻底止血，瘤腔内充填明胶海绵或止血纤维，并用人工硬脑膜及医用生物胶等封闭鞍底。复位蝶窦前壁黏膜和中鼻甲，必要时辅以球囊压迫或碘仿纱条填塞进行外

支撑。鞍底重建的原则是水密封闭。形式多样，材料主要有自体游离组织如脂肪、肌肉、筋膜等，人工材料如人工硬脑膜、骨替代材料，带血管蒂组织如带蒂鼻中隔黏膜瓣等。

（三）手术技术要点

1. 双人四手技术有助于深部显微操作，保护重要结构，提高手术安全性。

2. 严格按照中线操作是确保手术安全的重要因素，必要时结合神经导航和术中多普勒或经鼻B超确定中线及颈内动脉等重要结构的位置。因颈内动脉走行迂曲且个体差异较大，我们中心应用经鼻血管 Doppler 探查颈内动脉的体会是，探头选择方面带有角度的探头优于直探头，有助于探测颈内动脉全程。

3. 神经内镜进入时必须要动作轻柔、准确并且要有耐心，采用肾上腺素盐水棉条，边进入边逐渐扩张手术通道，避免用吸引器将棉条盲目直接推入深部，同时可采用冲洗系统和经内镜壳冲洗的方式清洗镜头，以减少内镜进出，保护鼻腔黏膜。

4. 蝶窦开口确认。蝶窦开口是进入蝶窦的定位标志，但其形态变化较大，有时辨认困难。如术中不能分辨蝶窦开口，可从下鼻道进入找到后鼻孔，沿后鼻孔上缘向上大约 1.5cm 处，通常为蝶窦开口位置。

5. 切除肿瘤时按顺序从下向上切除，避免鞍隔蛛网膜过快塌陷入鞍内，塌陷后容易遮挡后上及前上部分肿瘤，不能直视下进一步切除，造成肿瘤残留；遮挡后使用棉片上抬鞍隔，显露上方肿瘤，但容易导致蛛网膜破裂，故不可强行牵拉肿瘤。推挤上抬塌陷的鞍隔应轻柔，尽量避免鞍隔破裂导致脑脊液漏。根据矢状位 MRI 发现术前鞍隔上抬过高、预计术中塌陷明显的病例，可考虑麻醉后腰大池置管控制鞍隔张力及下降速度。

6. 对于硬韧肿瘤，则可先切肿瘤中间部分，进而分块切除肿瘤，不宜强行牵拉，以防止因撕裂与肿瘤粘连的血管引起颅内出血和因骚扰视神经及其供血动脉而引起视力障碍及相关并发症。

7. 术前仔细阅片，辨别正常垂体位置，术中准确辨别正常垂体组织加以保护。正常垂体组织呈淡红色，质地较韧，通常用刮匙不能刮除，可以与肿瘤组织区分。

8. 针对功能性腺瘤，手术目的不仅在于全切肿瘤解除局部占位及防止复发，还需要追求术后内分泌缓解，并保存正常垂体功能，降低术后新发垂体功能低下发生率。瘤内切除后，如肿瘤假包膜完整可沿假包膜进行肿瘤切除，以提高术后内分泌缓解率。

9. 肿瘤侵入海绵窦包绕颈内动脉时，作者的体会是顺肿瘤生长通道经海绵窦内壁缺损处进入，对颈内动脉内侧的肿瘤能达到较满意的切除。但对颈内动脉外侧的肿瘤，难以全切，除有损伤颈内动脉风险外，还容易造成给垂体后叶供血的垂体下动脉的损伤和展神经损伤。据此，我们仅推荐在内镜海绵窦手术经验丰富的中心，对质地较软的腺瘤切开海绵窦壁进行颈内动脉外侧操作，操作中需血管 Doppler 实时探查颈内动脉移位情况，避免损伤。

10. 肿瘤切除后用棉片将鞍隔上推，30°内镜置入蝶鞍内，变换角度观察四周，确认无肿瘤残留。

11. 颅底重建时硬脑膜缺损的缝合修补技术能减少术后脑脊液漏，我们中心体会是在术中发现高流量脑脊液漏的病人应用硬脑膜缝合技术，即使无法达到水密缝合也有助于缩短鼻腔外支撑材料填塞时间、减少卧床时间、促进术后早期活动。

12. 因额窦、前组筛窦、上颌窦均开口于中鼻道，鞍底重建后复位中鼻甲能保证鼻道窦口复合体的引流通畅，避免术后鼻窦炎的发生。

二、围术期管理

（一）术前准备

1. 影像学检查

术前检查包括头部 CT、MRI 平扫加增强扫描、鼻窦 CT、导航薄层影像等，建议常规行头部 CTA 明确脑血管特别是前循环相关动脉的走行及变异，有助于术者遭遇术中大动脉出血时的决策。术前脑血管检查还可以排除相关部位动脉瘤。对鞍内囊性病变及 MRI T2WI 发现的鞍内及鞍旁高信号病变，术前脑血管检查也有重要意义。术前其他影像学检查对判断病变的影像诊断、大小、范围、质地、血供，对海绵窦侵袭程度及对重要血管神经压迫和包裹的情况及确定正常组织如垂体的位置等有提示作用。对到达病变过程中手术通道宽度、蝶窦气化及分隔情况、鞍底厚度等情况也能通过术前影像资料进行判读。术前影像学检查还是手术入路设计和预知术中意外的重要参考。

2. 内分泌评估

神经内镜处理的鞍区及鞍旁病变因常压迫或侵犯正常垂体、垂体柄及下丘脑，术前可出现单一或多个下丘脑-垂体-靶腺轴的功能递减，需要激素替代调整后手术；功能性垂体腺瘤则出现激素分泌异常增高。垂体功能检查对尚未完成生长发育的儿童及青少年病人和有生育要求的病人尤为重要。常规内容如下，必要时加做刺激和抑制试验：①腺轴：泌乳素（PRL），卵泡刺激素（LH），黄体生成素（FSH），TEST（睾酮），E2（雌二醇）；②长激素轴：生长激素（GH），胰岛素样生长因子-1（IGF-1），口服葡萄糖抑制试验（OGTT）；③肾上腺轴：0点皮质醇（Cortisol）及促肾上腺皮质激素（ACTH），8点Cortisol 及 ACTH，24 小时尿游离皮质醇（24h-UFC）；④甲状腺轴：三碘甲腺原氨酸（T3），甲状腺素（T4），游离 T3（FT3），游离甲状腺素（FT4），促甲状腺激素（TSH）；⑤垂体后叶功能：血、尿渗透压，尿比重。

内分泌评估中需要注意的问题：

（1）泌乳素腺瘤：肿瘤压迫垂体柄产生垂体柄效应导致的泌乳素升高常小于 100μg/L。泌乳素水平与肿瘤大小有较好的相关性，垂体大腺瘤病人血泌乳素常 > 250μg/L，当垂体大腺瘤仅引起中度泌乳素升高（< 100μg/L）时需考虑垂体柄效应或 Hook 效应。

（2）生长激素腺瘤：IGF-1 超过与年龄和性别相匹配的正常值 2 个标准差，如 IGF-1 结果可疑需做 OGTT 确诊。

（3）库欣病：表现为血皮质醇昼夜节律消失，ACTH 正常或轻度升高，UFC 升高如超过正常上限 5 倍即可确诊，如可疑需小剂量地塞米松试验确诊，深夜血、唾液皮质醇升高。小剂量地塞米松抑制试验不能被抑制，大剂量地塞米松抑

制试验能被抑制，而肾上腺来源及异位 ACTH 分泌导致的高皮质醇血症，大剂量地塞米松试验无法抑制。影像学无法判断肿瘤侧别时双侧岩下窦取血（BIPSS）有助于判断，标准为血 ACTH 中枢：外周>2：1。

（4）发现垂体功能低下者视情况给予术前激素替代和应激剂量糖皮质激素。同时发生继发性甲状腺轴和肾上腺轴功能减低时先对肾上腺轴进行替代治疗。

3. 眼科检查

视力、视野、眼底检查。明确视路受损情况和辅助定位肿瘤。起源于鞍内的肿瘤如垂体瘤常自下向上压迫视交叉，即使影像上未接触视交叉也可因肿瘤影响其血供出现双眼视网膜鼻下象限纤维受损，表现为双眼颞上象限缺损。随着压迫加重，缺损由外周向中心并向下扩展出现双眼颞侧偏盲，单纯压迫视交叉造成的视野缺损常不过中线。鞍上病变如颅咽管瘤常从上方压迫视交叉、视神经、视束，初始表现为双眼颞下象限缺损，逐步扩展到双颞上和鼻下象限。

4. 并发症评估

功能性垂体腺瘤需根据情况选择血压、血糖、血脂、心电图、心脏彩超、骨密度、睡眠呼吸监测、结肠镜和甲状腺超声等。并发症评估不但提示麻醉风险，也是手术目的的重要方面。

5. 其他辅助检查

如可疑生殖细胞来源的肿瘤需检查脑脊液和血浆肿瘤标志物 α-甲胎蛋白、β-HCG 和脑脊液脱落细胞学检查；颅颈交接区畸形需进行三维重建和颈椎动力位平片明确失稳和可复位程度。

6. 鼻腔准备

术前 3 日开始冲洗器鼻腔，抗生素溶液滴鼻，剃除鼻毛。

7. 术前止血剂应用

一般不推荐术前常规应用止血剂，如预计病变血供丰富、术中止血困难可于术前 2 小时肌内注射凝血酶2U。

8. 术前抗生素应用

一般不推荐术前常规应用抗生素，如病变位于颅内需进行蛛网膜下腔操作者，可术前 30 min 静脉滴注头孢曲松钠2g。

另外，详细地与病人沟通、询问病史和专科

预防应用抗生素的作用，但是在 1994 年，Barker 采用系统评价的方法总结了高等级证据，合成数据后，发现预防应用抗生素能明显减少术后感染的发生。这篇文章发表后关于预防应用抗生素有效性的争论就停止了。同时这篇文章也发现，无论采用什么样的预防药物都有类似的效果。这一结论也对以后预防药物的选择也产生了重要的影响。

预防应用抗生素药物的选择，早期的理念是把病患变成无菌，因此在选用药物时多选用联合用药，联合针对革兰氏阴性菌的药物（如链霉素）和针对革兰氏阳性菌的药物（如青霉素）。联合应用虽然取得了一些效果，但是随着研究的深入，发现这样做没有必要，因为引起术后切口部位感染（surgical site infections，SSI）的细菌主要来自宿主的皮肤，而且主要以革兰氏阳性菌为主（如葡萄球菌）。使用广谱抗生素可能增加耐药和菌群失调等并发症。目前预防应用抗生素的原则见表 26-1。

表 26-1　理想预防抗生素的特点

能覆盖主要导致 SSI 的致病菌
在手术区域组织能足够地聚集
足够的半衰期能保证单剂给药
能在麻醉诱导时一次给药
没有明显的并发症
没有过敏反应
跟术中应用的其他药物没有不良的相互作用
应该为常见药物
费用不高

因此目前在神经外科预防应用抗生素的原则是：窄谱、价廉和能覆盖常见的致病菌。神经外科常见的致病菌为葡萄球菌，因此国际上较为常用的预防药物为第一代头孢类药物，如头孢唑林。根据细菌感染的种类和地域特点第二代头孢类药物也有所采用。但第三代头孢菌素没有作为预防用药的。

三、指南制定及继续争论期（21 世纪）

目前各国的专业机构都制定出了相应的预防抗生素应用指南，对规范抗生素应用、减少术后感染都起了很好的作用。目前较为通用的给药方式为术前 30 分钟至 2 小时内给药（麻醉诱导时），单剂给药。若手术时间较长，超出了药物的半衰期，可以在术中追加一次剂量。术后使用预防抗生素一般不推荐。虽然这些达成一些共识，但仍在很多方面存在争议。

争论一：预防应用抗生素对于切口软组织有效，对深部的组织器官感染能起预防作用吗？有人经过多中心的调查，发现预防应用抗生素并不能减少脑膜炎发生，认为术后脑膜炎的发生和切口局部感染的机制可能是不一样的，感染的细菌也有很大差异，以革兰氏阴性菌为多，因此预防应用抗生素无效。有人依此把既往的临床随机对照试验再次系统评价，证实对减少脑膜炎还是有效的。但争论仍然存在，因为那些临床试验年代久远，药物也和目前通用的标准也有差异。因为这些，相信争论还会持续。

争论二：万古霉素能否成为常规的预防药物。由于近来耐甲氧西林葡萄球菌（MRSA）感染的增多，要求常规应用万古霉素预防应用的呼声渐高。但是考虑到万古霉素在抗击 MRSA 中不可替代的作用，很多人担心广泛使用万古霉素有可能导致耐万古霉素细菌增加。若出现耐万古霉素的葡萄球菌，我们面临的场面将是灾难性的。所以主流的观点和指南不推荐常规使用万古霉素预防应用，只是在 MRSA 感染高发区域视情况采用。

争论三：金黄色葡萄球菌监测和去定植治疗。由于外科术后感染最常见的细菌是葡萄球菌，研究还发现主要来源于皮肤表面定植的细菌，而且发现鼻腔中有金黄色葡萄球菌定植的病人术后感染发生率高，因此有的研究对术前病人的鼻腔和皮肤上的金黄色葡萄球菌进行去定植治疗，如采用莫匹罗星鼻腔使用和使用氯己定（洗必泰）淋浴。有研究表明能减少术后感染的发生。但是争论在于从理论上很难解释通，鼻腔的细菌如何影响感染的发生。而且也有研究没有表明这种治疗方案的优越性。同时，广泛使用莫匹罗星等药物是否有潜在风险，如导致耐药的加等；从卫生经济学角度考虑，增加的成本和获得的效益是否能平衡也是要考虑到的问题。所以这一问题的争论会持续下去的。

毫无疑问，临床实践指南在预防应用抗生素上的意义，西方发达国家也非常重视。指南经权威部门反复论证，并且根据临床证据时常更新。即使这样指南的实施情况并不乐观。很多医生并没有按照指南术前应用抗生素，因此大都设有监督监管使用的机构，保证指南的施行。有极端的例子，一个神经外科医生没有给病人预防使用抗生素，术后病人感染影响了预后，医生因此面临法律的指控，最后被判承担刑事责任。

综上所述，预防应用抗生素在神经外科手术上的作用已明确，这一结果的确立是在动物实验和临床实践中得来的。理论研究是滞后的。我们也要看到，预防控制感染是外科治疗的重要组成部分。在这其中预防应用抗生素只是其中一个环节，预防术后感染是一个系统工程，任何一个环节出差错都可能导致感染。因此单纯希望提高预防应用抗生素的使用强度（包括应用抗生素的时间、剂量和级别）来减少术后感染的发生是片面的。我国已重视到这一问题，发布了相关的指南，总的趋势是好的，但是如前所述，无论是理论上，还是临床实践中，还需要逐步完善。

第二节　神经外科手术后感染及抗生素的应用

一、神经外科手术后感染

（一）手术分类与感染发生率

神经外科的手术可分为 4 类：

1. 感染手术　包括脑脓肿、硬脑膜下脓肿、骨髓炎等手术，手术后感染发生率为 30% ~80%。

2. 污染手术　包括伴有开放性颅骨骨折、头皮裂伤的脑外伤或头皮裂伤超过 4 小时的手术，感染发生率为 10% ~25%。

3. 清洁污染手术　包括进入鼻旁窦或乳突的手术，修补颅骨骨折或无菌技术有明显缺陷者，感染率为 6.8% ~15%。

4. 清洁手术　为选择性非急症手术，手术感染率为 2.6% ~5%。

（二）手术部位感染的危险因素

1. 脑脊液鼻漏、耳漏及切口漏可使感染危险性增加 13 倍以上。

2. 术后切口外引流。

3. 手术放置异物，如分流管、颅骨修补材料、电极板等。

4. 伴有其他部位感染，呼吸道、泌尿系统等感染，使术后感染危险增加 6 倍。

5. 违反外科无菌操作原则。

6. 手术持续时间长（4 小时以上）以及再次手术者。

7. 头皮消毒不彻底。

（三）开颅手术后感染的时限

早期可于手术后 48 小时至 15 天内发生，迟者可见于术后数月，通常为急性炎症性病变。目前已有共识：一般手术后 30 天内发生的感染以及体内植入人工材料（或装置）的手术后 1 年内发生的感染，都属于手术后感染。

二、神经外科手术后感染种类和诊断

（一）神经外科手术部位感染

目前诊断神经外科手术部位感染（SSI）一般采用美国 CDC 的标准（表 26-2），现将标准介绍如下。

表 26-2 神经外科手术部位感染（SSI）美国 CDC 标准

SSI 类型	诊断标准
浅部切口感染	1. 从切口浅部引流出脓液
	2. 从切口组织和分泌物中培养出病原微生物
	3. 和以下其中的一项： 从切口浅部引流出脓液 从切口组织和分泌物中培养出病原微生物 至少有如下一种感染征象：疼痛或触痛；局部发红肿胀、发热；医生有意开放伤口同时细菌培养阳性或没有培养，若是培养阴性不包括在内 被外科医生或主治医生诊断为浅部切口 SSI
切口深部感染	手术 30 天内，若有植入物 1 年内发生
	涉及深部的软组织（如肌肉和筋膜）
	至少包含以下的一项： 从切口深部引流出脓液（不是从深部空腔和器官引流出） 切口自行开裂或医生主动开放并且细菌培养阳性，或者没有培养但有以下表现：发热（大于 38℃），疼痛或触痛，若培养阴性不符合标准 在检查中发现脓肿或其他感染证据涉及深部组织，例如在再次手术中、病理学和放射学检查中发现
器官-空腔感染	
颅内感染（脑脓肿、硬膜外及硬膜下感染、脑炎）	至少有如下一条： 从脑组织或硬膜中培养出微生物 在手术当中后病理检查发现脑脓肿或其他颅内感染证据 至少有两条如下表现并排除其他原因所致： 头痛，头晕，发热（大于 38℃），神经定位体征，意识水平的变化或意识混乱 至少有以下其中一项： 显微镜检查脑或脓肿组织（通过手术或针刺抽吸）找到微生物 血液或尿液抗原反应阳性 影像学检查发现感染征象（例如在 CT、MRI、超声波、放射性核素和血管造影有异常发现） 诊断单抗体滴度（IgM 抗体），或在配对血清（IgG）对病原体有 4 倍增加 同时若是诊断是在病人生前，医生及医疗机构给予了合适的抗生素治疗

脑膜炎或脑室炎	至少符合以下一条标准：
	脑脊液细菌培养阳性
	病人至少有如下一条如下表现并不能被其他解释：发热（大于 38℃）、颈强直、头痛、脑膜征、脑神经症状、易激惹和至少如下一条：
	  a. 脑脊液中白细胞增加、蛋白质含量增加和（或）糖含量下降
	  b. 脑脊液革兰氏染色图片可见微生物
	  c. 血液中培养出微生物
	  d. 血液、脑脊液或尿液抗原反应阳性
	  e. 单抗体滴度（IgM 抗体），或在配对血清（IgG）对病原体有 4 倍增加

依照这一标准，诊断 SSI 还是较为明确的。

（二）术后感染类型

依照我们的临床经验，术后感染的类型主要有以下几种：

1. 切口感染 发生率一般为 0.7%～1.2%。帽状腱膜缝合不严、皮下缝线残端过长、遗留头皮缝线未拆、手术后去骨片减压，特别在经岩骨入路或儿童枕下中线开颅，如果硬脑膜缝合不严，手术后脑脊液外溢，都与伤口感染有关。切口感染分为浅表感染（皮肤或皮下组织）和深部感染（帽状腱膜下、颅骨膜或脊髓组织）。革兰氏阳性球菌来源于术者和病人皮肤，特别是术者手或脸部及病人皮肤脱屑，在手术过程中污染致病。革兰氏阴性菌来源于各种冲洗液或引流系统。

早期症状多不明显，数日后头皮出现红肿。如头皮下积脓，病人会出现发热、白细胞计数增高。需行穿刺抽吸放出脓（积）液并行细菌培养，一般不需切开引流。

2. 细菌性脑膜炎　与手术室环境欠佳及无菌技术缺陷紧密相关。病原菌可来自皮肤、手术器械、术中置入的异体材料如放置脑室引流管或手术区留置引流管。鼻旁窦和乳突气房开放，潜伏的细菌可能成为感染源。术后化脓性脑膜炎多发生在术后 3 天，病人表现为突然高热、颈强直、精神淡漠。

3. 硬脑膜外积脓　临床上少见，一般局限于硬脑膜外腔，多伴游离骨瓣骨髓炎。如硬脑膜缝合不严，则感染可能向硬脑膜下扩散。对于开颅手术后切口长期不愈合者，需拍摄头颅 X 线平片，除外颅骨骨髓炎。CT 检查可见硬脑膜外有积脓征象。除抗菌药物治疗外，应手术清除硬脑膜外积脓，刮除炎性肉芽组织并彻底清创，必要时需去除受累骨瓣。

4. 脑脓肿　临床罕见，多与脑室引流管和硬脑膜下引流的放置时间较长有关。术后病人发热、癫痫，应及时行 CT 或 MRI 检查。确诊后可先抗感染治疗，待脓肿局限后或伴有颅内压增高时手术切除脓肿，并彻底冲洗，严密缝合硬脑膜。在病人状态不佳的情况下，脓肿穿刺引流也不失为一种有效的办法。

上述各种感染均可导致脓毒症，对病人生命构成严重威胁。

需要鉴别诊断的是无菌性脑膜炎亦称为非细菌性脑膜炎，在各种开颅术后均可能发生，儿童颅后窝手术后发生率达 30%。临床表现为头痛、颈强直、恶心呕吐或精神状态改变，与细菌性脑膜炎没有差异，但脑脊液的白细胞计数升高不明显。无菌性脑膜炎病例中，最有力的鉴别依据是血和脑脊液培养结果：术后 3 ~ 4 日血和脑脊液 C-反应蛋白浓度水平较高者提示细菌感染的可能；基因扩增技术（PCR）也有参考价值。

三、抗菌药物与血-脑脊液屏障

抗菌药物通过血-脑脊液屏障进入脑脊液的能力受多种因素影响，正常脑膜条件下，大多数抗菌药物不能通过血-脑脊液屏障；脑膜炎尤其是化脓性脑膜炎时，由于细菌酸性代谢产物积蓄，导致脑脊液 pH 下降，引起血/脑脊液的 pH 梯度升高，而有利于抗菌药物向脑脊液中移动，故脑膜炎越严重，血/脑脊液 pH 梯度越大，越有利于抗菌药物通过血-脑脊液屏障。

根据通过血-脑脊液屏障的能力，抗菌药物分三类：

1. 能通过正常血-脑脊液屏障的抗菌药物：氯霉素、磺胺嘧啶、复方磺胺异恶唑、甲硝唑。

2. 大剂量时能部分通过血-脑脊液屏障的抗菌药物：青霉素类、头孢菌素类、氨曲南、美洛培南、庆大霉素、阿米卡星、妥布霉素、万古霉素、磷霉素、环丙沙星、加替沙星。

3. 不能通过血-脑脊液屏障的抗菌药物：部分氨基糖苷类、多黏菌素、替考拉宁、大环内酯类、四环素类和克林霉素。

在选择药物时，必须充分考虑到这些特点。

需要注意的是，上述药物透过血-脑脊液屏障的情况发生在血-脑脊液屏障正常的状态，在感染的情况下血-脑脊液屏障的通透性增加，一些药物的通透性增加，能完全能达到治疗浓度，如万古霉素；再者治疗的效果和最小抑菌浓度有关，一些药物只要很小的浓度就能达到治疗效果，如头孢曲松。如上两种药物是神经外科感染常用的药物。

四、神经外科感染常见病原菌及抗菌药物的选用

（一）神经外科感染常见病原菌

神经外科感染的致病菌主要为革兰氏阳性菌，金黄色葡萄球菌占首位，其次为表皮葡萄球菌、肺炎链球菌、脑膜炎奈瑟菌、流感嗜血杆菌；以及革兰氏阴性杆菌，包括大肠杆菌、铜绿假单胞菌；也有多种细菌引起的混合感染。开放

性脑外伤或开颅术后引起的脑膜炎多由葡萄球菌、链球菌引起，也可见肠道杆菌和铜绿假单胞菌；闭合性脑外伤或伴有颅骨骨折、脑脊液漏常见由肺炎链球菌和嗜血流感杆菌引起感染；分流术后常由凝固酶葡萄球菌和肠道杆菌引起感染。上述感染也与各医院流行的院内感染致病菌相关。

（二）神经外科感染抗菌药物选择原则

抗菌药物选用原则主要考虑以下三个方面，即抗菌药物类别和品种的选择、给药方案的确定、联合用药的选择，具体要求如下。

1. 临床药效学 首选杀菌性药物。由于血-脑脊液屏障的存在和淋巴系统的缺乏，感染的靶位发生在人体防御功能最薄弱区域，此处体液免疫和细胞免疫功能显著降低，所以必须选择杀菌剂，并且能覆盖所怀疑或业经证实的病原菌（包括它们的产酶耐药菌株）的抗菌药物。首选作用于细菌细胞壁合成的β-内酰胺类，因为这类抗生素高效、广谱、无毒，除偶发过敏性休克外，市场供应的品种多，容易获得。

2. 临床药动学 药物进入脑脊液内浓度要高，足以杀灭致病菌，在人体能承受的情况下使用足量抗菌药物，加大血液、脑脊液两侧浓度梯度差，同时应选择半衰期长、抗菌后效应（PAE）长、蛋白结合率低、生物利用度高的抗菌药物。一般不选择口服给药，因达不到有效的血药浓度，故选择静脉滴注方式，给药疗程较长，退热好转后再坚持用药一段时间（一般 2 周）。

β-内酰胺类属于时间依赖性抗菌药物，最低抑菌浓度（MIC）是体外抗菌活性指标，要保证其在体内的有效性，经药动学/药效学（PK/PD）对比研究，需要满足其在体内高于 MIC 的时间条件，一般要求高于 MIC 的时间（$T_{>MIC}$）大于 $40\% \sim 50\%$ 的给药间隔（τ）。用公式表示为 $T_{>MIC} > (40\% \sim 50\%) \cdot \tau$，可以简化为：$T_{>MIC} = 0.5\,\tau$ 或 $\tau = 2\,T_{>MIC}$。

据此制订 β-内酰胺类抗生素给药方案的原则：应尽可能缩短给药间隔，增加给药次数，把一天的药量分多次给（q8h，q6h），因β-内酰胺类在输液中不稳定，需现用现配制。

头孢曲松 $t_{1/2}$ 最长，为 $6 \sim 8$ 小时，可以一日 $1 \sim 2$ 次给药。碳青霉烯类由于有较长的抗菌后效应，可适当延长给药间隔，可一日 $2 \sim 3$ 次给药。

3. 联合用药 包括抗菌药物之间的联合，目的是增强疗效、扩大抗菌谱，也包括抗菌药物与治疗机体并发症药物的联合，如与治疗癫痫、颅内压增高、头痛、发热、肺炎、高血压、糖尿病等药物的联合，应注意其相互作用。颅内感染是重症，抗菌治疗要重拳出击。一旦做出临床诊断，应在采血、腰椎穿刺取脑脊液标本送检做细胞学、生化、细菌学等检查前立即开始经验治疗。

（1）经验治疗：根据医院常见的致病菌谱制订经验治疗方案。因此需要医院的医院感染部门协调神经外科、感染科、检验科和药剂科等相关科室，定期发布信息，针对这一时期的常见病原菌用药。

一般来说神经外科择期手术术后感染，常见细菌以金黄色葡萄球菌、表皮葡萄球菌为多。首选万古霉素：成人 $0.5 \sim 0.75g/q6h$，儿童 $15mg/(kg \cdot q6h)$。根据医院细菌感染谱可加用氨苄西林（或阿莫西林/舒巴坦）：成人 $2g/q4 \sim 6h$，儿童 $50mg/q4 \sim 6h$，加头孢曲松：成人 $1 \sim 2g/q12h$，儿童 $50\mu g/(kg \cdot q12h)$ ［或头孢噻肟：成人 $2g/q6h$，儿童 $50mg/(kg \cdot q6h)$］。也可选用美罗培南：成人 $2g/q8h$，儿童 $40mg/(kg \cdot q8h)$。

检验结果出来后根据药敏结果及时调整抗菌药物。

（2）革兰氏阴性杆菌脑膜炎：多由流感杆菌、肠道杆菌引致。首选头孢噻肟、头孢曲松、头孢吡肟：成人 $2g/q8h$，儿童 $50 \sim 100mg/(kg \cdot d)$ 分两次使用。还可选用氨曲南：成人 $2g/q6 \sim 8h$，儿童 $30mg/(kg \cdot d)$ 或环丙沙星：成人 $0.2g/q12h$（儿童不用），疗程 4 周。

（3）铜绿假单胞菌脑膜炎：多发生在感染迁延不愈阶段，病人一般状态较差。可采用头孢他啶：成人 $2g/q8h$，儿童 $50mg/(kg \cdot d)$，并用一种氨基糖苷类：妥布霉素 $160mg/q12h$；阿米卡星：首剂 $10mg/kg$，继以 $7.5mg/(kg \cdot q12h)$；庆大霉素：$4 \sim 6mg/kg$ 每日一次。如果效果不好可用美罗培南。

（4）真菌性脑膜炎：发生在感染的终末期，预后极差。多由新型隐球菌、组织胞浆菌等引起。选用两性霉素B：首次1~2mg，逐日递增到1mg/（kg·d），疗程总量1~3g，可与氟胞嘧啶合用。氟康唑首剂400mg，以后200mg/qd，静脉滴注。

（5）帽状腱膜以外的感染按一般外科头皮感染处置。可选用青霉素类、克林霉素、头孢类。

（三）注意事项

1. 术后感染是神经外科较为危重的情况，应该做到早诊断早治疗，术后病人一旦出现发热、头痛和精神变差，应该考虑到术后感染的发生，应尽早行血常规、腰椎穿刺脑脊液化验等检查，明确有无感染征象，并把标本送细菌培养检查，以免使用抗生素后影响细菌培养的结果。

2. 不是每个术后发热的病人都是术后感染，需要鉴别诊断。不能病人术后一有发热就使用抗生素，特别是术后3日内的病人，有很多其他因素也可以导致病人发热，如全身及切口局部的反应，颅内手术的刺激及蛛网膜下腔出血的吸收等。鉴别诊断很重要。

3. SSI治疗近来的趋势是足量有效的治疗，在疾病初期控制住病情的发展，防止病情的迁延不愈。因此用药的强度（包括药物种类和剂量）在疾病治疗的初始期就加强。

4. 神经外科SSI随着神经外科手术植入物的增加变得复杂起来，如颅骨修复固定材料，植入的分流管、电极等，都是感染的潜在风险，术中一定要注意无菌操作原则。一旦发生感染，应积极去除这些植入材料。对于已经发生骨髓炎的颅骨骨瓣，也应积极去除，防止切口迁延不愈。

5. 药物的脑室内和鞘内注射，在感染治疗中的作用不可忽视，但是一定要慎重采用。对于脑室内导管引起的感染，可采用万古霉素5~20mg稀释至10ml，缓慢注入脑室，并争取夹闭引流管2小时以上，保证药物充分作用。其他药物鞘内注射缺乏经验。

6. 亚胺培南、环丙沙星、甲硝唑等对中枢有兴奋作用，可能诱发癫痫，应慎用或尽量不用。

7. 用药剂量大、疗程长时，有些抗菌药物的特殊体内代谢途径会影响机体功能变化，应密切观察用药后的反应，如肝、肾功能，血象，因胆道排泄引发肠道微生态平衡失调而导致的抗菌药物假膜性腹泻。

8. 不能全部指望抗菌药物的作用，应强调无菌操作原则和手术的技巧。

（刘伟明）

参考文献

1. Liu W, Ni M, Zhang Y, et al. Antibiotic prophylaxis in craniotomy: a review. Neurosurgical review, 2014, 37(3): 407-414.

2. Liu W, Neidert M C, Groen R J M, et al. Third-generation cephalosporins as antibiotic prophylaxis in neurosurgery: What's the evidence? Clinical Neurology and Neurosurgery, 2014, 116: 13-19.

3. Barker F G. Efficacy of prophylactic antibiotics for craniotomy. Neurosurgery, 1994, 35: 484-492.

4. Barker F G. Efficacy of prophylactic antibiotics against meningitis after craniotomy: a meta-analysis. Neurosurgery, 2007, 60(5): 887-894.

5. Scottish Intercollegiate Guidelines Network (2008). Antibiotic prophylaxis in surgery. A national clinical guideline. http://www.sign.ac.uk

6. Horan TC, Andrus M, Dudeck M. CDC/NHSN surveillance definition of health care-associated infection and criteria for specific types of infections in the acute care setting. American Journal of Infection Control, 2008; 36: 309-332.

7. Korinek A-M, Baugnon T, Golmard J-L, et al. Risk factors for adult nosocomial meningitis after craniotomy: role of antibiotic prophylaxis. Neurosurgery, 2006, 62(Suppl 2): 532-539.

8. Institute for Clinical Systems Improvement (2010). Antibiotic prophylaxis for surgical site infection prevention in adults, 4th ed. http://www.icsi.org

9. Bode LGM, Kluytmans JAJW, Wertheim HFL, et al. Preventing surgical-site infections in nasal carriers of Staphylococcus aureus. N Engl J Med, 2010, 362: 9-17.

第二十七章　术后脑脊液漏的预防及处理

脑脊液漏（CSF leak）是神经外科手术后较为常见的并发症，临床发生率为1%~3%，一旦出现治疗起来较为棘手，如不及时处理可引起严重并发症甚至死亡，术中应积极预防，出现脑脊液漏时应及时处理。

一、病因和机制

脑脊液漏是指脑脊液的外界屏障蛛网膜、硬脑膜和颅骨遭到破坏而使得脑脊液通过漏口流入筋膜下间隙或先天性气窦，以上诸多屏障的完整保留均可预防脑脊液漏的发生。术后脑脊液漏主要包括脑脊液伤口漏和累及鼻旁窦的脑脊液漏。

脑脊液切口漏临床最为常见（图27-1），颅脑手术或椎管手术时，手术创面较大，尤其伴有脑室系统开放，硬脑膜缺损、肌肉皮肤缝合不够严密及没有加压包扎时较容易发生，但临床处理起来相对简单。

另一种脑脊液漏则是因开颅时乳突气房或鼻旁窦开放而引起，主要部位有：颅前窝手术中额窦开放（图27-2），鞍区病变蝶窦开放，颅后窝手术中乳突气房开放（图27-3），各种经鼻、经眶入路累及蝶窦及筛窦（图27-4）的手术。术中未能用骨蜡封闭好，硬脑膜缝合不够严密，脑脊液经鼻旁窦或乳突气房，发生脑脊液耳漏和鼻漏，多见于颅底入路。术后出现脑脊液耳漏或鼻漏，应分析脑脊液漏口可能的部位。颅中窝或桥小脑角手术乳突气房开放，脑脊液漏入鼓室经咽鼓管进入鼻咽，出现脑脊液鼻漏。脑脊液耳漏发生率相对较低，因为鼓膜将中耳和外部隔开，只有鼓膜破裂时，脑脊液才会从外耳道流出。脑桥小脑角区肿瘤如听神经瘤术中如果内听道磨除过宽时也易发生脑脊液耳漏。开颅时额窦开放，脑脊液经额窦进入鼻腔，病人可出现脑脊液鼻漏。

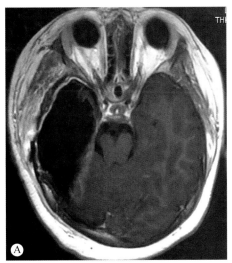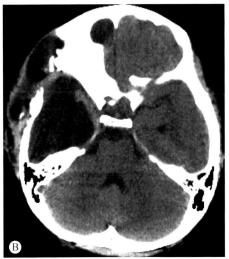

图27-1　11岁女患儿，因"癫痫间断发作"7年，入院完善癫痫术前评估，考虑右侧大脑半球发育不良，行改良大脑半球切除术，术后3天复查头部MRI检查（**A**）：颅内及皮下伤口情况良好，术后1周再次复查CT（**B**）示：右额颞部伤口皮下积液，给予局部穿刺加压包扎，联合腰椎穿刺置管引流术后伤口恢复良好

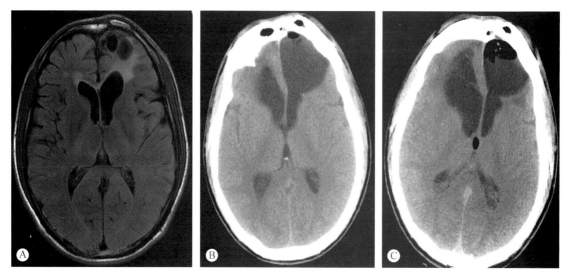

图 27-2　33 岁男性，因 "间断抽搐 6 年" 入院，入院头部 MRI 检查示：左额叶软化灶，行开颅额叶病灶切除术，术中额窦陈旧性破口约 2cm，硬脑膜及部分脑组织嵌入，手术后额窦开放，术中修补硬脑膜，并取延长颞肌瓣加固修补。术后 2 周出现脑脊液鼻漏，CT 检查示：额窦骨质不连续，积气，行腰椎穿刺置管引流，保守治疗 2 周，复查头部 CT 提示：额部积气增多，经二次耳鼻喉科经鼻修补瘘口，术后无脑脊液漏，但因颅内感染死亡

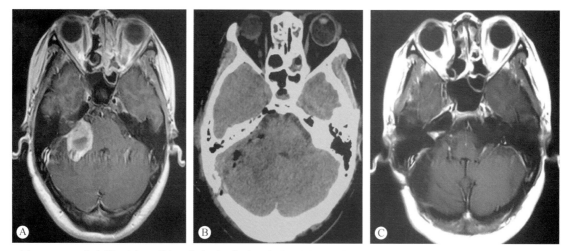

图 27-3　51 岁女性，因 "听神经瘤术后 3 年发现复发 1 周" 入院，入院头部 MRI 检查（A）示：右侧脑桥小脑角区占位，行开颅手术，术中乳突气房开放，术后 1 个月出现脑脊液鼻漏，复查头部 CT（B）示：颅内积气，乳突骨质缺损，行脑脊液检查提示颅内感染，二次手术取出原人工脑膜，骨蜡封闭乳突气房，取腿部阔筋膜重新修补硬脑膜缺损及覆盖乳突气房，伤口局部应用抗生素及术后抗感染治疗，联合腰椎穿刺置管引流，病人恢复良好，术后 6 个月复查头部 MRI（C）示颅内情况良好

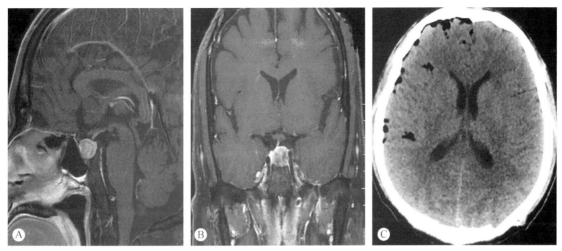

图 27-4 41 岁男性，因"头痛、头晕 1 个月"入院，行头部 MRI 检查矢状位（**A**）、冠状位（**B**）示：鞍区巨大占位，考虑大垂体腺瘤，行经鼻蝶肿瘤切除术，术中鞍膈破裂，脑脊液涌出，术中用筋膜修补，术后病人出现脑脊液鼻漏，行头部 CT 检查示颅内积气（**C**），行腰椎穿刺置管引流 1 周，脑脊液鼻漏症状消失

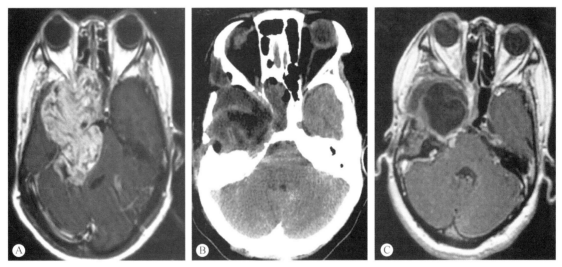

图 27-5 44 岁女性，因"间断耳鸣、右面部麻木 4 个月"入院，头部 MRI 示：右侧巨大幕上下颅底肿瘤（**A**）。术中见肿瘤广泛侵袭颅底硬脑膜，手术过程顺利。术后 3 天病人出现脑脊液鼻漏症状，复查 CT 示：颅内积气（**B**），行鼻腔填塞联合腰椎穿刺置管引流，术后恢复可，术后 5 个月复查头部 MRI：颅内积气消失（**C**）

二、诊断

（一）一般资料

外伤性脑脊液漏病人一般都有头部外伤史，术后脑脊液漏病人一般有颅底、颅后窝、经鼻蝶手术史，同时大多数病人术中有明确的气窦开放，有些病人额窦、气房较发达，术中又未严密封堵，有些病人肿瘤巨大侵袭骨质、硬脑膜等（图 27-5），这些都为术后脑脊液漏临床诊断提供重要依据。

（二）临床表现

术后脑脊液漏临床发生可分为急性和迟发性，前者指术后即出现，后者可发生在术后数日至数月不等，出现脑脊液鼻漏、耳漏、切口漏等。典型的脑脊液漏在颅内压增高或某些特殊体

位时表现更为明显，如病人出现用力屏气、恶心呕吐等引起颅内压增高时，或者病人坐起，头部前倾，或者向一侧侧卧瘘口位于最低点时病人出现鼻或耳有清水样液体滴出，当颅内压力较高或者瘘口较大时流出量较大，当病人漏出量较少诊断较为困难时，可嘱病人进行头低屈颈或变换体位等诱发因素触发。术后早期漏出液体可为血性或浆液性，漏出量大时较易鉴别。脑脊液切口漏临床表现较为单纯，局部伤口隆起，触之有波动感，当积液量较大时皮肤张紧发亮，甚至沿切口渗出皮肤外。

（三）脑脊液检查

当流出的液体不能肯定其为脑脊液时，可以采集流出液体做进一步检验分析以明确其性质。脑脊液与鼻腔分泌物鉴别最简便的方法是脑脊液生化中糖的测定，基于脑脊液中含糖而鼻腔分泌物中不含糖这一特点，鼻孔流出的脑脊液糖定量检查在 1.9mmol/L（35mg/dl）以上者有助于脑脊液鼻漏的诊断，假阴性结果也时有发生。

（四）影像学检查

1. 头颅 X 线平片临床应用简单，有时可以帮助诊断，如脑脊液漏者侧鼻旁窦中有液体而其他鼻旁窦却正常，同时可观察鼻窦周围骨质是否完整，现在多被 CT 检查取代。

2. 核医学技术的一种方法是往脑脊液中注入放射性标记物，同时在鼻腔填塞物体，6 小时后取出测定其放射活性，如有增高提示脑脊液漏。以上两种方法较适合于慢性脑脊液漏病人。

3. CT 是较早也是较成熟的精确定位脑脊液漏的有效手段。CT 扫描可显示病人的颅底及鼻旁窦骨质连续情况和积液，常是脑脊液漏的有效证据，尤其是颅底及鼻窦的薄层扫描及三维重建可清晰显示瘘口位置。脑脊液漏病人常合并颅内积气，CT 扫描瘘口周围有低密度影是其有效证据（见图 27-2）。最佳的脑脊液漏道定位技术是鞘内对比增强 CT 扫描技术，常用于定位困难的病人。

4. MRI 脑池扫描已应用于临床脑脊液瘘口的定位。由于其能在较短的时间内三维显示颅内解剖结构和病变情况，无需注射造影剂，较鞘内对

比增强 CT 扫描快速、无创、安全。MRI 检查能显示高信号的脑脊液和头颅解剖结构，通过观察比较筛板和鼻旁窦的液体信号及连续性与脑底池的脑脊液信号，来确定是否有脑脊液漏及瘘口的位置。同时可显示硬脑膜的完整性、伤口皮下情况及颅内感染等并发症排查。

5. 鼻内镜检查可用于临床上高度怀疑有脑脊液漏而上述检查无阳性发现的病人，内镜直视下可以看到脑脊液流出及破口位置，在检查的同时可以给予处理。对于累及筛骨、蝶骨和筛板的脑脊液漏均有较大帮助。

三、并发症

单纯脑脊液漏并不可怕，如局部皮下积液可导致伤口愈合不良，但脑脊液漏引起的并发症后果严重，甚至是致死性的。最常见且最严重的是导致颅内感染，脑脊液漏最常见的沟通部位是先天性气窦，这些部位都是细菌常驻的地方，脑脊液又是良好的细菌培养基。脑脊液漏脑膜炎的发生率为 5%～30%，脑脊液鼻漏超过 1 周，脑膜炎的发生率可达 80% 以上。鼻漏感染常为肺炎链球菌等混合性细菌感染，切口漏感染常为耐药的金黄色葡萄球菌感染，一旦发生脑膜炎后死亡率较高。手术过程中气窦开放，术后如有长期不明原因发热，但临床未明确发现脑脊液漏也应高度怀疑存在脑脊液漏，及时行脑脊液检查及抗感染治疗。

脑脊液漏的另一并发症为低压性头痛。由于脑脊液流失，病人有典型的低压力性头痛，尤其在坐起或站立时为重。脑脊液外流还常引起颅内积气，颅内积气提示硬脑膜有破裂或潜在脑脊液瘘口。

Beck 等发现脑脊液漏在老年病人可引起慢性硬脑膜下血肿，其原因可能是由于脑脊液大量流出，脑组织塌陷，加上老年病人脑组织萎缩，血管弹性较差，脑组织表面桥血管破裂。所以对老年病人应注意观察，尽早处理脑脊液漏。

四、预防

为预防术后出现脑脊液漏，术中应积极采取

各种措施，以免带来不必要的麻烦。严密缝合硬脑膜是预防脑脊液漏之关键。颅后窝开颅止血时硬脑膜被烧灼后回缩，严密缝合硬脑膜有时很困难，可以用筋膜或人工硬脑膜替代，确保硬脑膜严密缝合。预防脑脊液鼻漏、耳漏的方法是以骨蜡严密封闭开放的乳突气房和额窦，术中可选用肌肉碎屑填塞气房开口，或者大块带蒂筋膜封堵窦口，同时严密修补硬脑膜，以防止脑脊液渗漏。有些手术如经鼻蝶手术，术中应注意保护鞍膈的完整，若其破裂不可避免会引起术后脑脊液鼻漏（图 27-6）。术毕无法修补硬脑膜，可重建鞍底，选用人工材料、筋膜、脂肪组织等填塞缺口。肿瘤侵袭颅底硬脑膜时，切除肿瘤后硬脑膜缺损修补困难，可同样选用筋膜、人工脑膜及生物胶等覆盖缺损部位。同时可选用人工骨水泥重建内听道磨除后的骨质缺损。

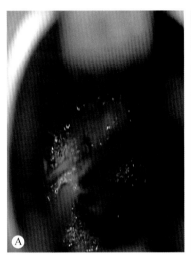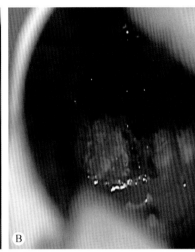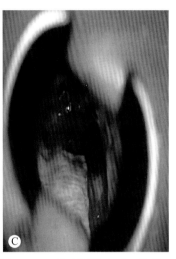

图 27-6　与图 27-4 为同一病人。手术显微镜下可见鞍膈破裂，脑脊液涌出（**A**），肿瘤切除之后，选择先用脂肪组织填塞（**B**），再用筋膜覆盖（**C**），术后早期病人虽有脑脊液鼻漏，联合腰椎穿刺置管，瘘口很快愈合，脑脊液漏消失

术中加强对皮瓣供血动脉如颞浅动脉的保护，避免切口及筋膜的过度烧灼，逐层严密关闭切口等都对预防脑脊液切口漏有较大帮助。

五、治疗

一旦脑脊液漏确诊，应尽快查找原因，积极处理，以避免出现严重并发症。处理方法主要有手术和保守治疗两类。应根据脑脊液漏的部位、持续时间、漏口大小和（或）流量、是否合并有感染等因素综合考虑，选择合适的方法处理。治疗原则是优先选择非手术措施，但大的脑脊液漏或经较长时间保守治疗无效的需行手术治疗。

非手术治疗最基本的处理方法是通过调整病人的体位，病人卧床，头部抬高 15°~30°，使颅内压降低，顺压力梯度流出的脑脊液就减少了；还可以根据漏口位置调整体位，如侧卧，使漏口位于较高点同样减少脑脊液漏。同时避免呕吐、用力咳嗽等增加颅内压的因素，可适当应用缓泻剂。一般漏口较小且颅内压力不高的病人通过静卧可以自愈，术后脑脊液漏者均应卧床及头部抬高 5~7 天，如仍有脑脊液漏，则需要腰椎穿刺引流 1 周左右。腰椎穿刺置管，持续脑脊液引流联合静卧，可使较大量的脑脊液流出，保持头高位，降低颅内压，可有效减少渗漏，促进漏口愈合。引流量一般 24h 控制在 100~200ml，也可根据病人实际情况增减。

脑脊液切口漏（皮漏）者，必须首先预防和控制感染的发生，然后可在伤口周围皮肤完整处穿刺抽吸或局部留置静脉针引流，伤口加压包扎，或联合腰椎穿刺置管引流脑脊液。伤口渗出脑脊液，则需重新严密缝合伤口。伤口漏出如无急性炎症，可切除皮缘坏死部分，再行全层缝合。若合并急性炎症，应清除脓液和坏死组织，待炎症控制后再择期缝合或植皮以封闭瘘口。去骨瓣减压术后，颅内压仍高会出现脑脊液自伤口外漏，甚至造成伤口感染。此时，单纯补缝头皮漏口处或应用静脉脱水剂是不够的，可腰椎穿刺置管持续脑脊液引流，有利于切口愈合。

如果通过以上非手术措施仍无效，如反复引流数日渗漏未减轻，则需及时手术探查和修补。一般认为鼻旁窦开放引起脑脊液漏经保守治疗2周后（最长不能超过1个月）失败就需直接手术。如果脑脊液漏量大、瘘口也较大，诊断定位明确，则应直接行修补手术。手术目的是封堵瘘口，修复硬脑膜的完整性。

漏口修补办法：沿原手术切口探查，如能明确瘘口，用骨蜡重新封闭乳突气房或额窦，肌肉片填塞窦腔，带蒂骨膜覆盖均是较好方法，同时严格修补并缝合硬脑膜，术中可大量冲入生理盐水来观察修补效果。如果窦道入蝶窦，则可经蝶通过鼻内镜查看瘘口，尽量应用自体筋膜、肌肉等材料修补重建，术后应预防感染，同时留置腰椎穿刺置管引流。脑脊液丢失过多会引起低颅压，应注意补充液体。

有些病人术前术中均无法找到窦道，对鞍区脑脊液漏的病人可考虑鼻内镜探查，并填塞蝶窦及筛窦。可去除鼻旁窦内黏膜并填以转移瓣或肌肉脂肪组织，这样窦道可以被消灭从而达到治疗目的。同时应定期复查头部CT，观察是否有脑积水表现，若有脑积水需要及时处理如行分流手术，否则单纯修补瘘口较难达到治愈效果。

（雷霆　舒凯　王胜）

参考文献

1. 董芳永,舒凯,雷霆,等.经鼻蝶入路显微手术预防和修补脑脊液鼻漏.华中科技大学学报(医学版),2004,33(1):83-84.
2. 周良辅.现代神经外科学.上海:复旦大学出版社,2001,1004-1009.
3. 赵继宗.神经外科学.北京:人民卫生出版社,2012,322.
4. 李龄.听神瘤.北京:人民卫生出版社,2002,212.
5. 雷霆.神经外科疾病诊疗指南.北京:科学出版社,2013,149-151.
6. 王永谦,丁美修,王秉玉.颅底肿瘤切除术后脑脊液漏的诊断与治疗.中国综合临床,2005,21:161-163.
7. 杨义,任祖渊,王任直,等.经蝶窦入路垂体腺瘤切除术中脑脊液漏的影响因素和修补方法.中华神经外科杂志,2009,25(1):8-11.
8. Chen YC1, Chang WC, Huang CY, et al. Cerebrospinal fluid leak. J Neurosurg. 2014 Feb,120(2):575.
9. Beck J1, Gralla J, Fung C, et al. Spinal cerebrospinal fluid leak as the cause of chronic subdural hematomas in nongeriatric patients. Neurosurg,2014 Jul,18:1-8.
10. Banu MA1, Szentirmai O, Mascarenhas L, et al. Pneumocephalus patterns following endonasal endoscopic skull base surgery as predictors of postoperative CSF leaks. Neurosurgery,2014,4:1-15.
11. Manjila S1, Weidenbecher M, Semaan MT, et al. Prevention of postoperative cerebrospinal fluid leaks with multilayered reconstruction using titanium mesh-hydroxyapatite cement cranioplasty after translabyrinthine resection of acoustic neuroma. J Neurosurgery,2013,119(1):113-120.
12. Brennan JW, Rowed DW, Nedezelski JM, et al. Cerebrospinal fluid leak after acoustic netlroma surgery: influence of tumor size and surgical approach on incidence and response to treatment. Neurosurgery,2001,94:217-223.
13. Park JS, Kong DS, Lee JA, et al. Intraoperative managementto prevent cerebrospinal fluid leakage after microvascular decompression: dural closure with a 'plugging muscle' method. Neurosurg Rev, 2007, 30(2):139-142.

第二十八章　术后脑梗死的预防及处理

开颅术后脑梗死并不少见，可分为全脑梗死和局灶性脑梗死。研究表明，脑血流灌注压必须高于55mmHg以上才能保证脑组织的正常血液供应。通过监测动脉血压和颅内压可以判断脑灌注压。

一、术后脑梗死的易患因素

（一）病人高龄

老年人脑动脉硬化、脑侧支循环功能较差，开颅术后易发脑梗死。当在硬化的动脉进行操作时，可能导致血管内栓子脱落，术后发生缺血性脑梗死。

（二）术前存在影响脑供血的因素

术前一个月内 TIA 发作 2 次以上者，提示病人血流动力学状态不稳定。术前低血压（BP<最高血压的85%）、高碳酸血症（PaCO$_2$>45mmHg）、低碳酸血症（PaCO$_2$<35mmHg）、红细胞压积的减少、贫血等，都是诱发缺血性脑梗死的危险因素。

（三）控制性低血压

开颅切除肿瘤时，为减少肿瘤出血，运用控制性低血压，脑血流降低，也会发生术后脑梗死。

（四）术中对脑组织的压迫

术中颅内压板应用不当会造成局灶性脑梗死。使用颅内压板在脑表面产生的压力，可传导到邻近的脑组织。牵拉脑组织时压力过大，时间过长，使受压脑动脉闭塞，降低局部脑血流量（rCBF），从而引发脑缺血。Rosenorn 等在动物实验中，逐步提高颅内压板对脑组织的压力，观察造成脑损伤的神经病理学改变，揭示鼠的 rCBF、

局部脑灌注压（rCPP）和牵拉时间的阈值分别为20～25ml/（100g·min）、20mmHg 和 7～10min。如果颅内压板的压力为 40mmHg，并历时 15min，皮质 rCBF 降至 0～15ml/（100g·min）［平均 4±12ml/（100g·min）］，可导致颅内压板下脑皮质全层损伤；颅内压板的压力为 30mmHg，历时30min，rCBF 降至 0～40ml/（100g·min）［平均20±27ml/（100g·min）］，颅内压板下脑皮质各层均见损伤；在动物实验中，使用颅内压板对颞叶皮质施加 30mmHg 和 40mmHg 的压力，发现即使最高血压为 80～100mmHg，颅内压板下的脑组织仍无血流。在脑皮质缺血发生过程中，局部皮质静脉、动脉及其穿通支的血流停滞起着很重要的作用。他们发现人脑的 rCPP 和时间的阈值分别为 10～13ml/（100g·min）、6～8min，颅内压板顶端的压力较之中央区的压力要高。因此，术中应间断性运用颅内压板，可避免术后出血性脑梗死，CT 局部可见伴有脑组织点片状出血和脑水肿。显微手术中应用自动颅内压板，使术者在有限的空间操作时，避免被助手的手遮挡术野，与手持颅内压板相比，其稳定性好，对脑的压力小。

（五）术中主要脑动脉及其穿通支损伤

进行肿瘤分离和切除的过程中，损伤肿瘤周围动脉穿通支或止血不当，伤及主要脑动脉如大脑中动脉分支，是造成术后脑梗死的重要原因。颅后窝手术时，损伤椎-基底动脉的终末支后，会导致小脑或脑干梗死，术后出现严重的脑干梗死综合征。小脑梗死后水肿压迫脑干，术后病情会急性恶化，多见于听神经瘤手术后。及时行脑室穿刺脑脊液引流，必要时开颅切除坏死液化脑组织，可能挽救一部分病人的生命。幕上开颅手术时，如额、颞叶胶质瘤手术切除时，大脑中动脉可能被肿瘤包裹，会造成大脑中动脉或分支的

误伤，手术后基底核或内囊脑梗死（图 28-1）。切除蝶骨嵴或鞍区脑膜瘤时，肿瘤与颈内动脉、大脑前动脉、大脑中动脉相邻，操作不注意会使其被伤及（图 28-2）。手术时颈内动脉主干受损的病人脑灌注压明显降低。颅内压明显增高而脑灌注压不能随之升高使脑灌注不足，发生广泛性脑梗死，会出现大脑半球水肿，CT 显示大面积低密度病变，药物治疗无效时，应去骨片减压（图 28-3）。大脑前动脉和大脑中动脉（图 28-4）及其分支受损后，会出现相应部位脑梗死。

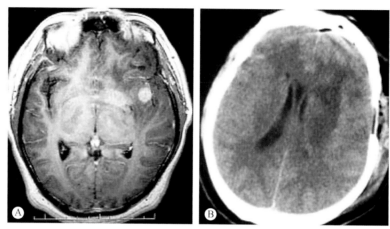

图 28-1 46 岁男性，MRI 示右岛叶星形细胞瘤 Ⅲ 级（**A**）。右额颞开颅肿瘤切除，去骨片减压。手术后病人左侧偏瘫，神志不清。手术后第二天 CT 示基底核低密度，右侧脑室受压（**B**）。考虑为大脑中动脉痉挛受损所致

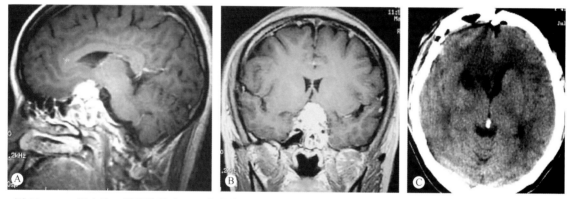

图 28-2 41 岁女性，鞍膈脑膜瘤 MRI 矢状位（**A**）、MRI 冠状位（**B**）。右额开颅肿瘤切除。手术后病人未清醒，CT 扫描显示右额低密度，考虑为前动脉损伤造成脑梗死（**C**）

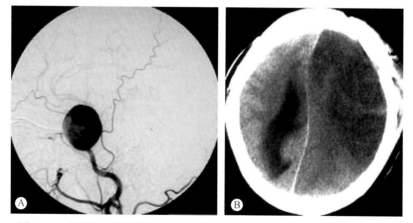

图 28-3 左颈内动脉动脉瘤（**A**）手术后发生广泛性脑梗死，CT 显示左大脑半球大面积低密度病变（**B**）

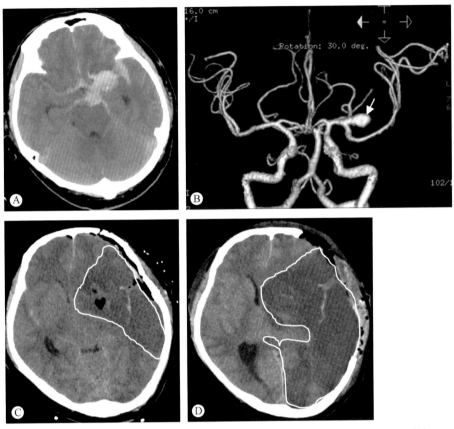

图 28-4　44 岁男性，突发头痛 1 天。SAH，左侧大脑中动脉瘤。手术后脑梗死。CT 可见 SAH（**A**），
CTA 显示右侧大脑中动脉动脉瘤（**B**）。手术后复查 CT 示右侧额颞脑梗死（**C**），手术后第二天 CT 示
左侧大脑半球大面积脑梗死（**D**）

（六）术中静脉损伤

　　脑静脉损伤可由其他侧支静脉代偿，侧支静脉代偿不足时，可因血细胞的渗出引起脑水肿和脑内出血，最终出现出血性梗死。出血性梗死的部位和程度与引流静脉的引流范围及侧支静脉的多少有关。术中短时间内大量脑脊液流失，脑组织移位，使引流静脉扭曲，也可造成出血性脑梗死。影响到外侧裂的手术，如经翼点入路夹闭动脉瘤、额颞部胶质瘤切除术等手术，过多地损伤外侧裂静脉，手术后会发生脑水肿，病人出现偏瘫（失语），甚至意识障碍等神经功能缺损。颞下入路抬起颞叶损伤 Labbe 静脉，术后常会发生颞叶出血性梗死（图 28-5）。颅后窝静脉系统的侧支循环较丰富，因静脉移位梗阻引起的脑梗死发生率较低。通畅的横窦被阻断，术中可出现小脑肿胀和小脑膨出，应立即切除小脑外 1/3，避免脑干急性受压，造成严重后果。幕上脑膜瘤切

除手术时损伤了中央静脉，手术后也会发生严重的脑水肿。

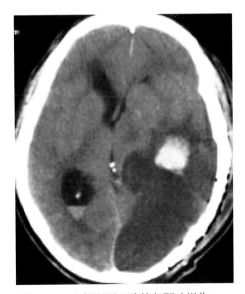

图 28-5　左侧颞下入路抬起颞叶损伤

（七）围术期心房颤动

心房颤动病人的左心房血液不能有效排空而淤积形成血栓，同时，左心耳独特的钩状结构以及心内膜富含的肌小梁结构，更易发生血流淤滞，这类病人在行开颅手术围术期，血栓容易脱落，进入体循环，进而导致脑梗死。Gialdini G 等曾对 1 729 3607 名住院病人进行调查，结果发现心房颤动会明显增加病人的短期和长期脑梗死风险。

（八）其他原因

术中病人颈静脉被压，静脉回流不畅；病人心功能不全；女性病人口服避孕药后和产褥期血液的高凝状态，都可以是造成开颅术后脑梗死的原因。

二、术后脑梗死的诊断

术后脑梗死多发生在术后 2 ~ 3 天。病人意识蒙眬，严重者可昏迷，出现肢体运动障碍，伴有颅内压增高时甚至可能发生脑疝。

头颅 CT 检查：应用最为广泛，术后 CT 出现新的低密度病灶，是脑梗死重要的特征性表现，此征象系脑组织缺血性水肿所致。局部脑组织肿胀，CT 上表现为脑沟消失，脑池、脑室受压变形，中线结构向对侧移位，一般在发病后 4 ~ 6 小时 CT 可观察到。CT 可见致密动脉影：为主要脑动脉密度增高影，常见于大脑中动脉。发生机制是由于血栓或栓子较对侧或周围脑组织密度高而衬托出来。部分病人在缺血 24h 内可出现。

脑 MRI 检查：检查时间比 CT 长，适用于开颅术后病人一般情况平稳者。MRI 能较早期发现脑梗死，特别是脑干和小脑的病灶。T1 和 T2 弛豫时间延长，加权图像上 T1 在病灶区呈低信号，T2 呈高信号，脑 MRI 检查能发现较小的梗死病灶，脑 MRI 弥散成像能反映新的梗死病变。MRI 在缺血性脑梗死早期诊断和鉴别诊断的评价中已显示出优势，近年来超导高档磁共振设备投入临床应用，基于平面回波（EPI）技术的磁共振弥散加权成像（DWI）及血流灌注加权成像（PWI）的应用，对脑梗死的早期诊断，甚至在

急性脑梗死区血流灌注变化以及病理生理过程的相关性研究，都取得了很大进展。

三、术后脑梗死的预防

（一）术前准备

术前对血流动力学状态不稳定的病人适量输液、口服抗血小板凝集药物，对预防术后脑梗死的发生有一定帮助。

（二）麻醉措施

应用利妥醚酯可减少术后脑梗死的发生。术中维持正常血压，输入适量的液体，维持正常血气，纠正贫血，都是预防脑梗死发生的重要措施。

（三）手术操作应注意的事项

1. 体位　摆放病人体位时应稍抬高头部，防止颈静脉受压，保证脑静脉回流通畅。

2. 正确使用颅内压板　间断地运用颅内压板可以预防发生术后局部脑梗死。术者要随时注意颅内压板的位置，尽量减小颅内压板对脑的压迫。应用腰椎穿刺持续引流，放出蛛网膜下腔脑脊液，使脑充分回缩，得到尽可能大的空间进行手术操作，避免过度牵拉脑组织来获得手术空间。

3. 血管的保护　良性有边界的肿瘤，譬如脑膜瘤和神经纤维瘤，通常肿瘤与正常的血管、神经之间有一层蛛网膜相隔，切除肿瘤时尽量保护蛛网膜的完整，进而可使重要的神经、血管得以保护。尤其在切除鞍区、蝶骨嵴肿瘤时，更需小心保护颈内动脉及其分支。切除边界不清的胶质瘤时，需注意重要的动脉被肿瘤包裹，应注意避免伤及大脑中动脉、大脑前动脉。

4. 超声吸引器的使用　应保持在肿瘤内切除肿瘤，穿破肿瘤壁即有损伤肿瘤周围血管、神经的可能。

5. 术后处理　开颅术后，扩容可采用晶体液和胶体液，维持较高的血容量，以增加脑血流，使脑血管处于扩张状态。同时与升压措施相结合，可以增加潜在血管痉挛的脑组织血供。进行

升压和扩容治疗时，应使用漂浮导管（Swan-Ganz 导管）监测心排出量，并根据 Starling 曲线评价病人心肌收缩能力。脑梗死发生后再应用预防药物疗效多不明显。

四、术后脑梗死的治疗

（一）药物治疗

经确诊为术后脑梗死，应立即给予脱水、保护脑细胞和溶栓等治疗。

1. 脱水治疗　CT 见有大面积脑水肿时，可静脉点滴甘露醇（0.5～1.0g/kg）和激素，减轻脑水肿。

2. 溶栓治疗　脑主要动脉及其主要分支引起的轻度到中度的缺血性脑梗死，在急性期可进行溶栓治疗。动脉内注溶栓剂如尿激酶，可使血管再通，但有导致脑出血的可能。但有人认为溶栓治疗不适合于完全性脑卒中。

3. 脑保护剂的使用　巴比妥类药物对预防和治疗脑缺血发作有一定作用。常规应用戊巴比妥（pentobarbital，二乙基丙二酰脲）和硫喷妥（thiopental）。依托咪酯（etomidate）可以保护缺血的脑组织，并有轻度的镇静作用。

4. 亚低温治疗　正常体温下脑组织只能耐受数分钟的严重缺氧。脑组织耐受缺氧的能力随体温的降低呈线性增加。当体温降至 33℃ 以下时，对脑细胞有较好的保护作用，术后脑梗死的病人可试用。

（二）手术治疗

术后出现大脑半球的缺血性脑梗死，占位效应明显，或经保守治疗后颅内压增高无法控制，可行去骨瓣减压术。小脑梗死后的恶性水肿，可行枕下去骨瓣减压。如有出血性梗死，还需同时清除血肿和液化坏死的脑组织。

五、缺血性脑血管病围术期管理

（一）烟雾病

烟雾病病人多合并有脑血流灌注不足，发生

围术期脑梗死的风险相对较高，做好围术期管理对减少烟雾病病人术后脑梗死事件有积极意义。

1. 术中麻醉　烟雾病病人的麻醉深度不能过浅或者过深，应选择适中麻醉深度，从而最大限度地减少血流动力学的影响；研究发现烟雾病病人血流动力学改变最易发生在麻醉诱导期，因此平稳的麻醉诱导是关键，目前多采用联合异丙酚与芬太尼静脉用药诱导麻醉，异丙酚虽然可能会降低血压，但同时会降低脑组织对氧的代谢率，从而一定程度上起保护作用。肌肉松弛药一般选择琥珀酰胆碱，以减少插管时病人血压出现明显波动。

2. 术中监测　对行颞浅动脉-大脑中动脉吻合术的病人应采取术中运动和感觉功能监测，当出现异常时可及时解除阻断，恢复脑血流。此外，术中脑电图也可以反映脑血流灌注变化，有条件的医院可以使用。

3. 术后管理　做好病人宣教工作，所有术后病人伤口区域禁止压迫，避免绷带包扎伤口，戴眼镜的病人应确保眼镜架无压迫颞浅动脉；直接血管重建术病人术后建议保持较高液体入量，维持血压在术前高限水平。

（二）颈动脉内膜剥脱术

颈动脉内膜剥脱术（CEA）是治疗颈动脉狭窄的主要方法之一，围术期发生脑梗死风险很高，术前用药、术中和术后管理尤为重要。

1. 术前用药　术前应常规给予口服抗血小板药物治疗，降低血栓形成机会。

2. 控制危险因素　高血压病人，尤其是高危病人，术前应接受规律、系统的血压管理，确保手术期间血压平稳。高脂血症病人应积极调控血脂水平，建议他汀类药物治疗高血脂。糖尿病病人应控制血糖水平。由于颈动脉狭窄病人多为老年人，术前应认真评价病人心脏和冠状动脉的功能，并应给予积极的内科处理。

3. 建议采用全身麻醉。

4. 手术方式的选择　与肉眼下或手术放大镜下的 CEA 相比，显微镜下 CEA 的手术照明具有明显优势，尤其高位病变的手术显露；同时，显微镜能清晰地分辨出动脉壁各层和斑块的关系，使分离变得非常清晰。

5. 术中检测　显微颈动脉内膜切除术术中监测能及时明确脑血流在阻断和开放颈动脉时的变化，从而降低手术风险。目前主要的监测手段有经颅多普勒超声（TCD）、脑电图（EEG）、体感诱发电位和运动电位监测。

6. 术中转流　CEA 术中是否需要转流存在一定争议，建议通过有效的术中监测手段来判断是否需要转流。在动脉阻断后，如果 TCD 监测显示同侧大脑中动脉血流降低至 50% 以下，推荐使用转流技术。转流管也有一定不足，如延长手术时间，转流管可能损伤动脉内膜；一般对于术中不转流的病人，应保持血压在适当高位，但需要避免大幅度变化。

（叶　迅）

参考文献

1. 万伟庆, 赵继宗, 魏社鹏, 任同. 开颅术后脑梗死的临床病因分析. 中国脑血管病杂志, 2004, 1（7）: 295-297.
2. 赵继宗, 赵连泽. 微创神经外科新技巧: 无牵开器外科手术. 中华医学杂志, 2013, 93(37): 2938.

第二十九章 术后脑积水的预防及处理

第一节 概 述

创伤、出血、肿瘤和感染等因素可导致脑脊液循环动力学异常，从而引起脑室、蛛网膜下腔内脑脊液的异常积聚，使其部分或者全部异常扩大称为脑积水（hydrocephalus）。脑积水是神经外科的常见疾病，亦是开颅术后的常见并发症。

脑积水可按照多种方法进行分类：（1）按时间可分为急性（数天）、亚急性（数周）和慢性（数月～数年），开颅术后血凝块可迅速堵塞室间孔、导水管或第四脑室出口等处而形成急性脑积水，也可因上述部位及蛛网膜下腔的继发性粘连引起亚急性或慢性脑积水，多发生在术后 2～6 周内。（2）按病因可分为交通性脑积水和梗阻性脑积水，前者特点是脑室系统普遍扩大，且与蛛网膜下腔相互交通；后者是指脑脊液循环通路上某一处发生狭窄和梗阻，使脑脊液全部或者部分不能流至脑池和蛛网膜下腔，从而出现梗阻部位以上的脑室系统扩大，开颅术后脑积水以交通性脑积水多见。（3）按颅内压力可分为高压性脑积水和正常压力性脑积水，急性脑积水以高压性脑积水多见，而正常压力性脑积水多见于慢性脑积水。

第二节 术后脑积水的发生机制

脑积水的发生机制主要包括脑脊液分泌过多、循环受阻及吸收障碍，上述因素可使脑脊液的分泌和吸收失去平衡，从而导致脑积水的发生。

一、循环受阻

（一）血凝块堵塞

开颅手术、创伤、血管性疾病等均可造成蛛网膜下腔出血、脑室积血或者脑内血肿，当血凝块进入脑室系统，可导致脑脊液循环通路发生梗阻，从而影响脑脊液的循环。这类阻塞常见于中脑导水管开口、第三脑室口及基底池等处。

（二）颅内压增高

开颅术后小脑或脑干的再出血、脑水肿以及硬膜外血肿形成等因素均可造成颅后窝高压，阻塞脑脊液向导水管或第四脑室的流动，出现梗阻性脑积水。开颅术后，继发的脑缺氧、脑水肿造成幕上高压，特别是基底池平面由于脑疝的形成导致脑脊液循环不完全受阻，亦是引起脑积水的重要因素。

（三）肿瘤

由于肿瘤长期压迫周围脑组织及血管，导致血管的自动调节能力下降。当肿瘤切除后，局部脑血容量随血压的增高而扩张，血管通透性增加，可造成瘤床周围脑实质出血和水肿，从而导致脑脊液循环通路发生急性完全性或不完全性阻塞，常见于脑室内或脑干附近的肿瘤。松果体区肿瘤常占据第三脑室后部及大脑大静脉池，一方面可直接堵塞中脑导水管上部开口或压迫闭塞中脑导水管，如肿瘤切除不完全，中脑导水管的压迫不能完全解除，术后脑积水缓解的可能性较小；即使肿瘤完全切除，中脑导水管也可能因肿瘤长期压迫造成粘连而难以通畅；另一方面也可能因肿瘤细胞浸润阻塞中脑导水管、四叠体池以及环池的局部蛛网膜粘连等原因导致脑脊液的循环受阻，这类脑积水病人通常需要接受永久性分流手术。

（四）感染

严重的颅内感染，如脑室炎等，由于整个脑室壁产生脓性絮状物，可在室间孔、中脑导水管或者第四脑室出口处发生阻塞形成脑积水。

（五）颅骨缺损

开颅手术不适当地去骨瓣减压，使原来脑室系统的结构、形态以及内部压力发生改变，可造成严重的脑膨出和脑移位，导致脑室壁外移及脑容量增加，脑脊液循环受阻，加重脑积水。

二、吸收障碍

（一）无菌性炎症

蛛网膜下腔出血已被公认为是脑积水的高危因素，文献报道动脉瘤性蛛网膜下腔出血并发脑积水的发病率约为13%。血性脑脊液可刺激软脑膜，促进细胞因子释放和某些降解酶抑制因子的合成，引起无菌性炎症，导致软脑膜与蛛网膜之间发生粘连、血管间隙及神经根周围间隙纤维增生，从而造成脑脊液回流和吸收障碍。血性脑脊液中的红细胞可堵塞蛛网膜绒毛，同时脑脊液中红细胞溶解后，蛋白质含量将明显升高，均可造成脑脊液的循环和吸收障碍，故由脉络丛产生的脑脊液虽然可以流出脑室，但却受阻于蛛网膜下腔，特别是基底池、环池及侧裂池等处。

（二）细菌性炎症

感染是开颅术后常见的并发症，颅内感染如化脓性脑膜炎等，可引起细菌性炎症，导致软脑膜与蛛网膜之间发生粘连，甚至阻塞蛛网膜绒毛，从而造成脑脊液的循环和吸收障碍。

（三）静脉窦受压

开颅术后脑水肿、迟发性脑内血肿形成等均可压迫颅内静脉窦，使其发生回流障碍。

三、分泌过多

血性脑脊液可刺激脑膜，释放大量细胞因子，促使软脑膜细胞增殖，刺激脑脊液生成增多。此外诸如脉络丛乳头状瘤等起源于脉络丛的肿瘤亦可引起脑脊液分泌增多。

第三节 术后脑积水的临床表现

脑积水形成初期，由于脑脊液的蓄积造成脑室内静水压增高，脑室系统进行性扩张。而脑脊液的吸收和静水压成正比，大部分脑脊液通过蛛网膜颗粒吸收，另外一部分通过室管膜细胞吸收，当静水压升高到一定程度时，脑脊液的分泌和吸收达到平衡。至慢性期时，病人颅内压是高于正常的，但脑室的扩张增大了室管膜细胞的吸收面积，颅内压逐步降至正常范围，成为正常压力性脑积水。

一、高压性脑积水

（一）急性脑积水

急性脑积水是指开颅术后经过一段时间颅内压正常期，之后出现颅内压急剧增高，颅脑 CT 或 MRI 检查发现脑室系统明显扩大，脑室周围间质性水肿明显。急性脑积水多由于脑脊液循环通路突然堵塞，脑室系统在短时间内急性扩大所致。急性脑积水常见的临床症状如下，但需排除颅内血肿、脑梗死等因素：

1. 急性颅内压增高，如头痛、呕吐及视乳头水肿，症状进行性加重。

2. 意识障碍进行性加重。

3. 颈后部疼痛，延髓内各颅神经核的功能紊乱，如心动过缓、呼吸变慢等，提示可能有小脑扁桃体疝入枕骨大孔。

4. 晚期呈去大脑或去皮质强直状态，以及脉搏过缓、血压升高和呼吸深沉（Cushing 反应）。

（二）慢性脑积水

1. 慢性颅内压增高，头痛、呕吐症状较急性脑积水轻，但常可见眼底水肿伴继发性视神经萎缩。

2. 精神和行为障碍或异常，记忆力减退、小便失禁等。

3. 痉挛性四肢瘫，以下肢重、上肢轻为特点，是极度扩大的脑室压迫皮质脊髓束所致。

4. 内分泌异常，如肥胖性生殖器退化或性早熟等，提示垂体、松果体及下丘脑受累。

二、正常压力性脑积水

开颅术后经过一段时间，病人病情恢复稳定，继而出现步态不稳、智力障碍等症状，颅脑CT 可见脑室系统扩大但大脑皮质萎缩不明显，MRI 提示脑室系统体积增加、蛛网膜下腔体积减小，这类病人应考虑正常压力性脑积水。

临床表现有：

1. 步态障碍　常为首发症状，轻者表现为失平衡，重者不能行走或站立，典型者表现为起步困难，行走时双脚分开、碎步及前冲。

2. 智力障碍　智力改变一般较早出现，多在数周至数月之内逐渐加重。开始时呈现近事遗忘，继而发生思维和动作迟缓，病情严重时可有明显说话迟缓、缄默、肢体运动功能减退、记忆力和书写功能明显障碍。

3. 尿失禁　一般在较晚期出现，大便失禁少见。

第四节　脑积水的预防

影响脑积水的因素众多，积极防治有助于减少术后脑积水的发生。

一、术前预防

术前 GCS 评分、Hunt-Hess 分级、年龄等因素是开颅术后脑积水发生的危险因素。对于破裂动脉瘤病人，需视病情争取早期手术治疗，防止动脉瘤再次破裂出血。对于重型颅脑外伤病人，应争取早期手术，避免脑疝及脑缺血缺氧事件的发生。

二、术中预防

1. 术中应注意保护正常脑组织及血管，尽量减少对脑组织的牵拉，减少脑水肿的发生与发展。

2. 术中严密止血，降低医源性蛛网膜下腔出血及脑内血肿的形成。

3. 开颅夹闭动脉瘤后，应充分打开各脑池，尽量清除蛛网膜下腔内的血凝块及血性脑脊液，必要时暴露终板进行造瘘。终板位于视交叉后方，为一淡蓝色、稍膨隆之薄膜。沿终板正中无血管区域剪开终板膜，即可见第三脑室脑脊液流出，扩大瘘口至直径约 5mm，可有效降低动脉瘤夹闭术后脑积水的发生率，可能的机制如下：

（1）冲洗引流蛛网膜下腔血性脑脊液，减轻脑脊液的血性程度。

（2）侧脑室和第三脑室脑脊液可直接排入蛛网膜下腔，增加蛛网膜下腔与上矢状窦之间的压力差，促进脑脊液吸收。

（3）终板造瘘后脑脊液形成脉冲式推挤力，加速脑脊液循环，使残留在脑池或蛛网膜下腔的红细胞停滞时间明显缩短。蛛网膜下腔内红细胞清除率每天约 10%，红细胞在蛛网膜下腔时间越短，其分解后 TGF-β1 的量就越少，蛛网膜纤维化程度就越低。

4. 颅后窝术后脑积水的发生与脑水肿等因素所致的颅后窝高压密切相关，主要预防措施有：

（1）术中运用显微外科技术，减少操作过程中对病灶周围正常脑组织的侵扰，以减轻术后脑水肿。

（2）颅后窝肿瘤应力争全切，做到充分减压，尤其对中脑导水管或第四脑室出口处附近的肿瘤更应尽可能切除，并疏通脑脊液循环通路。

（3）对于那些肿瘤较大、术前就合并脑积水的病人，可在切除肿瘤前先行侧脑室外引流术，一方面可降低颅内压利于颅后窝手术操作，另一方面术后可行颅内压监测。

（4）颅后窝减压应充分，尤其是术前已有扁桃体下疝者，除打开枕骨大孔后缘外，还应咬除寰椎后弓，必要时切除小脑扁桃体。

5. 开放性脑损伤，血肿位于硬膜下或脑内，伴有蛛网膜下腔出血者，去除骨瓣减压以及硬膜敞开减压等是术后脑积水发生的危险因素，术中应取自体筋膜或人工硬脑膜减张缝合硬脑膜，去骨瓣减压应掌握严格的适应证。

6. 松果体区肿瘤切除后行第三脑室后部造瘘，并充分打开瘤床周围蛛网膜，使脑池与第三脑室充分相通，重建脑脊液循环通路。如肿瘤造成中脑导水管狭窄或闭塞，在肿瘤切除后应将侧脑室与枕大池连通；必要时同时行永久性脑脊液分流术。

三、术后预防

1. 护理　术后密切观察病情，特别是神志、瞳孔及生命体征，动态复查头部 CT，并提高对影像学资料的分析能力，明确病情的进展情况，对于脑积水应做到尽早发现。

2. 抗水肿　术中留置颅内压监测探头，术后应根据颅内压监测值及脑灌注情况进行积极有效的抗脑水肿治疗。

3. 腰大池置管外引流　腰大池引流可有效避免脑脊液的循环和吸收障碍，降低脑积水的发生率。早期腰大池外引流可将血性脑脊液引出，促进脑脊液的再生，加速了脑脊液的循环。一方面可以直接有效地降低脑室系统静水压，减少血细胞及血浆蛋白等大分子的数量，解除中脑导水管开口、第四脑室出口、基底池及蛛网膜绒毛等处堵塞，保持脑脊液循环通路畅通；另一方面，引流血性脑脊液，减轻了红细胞及其分解产物对脑膜的刺激，降低了无菌性炎症的发生率。腰大池外引流管应早期放置，可在术中或术后 24 小时内放置，此时血性脑脊液的刺激性最强。蛛网膜下腔出血 3 天后血性脑脊液开始淡化，7 天后基本清亮，14 天时蛋白质含量可降至 1.0g/L 以下，为避免引流时间过长引起逆行性感染，建议持续引流时间为 7 天。

4. 脑室外引流　脑室出血病人术后脑室外引流可加速脑脊液的循环，降低脑积水的发生率。拔除引流管前，可先将引流高度升高至 200mmH$_2$O 水平，如不出现脑室的扩张且脑脊液引流量为 0ml，则表明脑脊液循环通畅，发生脑积水的概率低；如脑室不扩张，但引流量处于 0～100ml 之间，此时可试行夹管 6～8 小时后复查 CT，如有脑室扩大，则提示急性脑积水的概率较高，需要在拔管的同时行分流术；如引流量>100ml，拔管后产生脑积水的概率极高，拔管时即行分流术。

5. 颅骨修补　去骨瓣减压手术后，原有脑室系统的结构、形态以及内部压力发生改变，脑室内产生的压力将使脑组织向着颅骨缺损的部位移动，造成脑移位、脑膨出。因此，如病情允许，应早期（术后 3 个月）手术修补缺损颅骨，恢复脑组织正常的骨性屏障。

6. 开放气道　对于重型颅脑外伤或开颅术后昏迷的病人，应早期开放气道，维持呼吸道通畅，防止因呼吸道堵塞引起脑缺氧、继发脑水肿。

第五节 术后脑积水的处理

脑积水处理的目的是为了预防或治疗因颅内压增高或脑组织结构的病理改变引起的神经功能损伤，原则是解除病因和解决脑室扩大兼顾，综合考虑病人的个体化因素，采取个体化的治疗措施。

一、急性脑积水的处理

急性脑积水多因血凝块直接堵塞脑脊液循环通路或因颅内高压致脑脊液循环通路闭塞所致，应尽早针对病因治疗，解除脑脊液循环通路的梗阻，缓解颅内高压。具体的处理措施主要有：

1. 术后颅内迟发性血肿形成，需急诊开颅清除颅内血肿。

2. 术后血凝块堵塞第三脑室或者第四脑室等处，需急诊行侧脑室额角穿刺外引流术，可用生理盐水间断性冲洗，保持引流管通畅，降低颅内压，置换出脑脊液中的红细胞、蛋白质等物质，防止蛛网膜发生无菌性炎症反应，减少粘连机会。

3. 如颅后窝高压压迫中脑导水管等处，需急诊开颅行颅后窝减压，必要时可探查第四脑室，疏通中脑导水管等处。

二、慢性脑积水的处理

（一）手术适应证

1. 缓慢进展的慢性脑积水。

2. 伴有神经功能损害的正常压力性脑积水。

3. 颅内出血后和颅内感染继发的脑积水，需外引流至血性脑脊液吸收和颅内感染控制后，脑脊液接近或达到正常脑脊液指标。

（二）手术禁忌证

1. 颅内出血急性期。

2. 有颅内感染病灶或脑脊液感染。

3. 头皮、颈部、胸部及腹部皮肤存在感染。

4. 腹腔内有感染。

（三）手术方式

1. 脑室-腹腔（V-P）脑脊液分流术 V-P分流术是目前治疗脑积水最常用的手术方式，并取得较好的临床疗效，适合于大多数类型的脑积水病人。常用的脑室穿刺部位是侧脑室额角，穿刺点位于发迹后2cm、中线旁开2cm，垂直穿刺，并与两侧外耳道连线平行。在头皮表面可标画出该点的水平线、垂直线及与两侧外耳道的连线，穿刺方向与三线平行可确保额角穿刺成功。也应注意观察影像学上侧脑室扩大情况，以调整穿刺点离中线的距离，或穿刺方向偏向中线，以防穿刺偏外。穿刺深度5~7cm，可在脑室端进入脑室后，回拉至无脑脊液流出时，再插入1.5~2.0cm，防止过深损伤脑组织。腹腔端可留长10cm，放置于肝脏膈面，并固定于肝圆韧带上，以防脱落游离于腹腔内被大网膜包裹；也可留长30~40cm，末端开多个侧孔，置入髂窝内。

2. 腰大池-腹腔（L-P）脑脊液分流术 L-P分流术近几年受到重视，适合于交通性脑积水和正常压力性脑积水，但有小脑扁桃体下疝的病人为禁忌证。术前应行腰椎穿刺，判断腰大池置管的难易程度、蛛网膜下腔是否通畅，并行脑脊液引流测试及脑脊液常规和生化检查。L-P分流的主要优点是分流管在腰腹部，路径短、创伤小，同时手术操作完全在脑外，避免了穿刺脑组织。

3. 脑室-心房（V-A）脑脊液分流术 V-A分流术常用于不适合V-P分流术的病人，如腹腔内感染者，但有严重呼吸、循环系统疾病的病人为禁忌证。

4. 神经内镜治疗 现代神经内镜的发展为脑积水的治疗提供了一种微创新方法，并去除了体内植入物的后顾之忧。内镜可用于非交通性脑积水时脑脊液通路的疏通或再造，如第三脑室底造瘘、导水管成形、透明隔造瘘、囊肿造瘘等；也可用于脉络丛烧灼，以减少脑脊液分泌。造瘘口直径应大于0.5cm，以防术后粘连导致复发，可先以双极电凝打开一个小口，再以组织钳扩大或以 Fogarty 导管的球囊充气膨胀来扩大瘘口，最后以双极电凝烧灼边缘组织，去除飘动的组织碎片。第三脑室底造瘘时，造瘘口选择在乳头体与漏斗隐窝之间，该处呈灰蓝色菲薄的膜结构，需注意造瘘完成后可经造瘘口观察到基底动脉，造瘘口边缘组织随着脑脊液的流动有搏动，以确保第三脑室与基底池完全交通。造瘘口的准确定位、轻柔的操作可有效减少下丘脑损伤、动眼神经和展神经麻痹等并发症的发生。

5. 其他分流术式 如 Torkildsen 分流术可连通侧脑室枕角与颅后窝枕大池，治疗梗阻性脑积水。

（四）分流管装置

分流管装置的选择，要综合考虑病人的年龄、脑室大小及疾病类型等因素。采用可调压式分流阀的疗效可能更好，术后可在体外根据病人状态来逐步调节压力，解决分流不足或过度分流的问题。如果使用固定压力的分流管，建议根据术前测压结果进行选择。当病人站立时，分流管脑室端开口与腹腔端开口间会产生静水压（即虹吸作用），可能导致分流过度，必要时可考虑使用抗虹吸型分流管。

（五）分流术后的并发症及处理

1. 感染 感染是分流术后常见的并发症，包括颅内感染、切口感染、皮下通道感染及腹腔内感染。一旦感染发生，特别是发生颅内感染，应先拔除分流管，再进行抗感染治疗，可行脑室外引流或腰大池持续外引流，在感染有效控制后，重新进行分流术。

2. 过度分流 可表现为硬膜下积液、硬膜下血肿等，在积极治疗积液或血肿的同时，应调高分流阀压力（可调压型分流管）或更换高一级压力的分流阀（压力固定型分流管）。

3. 引流不足 病人临床症状常无明显改善，首先应检测分流系统是否通畅，如果发现有阻塞，应更换分流管。如果分流管通畅，应调低设定压力（可调压型分流管）或更换低一级压力的分流阀（压力固定型分流管）。如病人长期卧床导致引流不足，应鼓励病人半坐位或站立活动。

4. 分流管堵塞 常见的堵塞原因为脑室端分流管位置不佳（如靠近脉络丛、紧贴脑室壁）、分流泵内红细胞等积聚、腹腔内大网膜包裹分流管等。判定分流管堵塞的一般方法是按压分流泵储液囊，按下后能快速弹回说明分流管通畅，不能弹回或弹回缓慢说明分流管脑室端堵塞；按压时压力大说明存在腹腔端阻塞可能，可以行腹部 B 超检查判断有无腹腔内包块，如有包块可提示大网膜包裹分流管可能。对于分流管的堵塞，可行分流管调整或更换分流管。

5. 其他少见的并发症包括颅内出血、分流管断裂等。

三、脑积水的药物辅助治疗

通过减少脑脊液的分泌，暂时减轻脑积水。如醋氮酰胺可直接抑制脑脊液的分泌，双氢克尿噻等利尿剂通过减少体液量，间接减少脑脊液的分泌量。

（兰 青）

参考文献

1. 周良辅. 现代神经外科学. 上海：复旦大学出版社，2001.
2. 中国医师协会神经外科医师分会. 中国脑积水规范化治疗专家共识（2013 版）. 中华神经外科杂志，2013，29(6)：634-637.
3. 刘胜初. 开颅术后严重颅内感染并发脑积水的处理. 实用医学杂志，2008，24(8)：1402-1404.
4. 田恒力. 创伤性蛛网膜下腔出血并发脑积水危险因素分析. 中国神经精神疾病杂志，2006，32(3)：220-222.
5. 徐昊. 脑积水病理改变及发病机制研究现状. 中华神经外科杂志，2012，28(9)：969-970.
6. Manqubat EZ. Hydrocephalus in posterior fossa lesions：ventriculostomy and permanent shunt rates by diagnosis. Neurol Res，2009，31(7)：668-673.
7. Ohwaki K. Relationship between shunt-dependent hydrocephalus after subarachnoid hemorrhage and duration of cerebrospinal fluid drainage. Br J Neurosurg，2004，18(2)：130-134.
8. Andaluz N. Fenestration of lamina terminalis as a valuable

型、药物血清浓度、脑电图情况等因素调整治疗方案。

3. 术后抗癫痫药物的减量和停药（图30-1）

（1）此次手术为与癫痫无关的手术时，术后应继续抗癫痫药物治疗。如病人2～5年完全无发作，可以考虑停药，但仍面临停药后再次发作的风险，在决定是否停药前应评估再次发作的可能性。脑电图始终异常、存在多种发作类型、有明显神经影像学异常及神经系统功能缺损的病人，复发率明显升高，应延长服药时间。停药过程应缓慢，可能持续数月甚至1年以上。苯二氮䓬类和苯巴比妥的撤药可能出现戒断现象，停药过程应当更加缓慢。多药联合治疗者，每次只能减掉一种药物，撤掉一种药物后，至少间隔1个月，如仍无发作，再撤掉第二种药物。如在撤药过程中出现发作，应停止撤药，并将药物剂量恢复到发作前的剂量。

（2）此次手术为癫痫相关病灶切除时，一般认为手术后2年（含）以上无发作（包括无先兆发作）可考虑在医生指导下逐渐减少及停止服用抗癫痫药物。建议停药前复查长程脑电图，作为评估停药后复发风险的参考，当脑电图仍有明显的痫样放电时，不建议停药。单药治疗者减药过程持续6个月或更长时间；多药治疗者每次只减停1种药物，每种药物的减药过程至少持续6个月以上。

（3）此次手术为癫痫相关病灶全切除，且术前癫痫病程少于6个月，癫痫发作次数较少（<5次），且病灶不是恶性肿瘤者，由于其作为病因的器质性病变去除，多数病人癫痫发作可能在术后得以完全控制。如果术后6个月无癫痫发作，则可以考虑减、停药物，减药过程为6个月。当然，还应根据每个病人具体情况慎重决定。

（4）有以下情况者需要延长服药时间：①如脑电图仍有明显的痫样放电者，停药要慎重；②海绵状血管畸形体积较大，病史超过1年，手术未完全切除周围的含铁血黄素沉积组织；③良性病变或低级别肿瘤，如病人的病程较长，术前EEG上存在远隔部位的痫样放电，术前抗癫痫药物控制效果不佳，病灶未达到全切除或术后出现术区明显水肿；④恶性肿瘤或肿瘤复发者。

4. 复发的处理　在减、停抗癫痫药物的过程中或停药后短期内出现癫痫复发，应立即进行影像学检查，明确有无原发病的复发。复发一次，如为非诱因发作，即应恢复药物治疗和随访。

- 即刻癫痫发作(≤24小时)；早期癫痫发作(≤2周)；晚期癫痫发作(>2周)

- 术后无癫痫发作，但有癫痫易感性者或下列情况应预防性用药，颅脑外伤手术可以常规应用抗癫痫药物，幕上脑肿瘤、血管性病变或其他特殊情况术后不建议常规预防性应用抗癫痫药物，但有特殊情况可以综合评估后考虑应用抗癫痫药物
- 术后出现癫痫发作时的药物应用：应选择合适的抗癫痫药物进行药物治疗

- 术后抗癫痫药物应用方法与调整参照"癫痫手术抗癫痫药应用共识"
- 癫痫相关病灶手术后2年或2年以上无发作可考虑逐渐减少及停止服用抗癫痫药物
- 在减、停抗癫痫药物的过程中或停药后短期出现癫痫复发，应立即进行影像学检查，明确有无原发病的复发，复发一次，如为非诱因发作，即应恢复药物治疗和随访

- 颅脑外科术后出现首次强直-阵挛发作：观察生命体征；必要时行相关辅助检查
- 惊厥性癫痫持续状态：终止发作；对症处理；寻找病因（急诊检查）

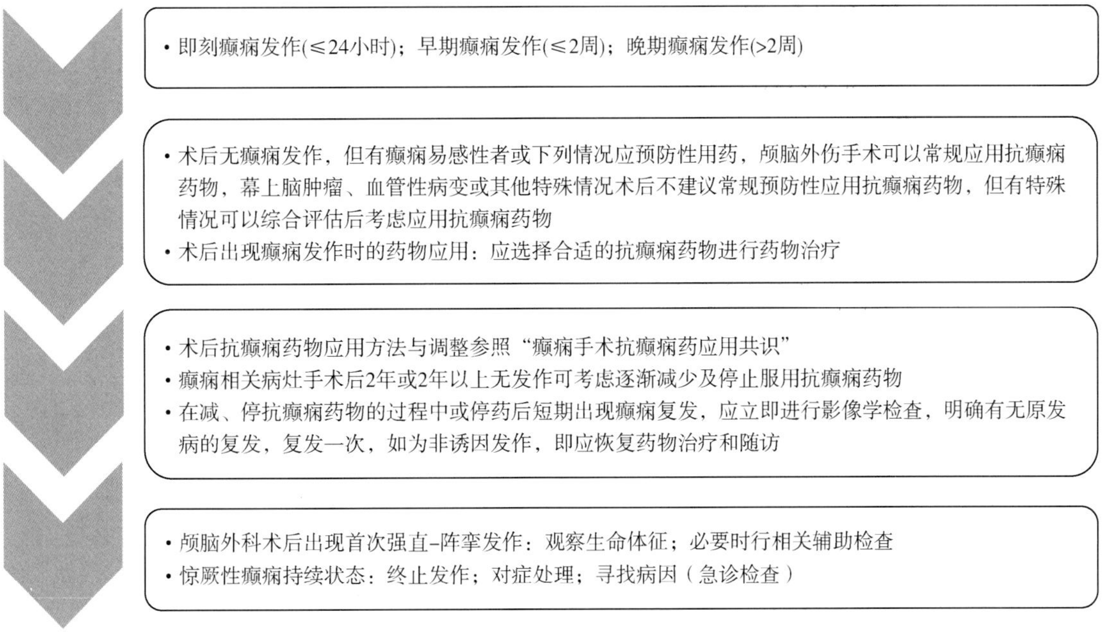

图30-1　颅脑疾病手术后抗癫痫药物应用流程

四、术后癫痫发作的紧急处理

（一）强直、阵挛或强直-阵挛发作

1. 颅脑外科术后出现强直、阵挛或强直-阵挛发作时，应首先观察意识、瞳孔及生命体征变化；发作过程中应保持头部向一侧偏斜，维持呼吸道通畅，避免窒息及误吸。必要时行相关辅助检查，排除低血糖及低血钙等非癫痫性发作。如发作持续时间超过 5 分钟按"癫痫持续状态"处理。

2. 发作终止后应根据原发病变性质、部位，选择行头颅 CT、MRI 及脑血管造影等检查，明确是否存在颅内出血、梗死、水肿加重等诱发癫痫样发作的因素存在。如有以上情况需采取相应治疗措施。

（二）惊厥性癫痫持续状态

癫痫持续状态是指 5 分钟或更长的连续临床和（或）脑电记录到的癫痫活动或之间没有恢复期的反复抽搐，分为惊厥性癫痫持续状态和非惊厥性癫痫持续状态。癫痫持续状态以惊厥性持续状态后果最为严重，需要紧急处理（表 30-2），处理原则包括三个方面：终止发作；对症处理；寻找病因（急诊检查）。

表 30-2　惊厥性癫痫持续状态的处理程序

时间	终止发作		对症处理	急诊检查
0~20分钟	成人 地西泮 10~20mg iv（2~5mg/min），无效10~20分钟可以再次重复	儿童 地西泮 0.3~0.5mg/kg iv，无效10~20分钟可以再次重复	①保证生命体征平稳 ②呼吸道通畅 ③吸氧 ④心电图监测 ⑤血压监测 ⑥氧饱和度监测 ⑦建立静脉通道 ⑧儿童使用葡萄糖、硫胺素、Vit B$_6$ ⑨纠正酸中毒	血糖 电解质 抗癫痫血药浓度 血气分析 肝功能 肾功能
20~60分钟	成人 苯巴比妥钠针剂10mg/kg负荷量静滴，速度 50~100mg/min，然后以 0.5~5mg/（kg·h）静脉维持。或丙戊酸钠25mg/kg负荷量静滴，速度3~6mg/（kg·min），然后以1~2mg/（kg·h）维持	儿童 苯巴比妥钠针剂15~20mg/kg，最大注射速度100mg/min	①呼吸道通畅 ②吸氧 ③心电图监测 ④血压监测 ⑤氧饱和度监测 ⑥检查确定和治疗可能的并发症	CT 扫描进行病因学检查 脑脊液检查排除感染 脑电图检查排除假性发作
>60分钟	①咪达唑仑：缓慢静推0.15~0.2mg/kg负荷量，然后以0.06~1.1mg/（kg·h）静滴。 ②丙泊酚*：1~2mg/kg负荷量，之后以2~10mg/（kg·h）静滴。 ③硫喷妥钠*：3~5mg/kg缓慢iv，之后以50mg/2~3min，直至发作停止，然后3~5mg/（kg·h）静滴。		①重症监护 ②机械通气 ③血流动力治疗 ④颅内压监测 ⑤降颅压治疗 ⑥持续用药至发作或脑电发作停止后24~48小时 ⑦优化抗癫痫药物	持续脑电图监测 血糖 电解质 抗癫痫血药浓度 血气分析

*：在麻醉科医师指导下应用

（孙　涛　王　峰）

参考文献

1. 中国抗癫痫协会专家组. 神经外科重症管理专家共识2013. 中华医学杂志,2013;93(23):1765-1779.

2. 中国抗癫痫协会专家组. 颅脑疾病手术后抗癫痫药物应用专家共识2012. 中华神经外科杂志,2012;28(7):751-754.

3. 中国抗癫痫协会专家组. 癫痫手术前后抗癫痫药物应用共识2010. 中华神经科杂志,2010;43(7):484-486.

4. 全国神经外科癫痫防治协助组. 神经外科围术期和外伤后癫痫的预防及治疗指南(草案). 中华神经医学杂志,2006,5(12):1189-1190.

5. 中华医学会编著. 临床诊疗指南,癫痫病学分册. 北京:人民卫生出版社,2007.

6. Bartolini E, Lenzi B, Vannozzi R, et al. Incidence and management of late postsurgical seizures in clinical practice[J]. Turk Neurosurg,2012,22(5):651-655.

第三十一章　脑积水分流术后并发症的预防及处理

由于各种原因引起的脑脊液分泌过多，循环受阻或吸收障碍而导致脑脊液在脑室系统和（或）蛛网膜下腔积聚，使脑室扩大，脑实质相应减少，称为脑积水。

一、脑积水病因

1. 先天性　包括 Chiari Ⅱ型和（或）脊髓脊膜膨出，Chiari Ⅰ型畸形，原发性中脑导水管狭窄（多见于婴儿，成人少见），继发性中脑导水管神经胶质增生（宫内感染或胚胎期子宫出血）、少见的 Dandy-Walker 畸形及遗传疾病。外部性脑积水，脑周围水囊，多良性过程，多数不需行分流手术。

2. 获得性　颅内感染，蛛网膜下腔出血或脑室出血，占位性病变（肿瘤性，非肿瘤性如血管畸形），颅脑手术，神经类肉瘤病，结构性巨脑室（无症状，一般无需治疗）。

二、分类

1. 交通性脑积水　脑脊液分泌过多和吸收障碍为主。

2. 阻塞性脑积水　脑室系统某一通道上发生狭窄和阻塞，使脑脊液循环障碍，出现梗阻部位以上脑室系统扩大。

三、鉴别诊断

脑积水需要与脑萎缩、积水性无脑畸形、脑室扩大的发育异常（胼胝体发育不全，中隔-眼发育不全）鉴别。

四、治疗

（一）内科治疗

口服乙酰唑胺及利尿剂以防治酸中毒，据报道，1 岁以内的婴儿若生命体征平稳，肾功能正常，无颅内高压症状（窒息、嗜睡、呕吐），使用上述方法，约 50% 得到满意控制。

（二）外科治疗

治疗的最终目的不是脑室体积恢复正常，而是在于神经功能恢复及临床症状的改善。包括脉络丛切除术，1918 年由 Dandy 提出，可减少但不能完全停止脑脊液分泌；消除梗阻，如打开狭窄的导水管，与简单的分流术相比，成功率低，死亡率高，不过存在肿瘤时例外。

主要手术方式如下：

1. 脑脊液外引流　脑室出血后的脑积水可能只是一过性的，脑脊液引流（脑室穿刺或腰椎穿刺）可缓解症状直至脑脊液吸收恢复正常，但腰椎穿刺只能用于交通性脑积水。

2. 第三脑室造瘘术　可用于治疗梗阻性脑积水，分流术后发生硬脑膜下血肿的病人，以及裂隙脑室综合征，第三脑室造瘘术也是处理分流管感染的方法之一。成功率约 56%，婴儿成功率较低，合并有肿瘤、曾行分流手术、蛛网膜下腔出血、全脑放射治疗，手术时第三脑室底造瘘时见明显粘连的成功率较低。第三脑室分流早期失败，多由于脚间池蛛网膜没有打通。第三脑室底开大窗并不能防止晚期脑积水的复发。并发症主要为下丘脑损伤、一过性动眼和展神经麻痹、无法控制的出血、心搏骤停、基底动脉损伤及外伤性基底动脉瘤（可能与术中使用激光造成的热损伤有关）。但是术中不充分灌洗可导致硬脑膜下血肿形成。

3. 分流手术　John Holter 为治疗儿子脑积水首先发明了脑室腹腔设备，后来他和 Eugene Spitz 合作设计了阀门分流系统。医生术前应注重细节，周密计划，术前利用 CT 确定头端穿刺部位，比体表标志更准确。术中应用神经导航系统可提高定位的准确性，根据导致脑积水的病因选择最佳头端放置位置和选择合适的压力阀。根据分流管远端放置部位可分为：脑室–腹腔分流术（V-P shunt）；脑室–心房分流术；脑室–脑池分流术（Torkildsen 分流术）；脑室–胸膜腔分流术；腰大池–腹腔分流术；以及脑室胆囊、输尿管或膀胱分流术。目前以脑室–腹腔分流术最常用，腹部有异常（大手术、腹膜炎、过度肥胖等）可选用脑室–心房分流术。脑室–脑池分流术较少使用，只对获得性梗阻性脑积水有作用；脑室–腹腔分流不能进行时可使用脑室–胸膜腔分流术。

4. 孤立性脑室积水可行神经内镜造瘘术，包括透明隔造瘘术及分流系统植入术。

五、分流术后并发症及其防治

（一）感染

分流手术后颅内感染是分流手术严重的并发症，可能直接导致手术的失败及更为严重的后果。分流手术后颅内感染不仅造成病人治疗时间长，而且医疗费用高。分流手术后颅内感染多发生在手术后 3 个月内，早期感染约占 7%。低龄、手术时间长是造成本并发症比较确切的危险因素，年龄越小，感染风险越高，可造成病人尤其是儿童智商降低。早期感染大多为表皮葡萄球菌，占感染的 40%，其中 20% 为金黄色葡萄球菌；革兰氏阴性杆菌（可能来自肠穿孔，占 6%～20%），术后 6 个月以上的晚期感染几乎全部是表皮葡萄球菌。念珠菌感染多见于 1 岁以内的儿童，发生率 1%～7%。

1. 预防　严格外科手术的无菌操作及手术室管理最能有效地减少感染的发生，采用以下的措施可以减少感染：

（1）备皮后术区应用聚维酮碘清洁。预防使用抗生素，术前半小时足量静脉输入（可将感染率降低 50%），头皮可采用直线或马蹄形切口，在分流系统经行区域尽可能不要另行切口。头皮术区不用局部麻醉，或加用肾上腺素。

（2）切皮器械在切皮后不要再应用。单极电凝、电切、双极电凝在年龄小的患儿尽量少用。尽可能减少对组织的损伤。

（3）带双层手套，并在处理分流系统时脱掉外层手套。婴幼儿手术可用术中超声引导穿刺。硬脑膜切口尽可能小，尤其在脑皮质较薄的病人，以仅容纳分流管为佳。术中留取脑脊液培养。

（4）分流系统在调试及等待安装时皆浸泡于抗生素溶液中。整个术区用抗生素冲洗。

（5）避免通道穿过瘢痕组织、感染区、放射治疗后组织，注意皮肤薄厚，注意避免体内植入物与经行区的交叉，注意既往腹部手术史。

（6）腹腔镜辅助下置入分流管时，应用套管针时应保持膀胱排空状态。腹腔镜辅助下的 V-P 手术，可将腹膜切口最小化，清楚识别腹腔解剖结构，将分流管腹腔端准确放置。腹部切口要避开脐部。

2. 治疗　一旦发生感染，尽早使用敏感抗生素是首选的治疗方法，药敏结果出来之前，主要靠感染的细菌学、流行病学及临床经验选择抗生素。治疗起始阶段抗生素必须广谱而强效，可配合分流系统内给药，抗感染治疗无效可考虑拔除分流管，拔除分流管可能出现致命的脑室出血及颅内高压症状。分流管拔除后可先行脑室外引流；如腹腔感染则拔除分流管腹腔端持续外引流，待感染控制后且脑脊液培养连续 3 次阴性才考虑拔除外引流，之后可延期再置分流。此外，尚可有脓毒症，多由于手术时分流系统沾染表皮葡萄球菌所致，皮肤及皮下感染可保守治疗。脑膜炎、脑室炎则需急诊去除分流系统，并行外引流。行脑脊液及血培养，注意厌氧菌及需延长培养时间的菌群培养，经验应用抗生素。预防在于谨慎选择分流系统，谨慎操作，由经验丰富的医师进行。如果分流管感染控制后再次手术置入，则应放在原位置的对侧脑室，同样腹腔感染后需要再置时需放在腹腔的不同部位或胸腔。治疗感染时，脑脊液系统抗生素应用与感染分流系统取出同等重要。

（二）分流管阻塞

分流管阻塞是手术失败的常见两大原因之一。包括近端阻塞、阀装置阻塞及远端阻塞，可因组织包裹、蛋白含量高或感染所致。病人可出现反应迟钝、言语含糊不清、步态不稳、颅内高压症状，幼儿可出现囟门膨隆、头围增大，临床症状及体征并无特异性，早期诊断有一定困难。一般来说，术后近期多见近端管阻塞，远期远端管阻塞多见。术后应定期按压分流泵，观察病人症状及腹部体征，定期复查影像学检查，早期准确诊断才可能有采取进一步措施的机会，目前没有有效的预防措施。

（三）分流管材料过敏

分流管材料过敏很少见。可导致皮肤破溃，神经系统肿瘤向颅外转移（髓母细胞瘤）。

（四）癫痫

癫痫仅发生于脑室分流术后，置管 1 年后发生率约 5.5%，3 年后约 1.1%，额部分流后发生率较枕部高。

（五）裂隙脑室综合征

可因长期过度引流，脑脊液腔室顺应性下降所致。伴随着脑室的闭开表现出分流系统的畅通和梗阻的交替。可表现为站立时明显头痛、无力甚至意识障碍。病人需卧位，调高分流泵压力，动态观察，复查 CT。对于裂隙脑室综合征可予以甘露醇、调节泵压力、外置分流管，甚至去骨片减压（颞下）。过度引流导致的硬脑膜下积液或出血，需暂停引流，如占位明显需引流占位血肿。

（六）脑室液过度引流

病人可有乏力，体位性头痛。脑室-心房分流较常见。阀门压力差增加时发生，可由姿势改变、选择分流管泵阈值偏差等因素导致。可导致硬脑膜下积液、硬脑膜下血肿、裂隙脑室（脑室的完全塌陷）、低颅压、颅缝早闭小头畸形、中脑导水管狭窄或闭塞。需慎重选择分流病例，做好术前评估，选择合适的手术方式，选择适当的

分流装置如可调压分流泵，采用抗虹吸装置可在一定程度上预防分流过度。发生后需病人卧位，调高分流泵压力，复查 CT。无调节功能的分流系统可能需更换分流装置。

（七）脑出血

脑实质内或脑室内出血，发生率约 4%，多由于引流管位置不适所致，而急性硬脑膜下出血多由于过度引流所致，也可出现慢性硬脑膜下血肿。此外，尚可出现颅内肿瘤出血，由于分流导致颅内压的降低。

（八）分流不足

脑室体积和临床改善不明显，需依据临床状态调节引流阀。

（九）连接部位或其他位置断裂

可通过 X 线判断。由于分流系统周围钙化、纤维化，阻止分流管随着儿童身高的增加而在皮下移动，可导致断裂。

（十）突发昏迷，瞳孔固定散大

需紧急处理，大号腰椎穿刺针沿分流管钻孔处置入，并尽早行脑室外引流。

六、脑室-腹腔分流术的腹部并发症

（一）腹股沟疝

发生率约 17%，可导致脑脊液性腹水及分流管腹腔端阻塞。可伴肠梗阻、肠扭转甚至肠绞窄。

（二）分流管感染引起的腹膜炎、腹腔脓肿

小的脓肿可应用抗生素后吸收，多数需要影像学引导下穿刺引流，或外科切开引流。

（三）腹腔假性囊肿

发生率 1% ~5%，包裹没吸收的脑脊液，发生在腹腔端分流管，可继发于隐匿性的脑脊液感染。常在术后数周或数年之内发生。超声或 CT

发现，多表现为分流管的慢性失去功能，囊液多为无菌。有脑脊液蛋白升高。

（四）分流管末端移动

儿童随着成长，早期放置的分流管可移位至腹壁。分流管可通过解剖隐窝移动，造成内脏器官的穿孔（胃、膀胱、直肠）。

（五）分流管位置不当

分流管手术时放置不当或随身高增长分流管脱出腹腔。额部置入管最好在室间孔前上方，长$5 \sim 5.5cm$，而枕部置入管最好在侧脑室三角区，长$5.5 \sim 6cm$。

（六）腹腔脏器穿孔

可术中发生，误置入肠管、胆囊、膀胱等；也可是慢性侵入，多发生在术后数月到数年。严重腹腔粘连可减少脑脊液的吸收面积。

（七）脑室-心房分流术缺点及并发症

缺点：生长期儿童分流管长度需不断增加；感染及败血症发生率高；分流阀功能失常可能导致血液反流到脑室；分流管血栓或栓塞。

心血管并发症：穿孔，血栓性静脉炎，肺动脉微栓子可能导致肺动脉高压。

（八）腰椎穿刺分流术缺点及并发症

缺点：一般不用于生长期儿童，14%的儿童椎板切除后会导致脊柱侧弯，小脑扁桃体下疝风险高；分流过度发生时难控制；腰神经激惹；脑脊液沿分流管外渗；压力调节难；过度分流可导致第6、7脑神经功能障碍；蛛网膜炎及粘连发生率高。

并发症：分流术中病人行腹腔镜技术，某些病人中，充气可能导致颅内压增高，远端分流管被气体、碎片或者软组织阻塞，极高的腹压可能损坏分流阀，在腹腔镜术后导致分流异常。可以采取临时关闭腹腔端或将腹腔端暂时外置，手术结束后再重新放入（有增加感染的可能性），在腹腔镜手术中监测颅内压，应用较低的充气压力（低于$10mmHg$）等措施预防。

（刘 藏 刘 源）

参考文献

1. Shinnar S, Gammom K, Bergman EW, et al. Management of Hydrocephalus in Infancy: Use of acetazolamide and furosemide to avoid cerebrospinal fluid shunts. JPediatr, 1985, 107:31-37.

2. Dandy WE. Extirpation of the thoroid plexus of the lateral ventricle in communicating Hydrocephalus. Ann Surg, 1918, 569-579.

3. McLaughlin MR, Wahlig JB, Kaufmann A M, et al. Traumatic basilar anrurysm after endoscopic third ventriculostomy: Case report. Neurosurgery, 1997, 41:1400-1404.

4. Jones RFC, Currie BG, Kwok BCT. Ventriculopleural shunts for Hydrocephalus: A useful alternative. Neurosurgery, 1988, 23:753-755.

5. Dan NG, Wade MJ. The incidence of epilepsy after ventricular shunting procedures. J Neurosurg, 1986, 65:19-21.

6. Moazam F, Glenn JD, Kaplan BJ, et al. Inguinal hernias after ventriculoperitoneal shunt procedures in pediatric patients. Surg Gynecol Obstet, 1984, 159:570-572.

7. Pascual J M, Prakash U B S. Development of pulmonary hypertension after placement of a ventriculoatrialshunt. Mayo Clin Proc, 1993, 68:1177-1182.

8. Chumas PD, Kulkarni AV, Drake JM, et al. Lumbo-operitoneal shunting: A retrospective study in the pediatric population. Neurosurgery, 1993, 32:376-383.

9. Savitz MH, Bobroff LM. Low incidence of delayed intracerebral hemorrhage secondary to ventriculoperitoneal shunt insertion. J Neurosurg, 1999, 91(1):32-34.

10. Sanchez-Portocarrero J, Martin-Rabadan P, Saldana C J, et al. Candida cerebrospinal fluid shunt infection: Report of two new cases and review of the literature. Diagn Microbiol Infect Dis, 1994, 20:33-40.

11. Warf BC, Kulkarni A. Intraoperative assessment of cerebral aqueduct patency and cisternal scarring: impact on success of endoscopic third ventriculostomy in 403 African children. JNeurosurg Pediatrics, 2010, 5:204-209.

12. Kestle JR, Garton HJ, Whitehead WE, et al. Management of shunt infection: a multicenter pilot study. JNeurosurg, 2006, 105(3 Suppl):177-181.

13. Browd SR, Gottfried ON, Ragel BT, et al. Failure of cerebrospinal fluid shunts: part ii: overdrainage, loculation,

and abdominal complications. Pediatr Neurol,2006,34: 171-176.

14. Mobley LW Ⅲ, Doran SE, Hellbusch LC. Abdominal pseudocyst: predisposing factors and treatment algorithm. Pediatr Neurosurg,2005,41:77-83.

15. Nabika S,Oki S,Sumida M,et al. Analysis of risk factors for infection in coplacement of percutaneous endoscopic gastrostomy and ventriculoperitoneal shunt. Neurol Med Chir(Tokyo) ,2006,46:226-230.

16. Bani A, Hassler WE. Laparoscopy- guided insertion of peritoneal catheters in ventriculoperitoneal shunt procedures: analysis of 39 children. PediatrNeurosurg, 2006,42:156-158.

第三十二章 功能神经外科术后并发症的预防及处理

第一节 运动障碍性疾病手术并发症预防及处理

运动障碍性疾病是由于基底核（团）损伤而引起的临床症候群，因基底核（团）参与运动，可出现运动减少或运动过多，以震颤和不自主运动、姿势和肌张力异常、运动减少或过度为主要特征；临床上如帕金森病（Parkinson disease, PD）、舞蹈病、扭转痉挛和痉挛型斜颈等。目前主要采取药物治疗和对症处理，在内科治疗无效的情况下采用立体定向基底核（团）毁损或脑深部脑刺激术（deep brain stimulation, DBS）。

帕金森病在运动障碍性疾病中最常见，多发于中老年人，以黑质及黑质-纹状体通路变性所致，以往对于帕金森病多采用药物治疗，随着病情的进展，出现对左旋多巴治疗无效以及抗帕金森病药物带来的副作用，人们一直在寻找新的药物或手术治疗方法。1947年，Spiegel 和 Wycis 开展立体定向毁损手术治疗运动障碍性疾病获取得了良好的疗效，有效地缓解帕金森病等的震颤、强直及运动缓慢症状，从而提高病人的生活质量；1987年法国 Benabid 开始采用脑深部电刺激术治疗运动障碍性疾病，并有取代毁损术的趋势；但是，运动障碍疾病的立体定向毁损术或 DBS 治疗均存在一定的并发症。

一、立体定向毁损手术主要并发症及预防

从早期立体定向毁损手术开展以来，对运动障碍性疾病进行毁损的靶点有苍白球、豆状襻、内囊、丘脑腹外侧核、丘脑底核等，目前公认丘脑腹外侧核（团）毁损术治疗帕金森病的有效率达到80%~90%，破坏此核前部对僵直有效，破坏后部对震颤有效。尽管立体定向损毁术对毁损灶定位更准确、毁损灶更小，但是术后并发症的发生率在9.0%~47.0%，仍不可忽视。立体定向损毁术的并发症主要有：

（一）颅内出血

1. 出血的原因

（1）套管针、微电极及毁损电极穿刺时损伤血管。

（2）毁损电极在毁损后电极尖端易结痂并与针道底部小血管粘连，拔除毁损针时损伤血管致出血。

（3）术中微电极定位不准确，导致电极频繁穿刺，增加了出血的机会。

2. 出血预防措施

（1）术前行脑血管造影或 CTA 成像并将血管成像数据与 MRI 数据融合，了解在术中穿刺的路径中有无粗大的血管，在计划系统中进行优化，选择最佳穿刺点和穿刺路径。

（2）电极针或套管针在无明显阻力感时向脑深部推进，用手指轻轻捻动，进针速度和力量应缓慢均匀，遇有较明显阻力时立即停止，重新审核进针路线和靶点，若无误再缓慢捻动进针，可将遇到的血管推移开。

（3）应用微电极记录时，尽量使用微推进器推动微电极针，进针的深度和速度要间断、匀速。

（4）术前发现毁损电极有可疑受损时应及时更换。

（5）术中要密切监测病人生命体征变化、言语及意识的变化以及肢体震颤及张力缓解状况，

及时发现颅内出血的征兆；若有明显肌力改变等特殊情况，立即停止手术并进行 CT 复查。

（二）肢体偏瘫、感觉异常、言语不清

1. 手术过程中此类并发症的发生，其原因多数是靶点定位和计算有误；靶点坐标在定向仪上移动，坐标数值未对准等人为错误；毁损灶过大或偏移；颅内出血。

2. 预防及处理

（1）在进行靶点毁损前，再次确认靶点坐标数值、定向仪上坐标数值是否正确。

（2）术中确认靶点，尽量使用微电极电生理记录定位，若无微电极也可使用毁损电极协助，用刺激参数核实靶点。

（3）不做多靶点毁损术和多通道融合容积毁损。

（4）基底核（团）内各个核大小、形态体积是不一致的，制作毁损灶容积也不一致，所以毁损不同的核（团）应选择不同型号的毁损电极（即电极粗细、裸露长度不同）。

（5）若发生可疑并发症应该立即停止手术并行 CT 复查，术后 24 小时至 7 天发生上述并发症，多数是靶点毁损灶术后局部脑水肿或靶点中心微量出血（<1ml 积血）引起，此时适量脱水治疗，一般 2 周后可自愈。

（三）靶点位置移位

1. 此现象往往发生在术前影像（CT、MRI）扫描、靶点确认、靶点计算均符合要求，当微电极或毁损电极进行电生理记录或毁损时，达不到预期效果，甚至出现并发症。复查 CT 或 MRI 时发现靶点位置明显移动及出现偏差。产生原因是病人年龄大，脑萎缩明显，当钻孔后硬脑膜和蛛网膜切开时，造成脑脊液大量流失，继发脑组织移位，牵动基底核（团）相应位置移动。

2. 预防及处理

（1）尽量缩短硬脑膜、蛛网膜切开前与接入微电极衔接时间。

（2）为了减少脑脊液流失，钻孔、硬脑膜和蛛网膜切开后，钻孔点骨孔用湿棉片堵塞；也有学者采用特制硅胶塞暂时堵塞，效果满意。

（3）有学者建议术中将病人头抬高以减少脑

脊液流失，但是此方法易产生肺气体栓塞和脑血管气栓，不推荐使用；只有在适当时机将头部略抬高，可能减少脑脊液流失过多。

二、脑深部电刺激主要并发症及预防

脑深部电刺激术为帕金森病治疗提供了新的手段，具有可逆性、可调节性、符合人体的生理特点、远期疗效保持良好等明显优越性，同时还具备一定的安全性；然而脑深部电刺激并发症在 15% 左右，应引起临床医生的注意。

（一）与手术本身相关的并发症

1. 与手术本身相关的并发症主要为出血、感染、癫痫、意识障碍等。

2. 预防及处理

（1）颅内出血的发生率在 0.7% ~ 3.1%，虽然术前进行了靶点确认、计算、核对等工作，进行穿刺的微电极和毁损电极很细，但是立体定向术均为盲穿，容易出现脑血管损伤产生颅内出血引起并发症；所以术前有高血压病史、长期服用抗凝血药物、有凝血功能障碍的病人，尽量避免手术治疗。

（2）根据临床资料显示 DBS 颅内感染的发生率在 3.0% ~ 5.7%，引起脑膜炎的概率为0.1% 左右；DBS 手术时间一般在 4 小时以上，时间较长，为防止感染发生，手术中应注意无菌操作每一个环节，术前和术中临时使用有效广谱抗菌药物 1 ~ 2 次可降低感染发生率。

（3）癫痫发生率。此类手术并发癫痫的概率较低，约为 0.9%，为了减少术中发作癫痫，可在术前一天口服抗癫痫药物，术后短期酌情服用抗癫痫药物。

（4）意识障碍。病人进行 DBS 过程中发生意识障碍概率极低，产生一过性意识改变的原因是术中微电极记录和套管针传入侧脑室造成，在穿刺轨迹计算中避开侧脑室前角可减少意识障碍的产生，同时可减少脑室积血、积气和一过性意识障碍的发生率。

（二）与 DBS 装置有关的并发症

1. 与 DBS 装置有关的并发症主要有电极移位、

电极断裂、排斥反应致皮肤腐蚀溃疡、刺激器和电池故障等。这类并发症的发生率各单位报道并不一致，随着产品质量的不断提高、性能的完善、锁定装置以及每根植入电极交叉电脉冲两种程序的应用、DBS体外充电技术的实现以及新电极具有方向性的开发研究，此类并发症在逐步减少。

2. 预防及处理

（1）电极移位。电极移位往往表现为在颅内电极植入埋藏前，所有步骤均正确，而植入电极后刺激效果很差，造成电极移位的原因是使用手或推持器协助固定埋藏电极时手不自觉抖动造成了2~5mm误差的结果；目前有stimloc锁定装置，减少了植入电极固定过程中电极移位的发生，简化了手术并缩短了手术时间。

（2）电极折断。目前对DBS装置质量要求大幅度提高，发生电极折断的情况越来越少，最易发生折断的部位是颅骨电极与刺激器结合处，将结合处套管放置在耳乳突后骨槽中，既可以预防电极折断，又可以预防电极局部突出产生皮下硬块。

（3）局部感染及排斥反应致皮肤溃疡。感染发生率在3.0%~5.7%，排斥反应极少发生，为了预防感染，在进行此手术每个步骤时应严格无菌操作，术前、术中可临时性使用广谱抗生素1~2次；为防止病人植入刺激器产生排斥反应，术前要详细询问病人有无过敏体质和瘢痕体质，过敏体质和瘢痕体质可作为手术的相对禁忌证。

（4）刺激器和电池故障。随着DBS质量提高，手术后刺激器和电池在一般情况下不会发生故障，若发生所谓"故障"，首先了解DBS环路是否通畅，根据目前监测手段可查明故障原因，必要时可行X线检查了解电极是否折断、脱落、电极是否在预定位置；若排除上述原因，只能更换刺激器和电池。

（三）其他常见并发症

1. DBS临床应用后其并发症形式各异，有时

一位病人有几种并发症并存。

（1）在言语障碍上，发音障碍发病率约4%，构音障碍约0.8%。

（2）在运动障碍上，肌张力障碍（包括步态僵硬）发病率约2.3%，眼睑运动障碍发病率约1.6%，舞蹈样动作约0.8%，还有极少数病人刺激后表现出流涎、共济失调等症状。

（3）心因性障碍，情绪淡漠的发病率在0.9%~1.7%，精神发作（抑郁或躁狂）在2%~4%，少数病人表现为性欲亢进、认知和行为改变。

（4）体重增加，发病率在2.3%~3.0%，多数病人体重增加10kg左右。

上述临床症状的发生多因以下因素导致：

（1）进行电刺激时靶点边缘区域同时被刺激，产生运动、感觉及心因性障碍。

（2）刺激装置未达到稳定状态。

（3）术后过早地对药物进行调整。

2. 预防及处理

（1）术中应用微电极电生理记录刺激参数，将靶点坐标值与该核团边缘勾画清楚。

（2）刺激参数准确时，刺激电压小于2.0V即可达到满意疗效。

（3）DBS装置安装完毕后，开放时间应在1~4周内启动，同时做好病人的心理治疗，使病人了解自己的治疗情况、刺激电池情况和电池寿命。

（4）有条件的情况下尽量选择交叉电脉冲，发生上述不适时，可选择刺激其他靶点，达到治疗效果。

（5）DBS植入后不能立刻减少或停止抗帕金森病药物，启动DBS治疗后，根据治疗效果，逐步调整药物剂量。

第二节 难治性癫痫手术并发症预防及处理

癫痫（epilepsy）是以大脑神经元突发性异常放电导致的突然、反复和短暂的中枢神经系统功能失常为特征的一种综合征。目前临床上对药物难治性癫痫如应用正规药物治疗未得到控制或

未明显减少发作，此情况适合外科手术治疗，但是手术疗效取决于术前对癫痫灶的准确定位及选择正确的手术方式。目前国际上癫痫的手术方式主要有前颞叶切除术、单纯海马-杏仁核切除术、大脑半球切除术、致痫皮质切除术、多处软脑膜下横纤维切断术、脑功能皮质电凝热灼术、胼胝体切除术以及立体定向放射外科治疗等。最近20余年，脑深部电刺激术以及迷走神经刺激术等创伤小的手术方式也应用于难治性癫痫；但是手术治疗难治性癫痫的有效率仍徘徊在70%~80%。由于大部分手术需要将致痫皮质或海马等切除，手术的创伤较大，相应也会出现各种并发症。

一、颅内电极置入术的并发症及处理

对药物难治性癫痫病人进行外科术前评估时，如果无创性评估手段（神经影像学和神经电生理检查等）不能准确定位致痫灶，或资料提示致痫灶与重要功能区关系密切，需要埋置颅内电极进行长期描记以确定癫痫的发作起源和传导范围，并结合皮质电刺激定位功能区位置，从而制订合理的手术方案。颅内电极从放置方式位置上可分为硬脑膜外、硬脑膜下和脑深部电极；从规格上可分为条状、栅格状、针状和特殊形状电极；目前大多采用开颅或立体定向引导下放置皮质电极和深部电极。近年来为了更准确地放置电极，通过机器人无框架立体定向辅助系统（robotized stereotactic assistant，ROSA）放置颅内电极，可以从三维结构中对癫痫波进行定位。但是，颅内电极置入时仍有可能出现出血、脑水肿、脑脊液漏、颅内感染等并发症。

（一）颅内出血

术后颅内出血是所有并发症中最为严重的，特别是硬脑膜下或脑实质内出血，甚至可以危及生命。即使出血量少，也可能造成监测信号减弱甚至消失，皮质刺激不满意或结果不准确，从而使手术失败。为避免血肿的发生，手术中应注意以下几点：

1. 病人术前各项凝血检查如有异常，应暂缓手术，并对异常的凝血指标加以纠正。

2. 长期服用抗癫痫药物常造成癫痫病人凝血功能下降，因此术中应仔细止血，对于硬脑膜切口边缘出血，宜用低功率电凝耐心止血，以防硬脑膜挛缩而造成缝合困难。

3. 硬脑膜与蛛网膜之间存在粘连时，应在显微镜下仔细分离，翻开硬脑膜并潜行分离骨窗周边的硬脑膜下腔，给电极放置留出足够的空间；脑组织表面蛛网膜的细小渗血，可用湿棉片贴敷止血，尽量不使用电凝止血。

4. 术中桥静脉出血时，清水冲洗干净后，用明胶海绵覆盖或压迫即可止血；但如果骨窗太小，脑组织肿胀后，操作会变得非常困难，因此颅内电极埋置手术应尽可能采用大骨窗开颅，但骨窗太大会导致创伤加大、出血增加、感染增多。

5. 在手术前常规行脑血管造影或CTA检查并将血管成像数据与MRI数据融合，了解穿刺路径中的血管并予以避开。

（二）脑水肿

颅内电极埋置术后脑水肿，多可通过脱水治疗可以得到有效控制，一般不会出现脑疝而致手术失败。为防止术后脑水肿，手术中应注意以下几点：

1. 手术中操作轻柔和细致，防止颅内出血和脑挫伤，注意对皮质表面动脉和回流静脉的保护。

2. 纵裂中放入电极时，对于皮质的引流静脉要重点保护，若纵裂解剖困难，建议自额上回多点植入深部电极以取代纵裂内电极，减低操作的难度，增加安全性。

3. 确定埋置电极的最后位置时，应特别注意电极导线的方向，要避免其压迫重要的皮质静脉阻碍其回流，导致脑水肿。

4. 若自术野向周边潜行放置硬脑膜下电极，务必动作轻柔，根据MRA征象判断远隔桥静脉的位置和走行，防止电极卡压静脉导致回流障碍，引发脑水肿、脑梗死。

5. 如果术中在严密缝合硬脑膜时张力过大，可以使用人工硬脑膜以减少硬脑膜张力，在电极导线出硬脑膜处往往需将导线固定在硬脑膜上以防止电极移位，此时应注意不要在电极导线的根部固定，避免形成折角而压迫皮质，造成脑

一律限制液体和电解质入量的观点，更着重于改善脑供血、供氧等问题，液体疗法也应病情而个体化，总的原则是脱水过程中，不应限制液体和电解质的入量，应保持血容量的稳定和电解质平衡，以保证血压与脑灌注压在正常范围，防止脑缺血、缺氧所导致的继发性脑损害。

第二节　电解质紊乱

一、术后低钠血症

低钠血症在颅脑损伤、卒中、脑肿瘤及颅内感染性疾病病人中也是比较常见的电解质紊乱，近来报道在儿童神经外科手术病人中也有较高发生率。

（一）病因及病情分类

成年人日丢失的盐总量为 $5 \sim 10g$，通常由进食中所含氯化钠补充可维持血钠平衡。对于颅脑损伤病人，引起低钠血症的主要原因在于：①为降低颅内压长期使用利尿剂如乙酰唑胺、氯噻嗪、依他尼酸钠和呋塞米（速尿）等，致使钠丢失过多；②水潴留过多，如 ADH 分泌过盛；③输入过多无电解质的液体；④反复呕吐、长期胃肠减压等致钠丢失过多，或以上几种因素的综合；⑤中枢性低钠血症包括脑性耗盐综合征（cerebral salt wasting syndrome，CSW）、抗利尿激素分泌综合征（syndrome of inappropriate antidiuretic hormone，SIADH）和尿崩症（diabetes insipidus，DI）。低血钠症状的严重程度与血浆低渗程度基本成正比。轻度缺钠者血钠浓度在 135mmol/L 以下，病人有疲乏、头晕、尿钠减少；中度缺钠血钠浓度在 130mmol/L 以下，病人有血压不稳、视力模糊、站立性晕倒、脉搏细速等表现；重度缺钠血钠浓度在 120mmol/L 以下，病人可出现神志不清，并可有昏迷、周围循环衰竭、血压下降。水分进入脑组织引起脑水肿而有头痛、抑郁、躁动、昏睡、抽搐，严重时可导致昏迷甚至死亡。

（二）抗利尿激素分泌综合征临床判定及处理

抗利尿激素分泌综合征（SIADH）又称抗利尿激素失比例性分泌过多，诊断依据是在肾和肾上腺功能正常，即排除肾炎、肾上腺皮质功能减退、肝硬化或心力衰竭等情况下，发现：血钠<130mmol/L；尿钠 > 80mmol/L；血浆渗透压 < 270mOsm/（kg·H₂O）；尿渗透压高于血浆渗透压；血浆精氨酸加压素（AVP）>1.5pq/ml。SIADH 严格限水后迅速好转，也可作为诊断依据之一。

SIADH 主要治疗措施是迅速减少输液量，限制入水量在 1000ml/24h 以内，应为等渗液体，甚至严格控制在 $400 \sim 700ml/24h$ 之内，通常数天内病人的症状即可得到改善。每日常规同时测定血钠和尿钠不可缺少，切忌盲目补盐，尿钠值之多寡是决定补钠与否的关键。对于血钠浓度<120mmol/L 的急性严重病例伴意识模糊、抽搐等神经症状时，不论病因如何，治疗目的首先在于提高细胞外液渗透压以促进细胞内液移出至细胞外，从而减轻脑水肿，如症状较轻伴高血容量者，可在严格控制摄水、钠基础上，加用呋塞米促进利尿而减少细胞外液。如症状严重，可立即给予3%或5%高渗盐水，其速度可按每小时升高血钠 2mmol/L 为准直至回升至 130mmol/L 为止。此时，同时给予呋塞米 1mg/kg 静脉滴注当为最佳组合。

（三）脑性耗盐综合征临床判定与处理

脑性耗盐综合征（CSW）其定义是指在颅内疾病期间出现的肾性钠丢失，导致低钠血症和细胞外液量减少。近年来文献报道，CSW 是神经外科病人发生低钠血症又一常见的原因。目前认为脑通过体液机制和（或）神经机制影响肾对钠的重吸收，从而导致 CSW。近来发现 BNP 在其中发挥重要作用。临床上 CSW 和 SIADH 鉴别较为困难，都伴有血清 Na⁺ 降低、及细胞外液量的变化，主要不同在于血容量变化及肾排 Na⁺、Cl⁻ 的不同，出现以下情况应考虑 CSW：存在钠的负平衡；同时伴有血容量的减少；尿钠及尿氯排出量增加，排出高比重尿；中心静脉压降低可支持

CSW 而排除 SIADH；对补钠和补充血容量治疗反应良好。血容量减少是 CSW 的中心特征，也是与 SIADH 最重要的鉴别点。低钠血症伴随血液浓缩及血清钾、碳酸氢盐、血浆蛋白浓度的升高往往提示 CSW 而排除 SIADH。

CSW 的治疗主要以补钠和补充血容量为主，补钠可以采取口服钠盐或静脉输注等张盐水（0.9% NaCl 溶液）或高张盐水。现多主张给予 3% 的氯化钠溶液持续滴注，同时可予应用氟氢可的松 0.05 ~ 0.1mg，每日 2 次，直到血钠恢复正常。低血钠下纠正低钠血症不宜过快。

二、术后高钠血症

高钠血症是神经外科病人尤其是神经外科监护病房中比较常见的电解质紊乱，血钠升高程度与脑肿胀程度有正相关性。严重的高钠血症能明显增加病死率，死亡率高达 40% ~ 60%。

（一）病因与临床表现

高钠血症主要由以下几个原因引起：①严重颅脑损伤后病人长时间昏迷，摄水量不足；②因高热、大汗、过度换气，特别是在气管切开时，从呼吸道丢失大量水分；③颅脑损伤后颅内压增高，大量使用高渗性脱水剂、脑室引流或胃管负压吸引致胃液丢失均可使体液丧失过多；④尿崩症，鼻饲或输入高营养物质，不能充分利用而从尿中排出所产生的溶质性利尿，使电解质潴留失水和氮质血症；⑤有时病人神志清楚，又无尿崩症，但由于脑损伤使渗透压感受器功能障碍，病人口渴感丧失，ADH 分泌不能相应增加，水分仍无节制地从尿中排出，形成高张综合征，又称神经源性高血钠症；⑥病人有高血钠、高血氯，有时伴有氮质血症和酸中毒，而尿中排钠并不增加；⑦病人原有肾功能不全，钠排出减少等引起。

病人伴较重意识障碍时，高钠血症的临床表现常被掩盖，轻度症状不易发现，随病情发展，出现恶心呕吐、体温升高，常见神经症状为：易激惹、尖叫、震颤、深腱反射亢进、肌张力增高直至角弓反张、抽搐、癫痫、谵妄、嗜睡甚至昏迷。体检可见眼窝深陷，口唇及黏膜干燥，皮肤皱缩和血压升

高。上述症状在失水达体重的 10% 左右时出现。血清钠高于 150mmol/L 时可诊断为高钠血症。按血钠水平可分为三级，血清钠 150 ~ 155mmol/L 为轻度，血清钠 155 ~ 160mmol/L 为中度，血清钠高于 160mmol/L 为重度。

（二）治疗

首先是尽可能去除病因或针对病因进行治疗。如缺水应立即让病人饮水即可纠正高钠血症。对于失水过多性和钠排泄障碍所引起者则采取不同的方法治疗。

1. 失水过多性高钠血症　除病因治疗外，主要是纠正失水，失水量可按下列公式计算：

男性：缺水量 = 0.6×体重× [1 −（正常血钠浓度 mmol/L）/（病人所测得的血钠浓度）]。

女性：缺水量 = 0.5×体重× [1 −（正常血钠浓度 mmol/L）/（病人所测得的血钠浓度）]。

此公式内的体重是指发病前原来的体重。计算所得的缺水量是粗略估计，不包括等渗液的欠缺、每天生理需要补充的液体（每天约 1500ml 左右）和继续丢失的液体在内。

如果不知道病人原来的体重，则可按下列公式计算所需补充的水量：

男性：所需补充水量 = 4×现有体重×欲降低的钠量（mmol/L）。

女性：所需补充水量 = 3×现有体重×欲降低的钠量（mmol/L）。

2. 补充液体的溶液　首选等渗盐水与 5% 葡萄糖液，按 1/4：3/4 或 1：1 比例混合配制。葡萄糖进入体内后很快被代谢掉，故混合配制的溶液相当于低渗溶液。也可选用 0.45% 盐水或 5% 葡萄糖溶液。

3. 补液途径　有经口饮入，不能自饮者可经鼻胃管注入，一般用于轻症病人。此途径安全可靠。症状较重特别是有中枢神经系统临床表现者则需采取静脉途径。在采取静脉补液时应当注意的是：补液速度不宜过快，并密切监测血钠浓度，以每小时血钠浓度下降不超过 0.5mmol/L 为宜，否则会导致脑细胞渗透压不平衡而引起脑水肿。

4. 对钠排泄障碍所致高钠血症的治疗　主要是排除体内过多的钠，可输 5% 葡萄糖液，同时用排钠利尿药以增加排钠，可用呋塞米（速尿）

或依他尼酸钠（利尿酸钠）。这些利尿药排水作用强于排钠，故使用时必须同时补液。如果病人有肾衰竭，则可采用血液或腹膜透析治疗。透析液以含高渗葡萄糖为宜。同样应监测血钠下降速度，以免下降过快而引起脑水肿。

三、尿崩症

尿崩症常发生在垂体和下丘脑术后的病人，也可发生于头部外伤、细菌性脑膜炎、使用苯妥英钠和酒精中毒的病人。其发生机制可能是由于直接创伤或继发性脑水肿影响到垂体-下丘脑轴，导致 ADH 的分泌减少，不能适应机体体液渗透压的升高，肾小管重吸收水减少，随之排出大量低比重尿，而血浆渗透压正常或升高。尿崩症排出尿量标准为每小时大于 30ml/kg，或成人每小时尿量大于 200ml，伴有进行性加重的脱水及随之发生的高钠血症。化验检查尿比重<1.002。对于意识清醒的病人，由于体内正常渴感机制的存在，将饮入大量水分使组织张力保持在大致正常和稳定状态。如病人昏迷或额部、下丘脑损伤而发生口渴感丧失，不能主动补足水分，尤其在同时静脉给予高渗溶液的情况下，可迅速发生严重高张综合征。

尿崩症治疗的根本措施是补充与尿液丢失相等量的液体，意识障碍的病人采取静脉补液，每小时测定尿量和尿比重，每日测定两次血电解质，酌情进行调整。血钠下降应不高于 2mmol/L。在诊断明确以后，只要尿量达到 300ml 以上并持续 2 小时以上，即可给予 5~10u 的后叶加压素，肌注或皮下注射，每 6 小时一次，或 ADH 类似剂醋酸去氨加压素 0.5~2μg 静脉滴注，每 8 小时一次。这一治疗可迅速减少尿量，但一过性尿崩症不必使用该治疗。一旦使用后叶加压素应减少静脉补液，以免产生水中毒。

四、术后钾离子代谢紊乱

（一）低钾血症

低钾血症之血清钾浓度低于 3.5mmol/L，血气分析常显示碱中毒。常见原因有：由于昏迷和禁食，摄入不足；反复呕吐、高热或大量出汗；长期应用

脱水和利尿剂；大量葡萄糖和胰岛素注射和碱中毒时，钾离子转入细胞内，细胞外液血浆内钾减少；急性肾衰竭的多尿期，或在大量输入盐水后，细胞外液内 Na$^+$ 增多，促使 K$^+$ 从尿中排出。

低血钾可使机体的应激性减退。血清钾<3mmol/L 时，表现为肌无力；<2.5mmol/L 时，可有软瘫、腱反射迟钝或消失；<2mmol/L 时，可出现意识模糊、定向力障碍、嗜睡等，少数表现为烦躁不安、情绪激动等。心电图早期即可出现 T 波变平、倒置，QRS 增宽，出现 U 波时即可确诊。

对低钾血症的病因做好积极的处理，目前多数学者认为在神经外科手术后就需预防低钾血症，特别是在用强脱水剂、大量葡萄糖注射和肾上腺皮质激素时，应每天输入 1~2g 钾。当心电图出现缺钾表现或血清钾<3mmol/L，或有代谢性碱中毒时，每天应输入 3~6g 钾。每升液体中含钾量一般不超过 3g，并应缓慢滴注。有肾功能不全或尿闭病人禁忌补钾。

（二）高钾血症

高钾血症常见原因：由于摄入过多，大量输血、静脉补钾过多；肾排钾功能减退，如肾衰竭、盐皮质激素分泌不足，应用保钾利尿剂等；血清钾浓度高于 5.5mmol/L，常与肾衰竭、少尿或尿闭同时存在，或合并有其他部位严重创伤，细胞内钾大量流入血浆。高钠血症病人可有神志模糊、感觉异常、肢体软弱无力，严重者可有微循环障碍表现如皮肤苍白、发冷、低血压等。主要危害为心肌应激性下降，出现心率缓慢、心律失常或传导阻滞。严重时可出现呼吸麻痹、心室纤颤。心电图显示 T 波高尖，QRS 波群增宽。一旦确诊高钾血症，应立即停用钾盐制剂，同时积极处理原发病，改善肾功能，防治心律正常。

治疗包括：

（1）输入 25% 葡萄糖溶液 100~200ml，按每 3~4g 糖加入胰岛素 1u，可促使 K$^+$ 向细胞内转移。

（2）静脉推注 5% 碳酸氢钠溶液 60~100ml，然后再静脉滴注 100~200ml，以促进血钾向细胞内转移。

（3）对肾衰竭、血清钾进行性增高者，可口服或直肠灌注阳离子交换树脂，使钾自肠道内排

出，或应用腹膜或血液透析。

（4）如血清钾超过 7mmol/L 或出现心律失常时，立即静脉推注 10% 葡萄糖酸钙 10 ~ 20ml 或 10% 氯化钙 5 ~ 10ml。

第三节　血糖代谢紊乱

神经外科手术病人出现血糖代谢紊乱的比率逐渐增高。一般来说术前有糖尿病的病人，开颅术中和术后不能进食时，使用胰岛素维持正常血糖，并需及时检测血糖和尿糖。病人进食后，应恢复术前的糖尿病治疗计划。应用激素会加重糖代谢紊乱，对于 1 型糖尿病病人，术后应尽量避免使用激素或减少其用量。术后应用激素也可能激活隐性糖尿病。高血糖可造成脑局部酸中毒，加重术后局部脑组织缺血。同时，糖是人体的主要能量来源，也应避免低血糖的发生。

颅脑创伤后 24h 内血糖峰值与颅脑创伤的伤情和预后密切关联，伤情越重，血糖越高，预后也越差。因此，将入院 GCS 评分与测定血糖含量相结合，必然能够更为准确客观地判断病情和估计预后。颅脑创伤后血糖升高主要与血儿茶酚胺、胰高糖素的增高及胰岛素的相对不足有关。颅脑创伤后血糖水平升高是常见的并发症之一。由于血糖水平升高、血浆渗透压改变、酮血症与酸中毒等，病人可出现昏迷或致昏迷时间延长、伤口愈合不良及并发感染等。颅脑创伤后出现高血糖的原因有：①应激性反应：伤后肾上腺皮质激素分泌增多，糖合成和糖原分解代谢亢进等，这在丘脑下部损伤时更易出现；②医源性：皮质激素消耗过多，高渗糖或高热量物质补给过多；③隐性糖尿病：有些病人平时血糖、尿糖水平并不高，但当头部受到创伤后，其潜在的糖尿病便表现出来，此多见于老年人。治疗上需根据血糖水平升高情况适当应用胰岛素，同时减少皮质激素的使用。注意勿使血糖水平下降过快，以防发生低血糖症。

第四节　酸碱失衡

一、呼吸性酸中毒

（一）病因

呼吸性酸中毒是指肺泡通气及换气功能减弱，不能充分排出体内生成的二氧化碳，致血液中的二氧化化碳分压升高，引起高碳酸血症。换气不足是呼吸性酸中毒的最常见原因。多见于昏迷病人，因呼吸道不通畅、误吸、肺不张、肺部感染或脑干受损呼吸中枢抑制导致肺换气不足，或加之呼吸中枢对血液中 $PaCO_2$ 及 pH 变化极为敏感，引起 PaO_2 下降，$PaCO_2$ 升高，引起碳酸血症。PaO_2 下降使脑组织缺氧，乳酸堆积，细胞膜通透性增加，脑水肿加剧，$PaCO_2$ 升高使脑血管扩张，脑血容量增加，颅内压增高，脑损害加重。

（二）诊断

神经外科重症病人出现呼吸性酸中毒往往病情较重而掩盖酸中毒症状，临床表现为出现呼吸困难，换气不足，躁动不安。多伴有缺氧表现，气促发绀、胸闷等。严重时出现血压下降、谵妄、木僵、昏迷甚至死亡。血气分析提示 pH < 7.35，$PaO_2 < 10.6kPa$，$PaCO_2 > 5.9kPa$ 时，死亡率明显升高，故呼吸性酸中毒是病情危重的表现，必须及时处理。单纯呼吸性酸中毒血浆 HCO_3^- 浓度不超过 3 ~ 4mmol/L，$PaCO_2$ 每升高 1mmHg，血浆 HCO_3^- 浓度增高 0.3 ~ 0.4mmol/L，如 SB 和 AB > 32mmol/L 表明同时有代谢性碱中毒，若 < 22mmol/L 则表示有代谢性酸中毒。

（三）治疗

在积极处理原发病同时，首要改善病人通气功能，及时了解、观察呼吸道及肺部情况，有效解除呼吸道梗阻，控制肺部感染，必要时行气管插管或气管切开，或进行呼吸机控制通气呼吸。一般不宜用药物治疗纠正呼吸性酸中毒，但在有昏迷和心律不齐者，可短期用 0.3M 三羟甲基氨基甲烷（THAM），既可升高 HCO_3^- 浓度，又可使 $PaCO_2$ 下降。如有呼吸抑制，可使用呼吸兴奋剂。

二、代谢性酸中毒

（一）病因

颅脑手术后，尤其是手术前伴有脑水肿严重的病人，由于脑细胞缺血、缺氧，脑组织破坏，均可导致脑细胞内三羧酸循环受阻，丙酮酸转化为乳酸增加，产生代谢性酸中毒。

（二）诊断

代谢性酸中毒时，体内 HCO_3^- 减少，SB 和 AB<22mmol/L，BE<−3mmol/L。$PaCO_2$ 在 35 ~ 45mmHg 时多为急性代谢性酸中毒而无呼吸性代偿，>45mmHg 时常伴有其他原因引起的呼吸性酸中毒，<35mmHg 则为慢性代谢性酸中毒有呼吸代偿。

（三）治疗

碳酸氢钠具有作用迅速、疗效确切的优点，急用时可采用 5% $NaHCO_3$ 高渗溶液。第一次剂量可按每公斤体重 2 ~ 4ml 计算，在 0.5 ~ 1 小时内快速滴入，及早纠正酸中毒，提高血钠浓度。所需纠正酸中毒的碳酸氢钠总量可用下列公式计算：体重（kg）×0.3×（碱剩余数）。通常先在 2 ~ 4 小时内输入计算值的半量，复查血气后再酌情补入其余的部分。

三、呼吸性碱中毒

（一）病因

呼吸性碱中毒多见于颅脑损伤后脑水肿，颅内压增高，产生脑缺氧和 $PaCO_2$ 升高，刺激呼吸中枢引起反射性过度通气；或原发性脑干损伤，伤后早期即出现自主性过度呼吸。

（二）诊断

临床上呼吸性碱中毒多有呼吸急促表现，神志清楚者主诉感觉头晕、胸闷、手足面部麻木或感觉异常，手足抽搐，肌震颤、强直，呼吸由深快转为快浅或短促，甚至出现昏迷。诊断碱中毒程度主要依靠血气分析。单纯呼吸性碱中毒，血浆 HCO_3^- 浓度一般不低于 15mmol/L。血清钾和血清氯升高是呼吸性碱中毒的特点。

（三）治疗

呼吸性碱中毒治疗措施包括应用纸罩或口罩呼吸，吸入含 5% CO_2 的氧气，以及补充酸性物质。有手足抽搐者，可静脉注射葡萄糖酸钙。对 pH 超过 7.65 的重症病人，可行气管插管，并用呼吸机控制呼吸，同时可考虑补充氯化铵溶液，每公斤体重给予 10ml 0.9% 氯化铵，并视病情变化适量补钾。

四、代谢性碱中毒

（一）病因

代谢性碱中毒常见于颅脑损伤后病人不能进食，颅内压增高引起频繁呕吐，在限制摄入量的同时又大量脱水，使钠、氯排出增多，在纠正酸中毒时输入大量碱性液体等。代谢性碱中毒时氧合血红蛋白曲线左移，易出现组织缺氧，故应积极纠正。

（二）诊断

代谢性碱中毒的病人可有呼吸浅慢、嗜睡、性格改变、昏迷，也可以有低钾血症的表现。但颅脑外伤病人上述症状易由原发损伤掩盖。血气分析可予以判断及其严重程度。代谢性碱中毒时，体内 HCO_3^- 增多，SB 和 AB>26mmol/L，BE>+3mmol/L。尿呈碱性，尿氯减少。可有低氯低钾血症。

（三）治疗

治疗中应首先针对病因，如补足血容量。处理原则是补充合适的电解质。一旦发现有代谢性碱中毒，应将每日液体量控制在 2500ml，以 10% 葡萄糖为主，另用低分子右旋糖酐 500ml，同时注意补钾。在低氯、低钾性碱中毒时，要同时补充氯化物、钠和钾离子，可给予氯化钾和氯化钠。近年证明从中心静脉缓慢滴入 0.1mmol 的盐酸液是有效和安全的，治疗中注意监测血气和电解质，及时调整治疗方案。

（江基尧）

参考文献

1. Tommasino C. Fluid Management. In: Newfield P & Cottrell JE (eds.). Handbook of Neuroanesthesia. Fourth Edition. New York: Lippincott-Williams & Wilkins, 2007, 379-395.

2. Chesnut RM. Avoidance of hypotension: condition sine quanon of successful severe head-injury management. The Journalof Trauma, 1997, 42: S4-S9.

3. Takil A, Eti Z, Irmak P, et al. Early postoperative respiratory acidosis after large intravascular volume infusion of lactated ringer's solution during major spine surgery. Anesthesia and Analgesia, 2002, 95(2): 294.

4. Wade CE, Grady JJ, Kramer GC, et al. Individual patient cohort analysis of the efficacy of hypertonic saline/dextran in patients with traumatic brain injury and hypotension. The Journal of Trauma, 1997, 42: S61-S65.

5. Bentsen G, Breivik H, Lundar T & Stubhaug A. Predictable reduction of intracranial hypertension with hypertonic saline hydroxyethyl starch: a prospective clinical trial in critically ill patients with subarachnoid haemorrhage. Acta Anaesthesiologica Scandinavica, 2004, 48: 1089-1095.

6. Schwarz S, Georgiadis D, Aschoff A & Schwab S. Effects of hypertonic (10%) saline in patients with raised intracranial pressure after stroke. Stroke, 2002, 33: 136-140.

7. Peterson B, Khanna S, Fisher B & Marshall L. Prolonged hypernatremia controls elevated intracranial pressure in head-injured pediatric patients. Critical Care Medicine, 2000, 28: 1136-1143.

8. White H, Cook D & Venkatesh B. The use of hypertonic saline for treating intracranial hypertension after traumatic brain injury. Anesthesia and Analgesia, 2006, 102: 1836-1846.

9. Bruegger D, Bauer A, Rehm M, et al. Effect of hypertonic saline dextran on acid-base balance in patients undergoing surgery of abdominal aortic aneurysm. Critical Care Medicine, 2005, 33: 556-563.

10. Trumble ER, Muizelaar JP, Myseros JS, et al. Coagulopathy with the use of hetastarch in the treatment of vasospasm. Journal of Neurosurgery, 1995, 82: 44-47.

11. Ribo M, Molina CA, Delgado P, et al. Hyperglycemia during ischemia rapidly accelerates brain damage in stroke patients treated with tPA. Journal of Cerebral Blood Flow and Metabolism, 2007, 9: 1616-1622.

12. Martin A, Rojas S, Chamorro A, et al. Why does acute hyperglycemia worsen the outcome of transient focal cerebral ischemia? Role of corticosteroids, inflammation, and protein O-glycosylation. Stroke, 2006, 37: 1288-1295.

13. Capes SE, Hunt D, Malmberg K, et al. Stress hyperglycemia and prognosis of stroke in nondiabetic and diabetic patients: a systematic overview. Stroke, 2001, 32: 2426-2432.

14. Byeon JH, Yoo G. Cerebral salt wasting syndrome after calvarial remodeling in craniosynostosis. J Korean Med Sci, 2005, 20: 866-869.

15. Adrogue HJ, Madias NE. Hypernatremia. N Engl J Med, 2000, 342: 1493-1499.

16. Fall PJ. Hyponatremia and hypernatremia. A systematic approach to causes and their correction. Postgrad Med, 2000, 107: 75-82.

17. Venkatesh A, Ellen D, Michael N, et al. Hypernatremia in the neurologic intensive care unit: how high is too high? J of Critical Care, 2006, 21: 163-172.

18. Agha A, Rogers B, Mylotte D, et al. Neuroendocrine dysfunction in the acute phase of traumatic brain injury. Clin Endocrinol (Oxf), 2004, 60: 584-591.

19. Sviri GE, Soustiel JF, Zaaroor M. Alteration in brain natriuretic peptide (BNP) plasma concentration following severe traumatic brain injury. Acta Neurochir (Wien), 2006, 148: 529-533.

20. Nobuhiro M, Yoichi K, Takahiro I, et al. Hyponatremia in patients with traumatic brain injury: incidence, mechanism, and response to sodium supplementation or retention therapy with hydrocortisone. Surgical Neurology, 2007, 68: 387-393.

21. Serge B, Carlos O, Adel A, et al. Hyponatremia in neurological patients: cerebral salt wasting versus inappropriate antidiuretic hormone secretion. Intensive Care Med, 2008, 34: 125-131.

22. Gao YL, Xin HN, Feng Y, Fan JW. Human plasma DNP level after severe brain injury. Chin J Traumatol, 2006, 9: 223-227.

23. Fujiki S, Kooguch K, Fukui M, Osawa T, et al. Case of cerebral salt wasting syndrome with difficulty in controlling excessive urine volume. Masui, 2007, 56(3): 329-333.

24. Cerdà E, Cuadrado G, Chillarona, C, et al. Cerebral salt wasting syndrome: Review. European Journal of Internal Medicine, 2008, 19: 249-254.

第三十四章 术后全身系统并发症的预防及处理

只有维护好外周重要器官、系统的功能，成功的神经外科手术才可能有完美的结果。神经外科术后全身系统并发症的预防与处理是否得当关系到神经外科手术病人的预后，因此，预防及处理神经外科手术后的全身系统并发症必须引起足够的重视。

一、肺部感染、呼吸功能衰竭

（一）肺部感染

肺部感染是神经外科手术后常见的并发症，也是病人发生治疗后期死亡的主要原因之一。除了与病人的年龄、吸烟史、肺部基础病（如慢性支气管炎、哮喘）有关，还与术后昏迷或长期卧床病人，无法自主更换体位，呼吸受抑制或吞咽及咳嗽反射差导致误吸、排痰能力差、气管切开及呼吸机的应用，营养不良和合并其他基础疾病如糖尿病以及医源性和药物性等因素有关。针对神经外科手术后病人发生肺部感染的易感因素，做好各项预防对策，对改善手术病人的预后有重要意义。

1. 预防

（1）加强重症监护病房的管理：做好重症监护病房环境的管理，严格遵守隔离消毒制度，特别是空气、地面、物体表面和人员的管理。

（2）加强基础护理：注意定时翻身、拍胸、叩背，勤吸痰，必要时应用排痰机促进排痰或支气管镜下吸痰。

（3）严格执行手卫生及各种无菌操作。

（4）早期、科学的营养支持，纠正贫血、低蛋白血症，提高抵抗力。

（5）湿化呼吸道，应用化痰及促排痰药，如氨溴索等治疗。

（6）做好气管切开护理。

（7）合理应用激素、抑酸剂、抗菌药物、脱水剂及镇静药，使由于使用这些药物的应用导致病人肺部感染的可能性降至最低。

（8）早期做呼吸道分泌物细菌培养，有针对性选用敏感药物。

2. 治疗 肺部感染诊断明确后，除继续做好上述各方面工作外，还应对病原菌进行针对性治疗。最好能在支气管镜下动态取痰培养行药敏试验。对难治性细菌如铜绿假单胞菌、鲍曼不动杆菌等感染以及混合细菌、真菌感染，应按有关指南进行治疗。

（二）呼吸功能衰竭

神经外科手术后并发急性呼吸功能衰竭，病情凶险，死亡率高，稍有疏忽和延误就有可能失去抢救时机。因此，必须迅速、准确判断病情并及时在 ICU 或 NICU 救治。

应仔细鉴别急性呼吸功能衰竭为中枢性还是外周性。急性呼吸功能衰竭的诊断标准：①原无呼吸系统疾病；②有导致急性呼吸功能衰竭的原因，如手术致呼吸中枢或高位脊髓直接或间接的损伤，呼吸中枢急性受压等；③呼吸困难、呼吸频率增快或节律改变，血气分析 $PaO_2 < 8.0kPa$（60mmHg）和（或）$PaCO_2 > 6.6kPa$（50mmHg）。

若为急性中枢性呼吸衰竭，应尽早降低颅内压，解除呼吸中枢受压，改善血供及营养神经。当呼吸频率<12 次/分，$SaO_2 < 92\%$，节律改变，应尽快使用呼吸机，随时调节呼气末正压通气（positive end expiratory pressure，PEEP），有效提高氧分压。在使用呼吸机的同时，可适当联合应用呼吸兴奋剂。若为外周性呼吸衰竭，保持呼吸道通畅是关键，同时按相关规范处理。

二、水、电解质、酸碱平衡代谢紊乱

详见第33章术后代谢紊乱的预防及处理。

三、胃肠道并发症

（一）胃肠功能障碍

神经外科手术后可并发急性胃肠损伤（acute gastrointestinal injury，AGI）。胃肠动力障碍将使肠道细菌大量繁殖，肠黏膜通透性增加，细菌易位，引发肠源性感染和脓毒症。同时，为避免胃肠动力障碍后反流和误吸的发生，延迟开展肠内营养，病人易处于负氮平衡、营养不良和免疫功能低下状态，最终加重感染、延长ICU住院时间和增加病死率。因此，积极治疗术后AGI，对病情的恢复有着重要的意义。

临床上应根据AGI的分级进行相应的处理：

1. AGI I 级：存在胃肠道功能障碍和衰竭的风险。胃肠道功能部分受损。不需针对胃肠道症状给予特殊的干预措施。术后24～48小时尽早给予肠内营养。

2. AGI II 级：胃肠功能障碍。胃肠道不具备完整的消化和吸收功能，予应用胃肠动力药以及维持肠内营养。

3. AGI III 级：胃肠功能衰竭。胃肠功能丧失。需予监测和处理腹腔内高压。排除其他腹腔疾病，如胆囊炎、腹膜炎、肠道缺血。尽早停用导致胃肠道麻痹的药物。尝试性给予少量的肠内营养，配合肠外营养支持治疗。

4. AGI IV 级：胃肠功能衰竭伴有远隔器官功能障碍。神经外科手术后病人AGI发展到这个阶段比较少见。保守治疗无效，需要急诊剖腹手术或其他急救处理（如结肠镜减压）。

（二）应激性溃疡出血

神经外科手术后激发交感神经兴奋、手术波及视丘下部、使用糖皮质激素以及水电解质紊乱，既往有高血压、糖尿病以及呼吸、消化、心肾疾患病史，均为术后消化道应激性溃疡的易患因素。

预防和治疗：尽最大可能减少手术创伤，严密监测血压、血糖、血气、电解质并及时纠正内环境紊乱，加强肠内营养支持治疗等，有利预防术后应激性溃疡的发生。对手术时间长、术中出血多或手术部位涉及视丘下部以及高龄、既往有胃肠病史和应用糖皮质激素者，术后早期采取静脉使用H$_2$受体阻滞剂或质子泵抑制剂有预防性治疗作用，后者效果更佳。对已并发应激性溃疡出血的病人，给予临时性禁食、胃肠减压、抑酸、止血、维持有效血红蛋白浓度和血容量等处理。

（三）抗生素相关性肠炎

抗生素相关性肠炎（antibiotic-associated colitis，AAC）又称抗生素相关性腹泻，是抗生素治疗引起肠道菌群紊乱的常见不良反应，从轻度腹泻到重度伪膜性肠炎，往往会加重原发病，使病死率增加。

AAC临床表现分为3型：轻型、重型和暴发型。轻型者仅有腹泻，呈水样便。重型者，水样便上漂浮着酷似肠黏膜的成片伪膜，为本病独有的特征，同时伴腹痛、发热和白细胞计数升高，全身症状不明显。根据有广谱抗生素应用史、特征性的腹泻或便血和结肠镜下较特征的表现，可作出AAC的临床诊断。

预防：AAC预防关键在于预防性和治疗性抗生素的合理使用。

治疗：①停用有关抗生素。避免使用抑制肠蠕动的药物。②纠正水、电解质和酸碱失衡。③必要时输血浆和白蛋白。④抗菌药物治疗首选口服甲硝唑或替硝唑。疗效不好者可用万古霉素。⑤禁用止泻剂。⑥适当补充微生态制剂。⑦对真菌性肠炎可予口服不吸收或少吸收的抗真菌药治疗，如制霉菌素、氟康唑。

（四）营养不良

神经外科术后机体处于高代谢、高分解状态，合理的营养支持治疗可避免营养不良的发生，并有利于改善预后。

对于术后病人应注意进行营养状况的监测。除常规监测指标外，还可利用营养风险筛查2002（NRS2001）进行评估，根据营养风险程度决定营养支持策略。

神经外科术后营养支持治疗原则：

1. 首选肠内营养，如不能进行肠内营养或肠内营养不能满足能量需求目标时，可选用或联合应用肠外营养。

2. 营养支持的时间一般认为在术后 24~48h 开始较为合适，48~72h 后达到能量需求目标。

3. 能量供给目标：重症病人应激期可采用 20~25 kal/(kg·d) 作为能量供应目标，肠内营养蛋白质提供能量比例 16%，脂肪提供 20%~35%，其余是碳水化合物，热氮比在 130：1 左右。肠外营养糖脂比 5：5，热氮比 100：1，碳水化合物最低需求为 2g/(kg·d) 以维持血糖在合适的水平，静脉脂肪混乳剂 1.5g/(kg·d)，混合氨基酸 1.3~1.5 g/(kg·d)。

4. 对肠内营养病人，根据其胃肠功能状态及并发症等情况个体化选择营养配方。

5. 维生素（A、E、C）、电解质、微量元素的供给。

四、肝功能损害

神经外科术后应注意肝功能的监测及保护，具体措施如下：

1. 注意保持气道通畅，维持循环稳定。

2. 动态监测肝功能，及时发现肝功能损害。

3. 停用或避免使用对肝功能有损害的药物并使用保肝药物。

4. 对血清总蛋白及白蛋白降低者，应及时补充白蛋白及血浆。

5. 保护胃肠功能及加强营养支持，在情况允许的情况下，早期使用肠内营养。

6. 若使用静脉营养剂应尽量选择支链氨基酸和中长链脂肪乳剂，以减轻肝脏负担。此外，要维持内环境稳定，注意纠正水、电解质及酸碱平衡紊乱。

五、心律失常、急性冠状动脉综合征

神经外科大手术，术后病人可并发心律失常和急性冠状动脉综合征。尤其是高龄或术前有心血管疾病史，术中大出血出现低血压，术后电解

质紊乱的病人更易发生。针对这些危险因素进行严密的监测和及时的处理，有助于预防并发症的发生。

（一）心律失常

最常见的心律失常是室上性心动过速、窦性心动过缓、窦性心动过速和心脏传导阻滞。β-受体阻滞剂治疗对各种类型的快速性心律失常都有效。窦性心动过缓可用 654-2 或阿托品治疗，必要时安装起搏器。

（二）急性冠状动脉综合征

急性冠状动脉综合征是一大类包含不同临床特征、危险性及预后的临床症候群，包括心肌梗死、不稳定性心绞痛和非 ST 段抬高型心肌梗死（NSTEMI）。急性心肌梗死临床上多有剧烈而持久的胸骨后疼痛，休息及应用硝酸酯类药物不能完全缓解，伴有血清心肌酶活性增高及进行性心电图变化，可并发心律失常、休克或心力衰竭伴有胃肠道症状，甚至出现意识障碍。尽管神经外科手术后并发急性心肌梗死少见，但一旦发生可能致命，所以必须引起警惕和重视，做到早预防、早发现、早治疗。

六、急性肾功能不全

神经外科手术特别是术中出血量大出现低血容量、涉及间脑或丘脑下部的手术、严重复合伤行颅脑手术、大剂量甘露醇的应用或术前有肾病史者，术后有可能诱发急性肾损伤（acute kidney injury，AKI），进而出现急性肾功能不全乃至衰竭。

对有高危因素的病人术后应监测血浆胱抑素 C、BUN、Cr、ALb、Hb、24h 尿蛋白定量，记录每小时尿量。血肌酐浓度绝对值>25mmol/L 或血肌酐浓度较前升高>50% 可诊断为 AKI。一旦病人出现少尿、无尿，氮质血症且持续升高及水、电解质和酸碱平衡失调可诊断为肾衰竭。

预防与治疗：

1. 保证有效的循环血容量，尤其注重胶体的补充。

2. 白蛋白、呋塞米与甘露醇合用，减少甘露

醇用量，以减轻其肾毒性。

3. 必要时用小剂量多巴胺保护肾。

4. 改善血液黏度和微循环。

5. 动态监测血钠、血钾、血尿素氮和血糖，维持血浆渗透压在 280～290mmol/L。治疗用药应选择对肾无损害、无毒性或低毒性的药物。

6. 对老年人应慎用甘露醇，或少量多次，或改用呋塞米、甘油果糖等。有条件时可监测颅内压，根据颅内压变化来指导甘露醇等脱水剂的使用。使用甘露醇的病人，要动态监测尿量、血电解质和肾功能的变化，同时减少使用其他损伤肾功能的药物，警惕急性肾功能不全的发生。做到早发现、早治疗。

7. 有创性治疗：腹膜透析以及 CRRT 治疗。

七、泌尿系统感染

神经外科术后若病人有较长时间保留尿管导尿，有可能继发泌尿系统感染。当病人有发热，分析原因时要考虑到泌尿系统感染的可能。预防重在做好护理工作，并保证每日尿量在 1000ml 以上。当发现尿液浑浊，有絮状物或带有血性尿液应及时留取标本送检，先行经验性治疗，再根据药敏结果选择敏感的抗生素治疗。

八、深静脉血栓和肺栓塞

神经外科手术可因手术时间长以及大量应用止血与脱水药或术后长期卧床而并发深静脉血栓（deep vein thrombosis，DVT），并可继发肺动脉血栓栓塞症（pulmonary thromboembolism，PTE），即通常所说的肺栓塞，后者可致病人突然死亡。据文献资料显示，神经外科病人手术后 PTE 和 DVT 的发病率分别为 1.5%～5% 和 19%～50%，必须引起重视。

（一）临床表现

下肢 DVT 主要表现为突发的下肢疼痛、增粗肿胀，严重时出现肤色加深及局部皮温升高。PTE 典型表现为活动后突然出现呼吸困难，发绀，休克，甚至猝死。辅助检查方法较多，如彩色多普勒超声显像（CDUS）、静脉造影术、血浆 D-二聚体测定、数字减影血管造影（DSA）、CTA、磁共振血管造影及胸部 X 线片等。对于怀疑下肢 DVT 的病人 CDUS 可作为首选的辅助诊断方法。根据病史、临床表现结合辅助检查作出诊断。

（二）预防

大部分肺栓塞病人来不及确定诊断就发生猝死，所以对本病应以预防为主。对存有危险因素的病人，要采取适当的预防措施：

1. 做好对病人及其家属的宣教和沟通。

2. 术中、术后使用间歇性充气和（或）加压弹力袜，术后用小剂量低分子肝素等药物。但是，由于肝素存在诱发颅内出血的危险，故国内有学者对神经外科围术期进行预防性抗凝治疗仍存顾虑。但据文献报道，术后应用小剂量低分子肝素治疗下肢深静脉血栓 2 周并不增加出血和血肿发生率。

3. 对于手术时间长或意识障碍者，护理人员及家属应在术后尽早活动病人四肢关节，拉动肌肉，发挥肌肉"泵"的作用。清醒的病人，应嘱其早期下床活动。

4. 术后应避免长时间、大剂量应用止血药和脱水药。

（三）治疗

1. 下肢 DVT 的治疗　包括给予卧床、患肢制动、抬高患肢以及避免咳嗽、排便等增高腹压动作等一般治疗及溶栓、抗凝和抗血小板活化等综合治疗。

溶栓治疗：尿激酶每日 50 万 u 溶于低分子右旋糖酐 500ml，患肢远端浅静脉给药，连续 5～10 日，同时将患肢近端（大腿根部）用止血带结扎，注意松紧适度。抗凝治疗：低分子量肝素 0.4～0.8ml 皮下注射，12h 一次，持续 5～10 日。抗血小板活化治疗：若无禁忌证，3 日后开始口服阿司匹林 100mg/d，以减溶栓后再栓塞。治疗过程中，应每日监测 PT、APTT、INR，密切观察有无出血倾向，并且每日记录患肢肿胀处和健肢同水平的周径，以判断治疗效果。溶栓治疗越早越好，应在发病后 1 日内实施，最晚不超过 5 日。

2. PTE 的治疗　①绝对卧床休息，高浓度吸氧，解除气道痉挛，可给予氨茶碱，对于呼吸困难者予气管插管、呼吸机辅助呼吸。②放置中心静脉压导管，测量中心静脉压，控制输液入量及速度。③镇痛，有严重胸痛时可用吗啡皮下注射，休克者避免使用。④抗休克及抗心律失常。⑤缓解肺动脉及冠状动脉痉挛，可给予阿托品 $0.5 \sim 1.0$ mg 静脉注射。⑥抗凝治疗与溶栓。⑦对急性大块肺栓塞，经抗凝和溶栓治疗无效时，可考虑行血管内介入治疗或肺动脉栓子切除术。

对于不能抗凝治疗的 PTE 和 DVT 病人，可置入下腔静脉滤器（IVCF），以预防致死性肺栓塞的发生。

总之，对于深静脉血栓和肺栓塞要做到早预防、早发现、早治疗。治疗上需要多科协作。

九、凝血功能障碍

神经外科手术在一定程度上对机体是一种创伤，特别是手术大、持续时间长、出血量多，或合并休克等，就可能触发凝血功能障碍，出现高凝或低凝状态。

（一）诊断

当手术后检测 PT、INR、APTT 和血小板计数当中至少有一个指标出现异常时即可诊断为凝血功能障碍。此外，包括纤维蛋白原、D 二聚体、FDP、TAT、PAP 和血栓弹力图（TEG）等其他几项指标的检测，有助于更细化、全面的评估。用于诊断低凝或高凝状态的凝血评估越全面，就越能进行针对性治疗。即便是凝血指标正常，一旦出现从静脉穿刺点、伤口或术中切口渗血的临床征象时，必须作为凝血异常的阳性指标认真对待。

（二）防治

防治措施包括：①术中积极主动快速地控制出血，并维持好有效血容量和血压。②液体复苏：积极纠正全身低灌注、合理应用血液制品并积极纠正凝血病。在选择复苏液时应避免大量补充晶体液，以免血液稀释导致凝血病加重。③积极纠正酸中毒。④注意体温的监测和维护，防止低体温。⑤早期积极补充各种凝血底物。⑥早期

恰当使用各种止血药物。⑦联合血液科医师协同治疗。

十、脓毒症

神经外科手术后可因并发肺部以及尿路感染、导管相关性感染、颅内感染、肠源性感染以及血行直接感染等，而发展为脓毒症。其病情凶险，预后差。

（一）诊断

脓毒症的诊断必须具备以下 2 个条件：（1）有活跃的细菌感染的确实证据，但血培养不一定阳性；（2）全身性炎症的临床表现，即所谓的全身炎性反应综合征（SIRS）。SIRS 标准有 4 项，符合其中 2 项即可诊断：①体温>38℃或<36℃；②心率>90 次/分；③呼吸>20 次/分或有过度通气致 $PaCO_2$<4.3kPa（32mmHg）；④白细胞计数>$12×10^9$/L 或<$4×10^9$/L，或幼稚细胞>10%。

（二）预防

预防措施包括：①严格无菌操作：手术操作、各种导管留置、换药及护理操作等均应严格执行无菌操作。②足够的营养支持：强调早期肠内营养，必要时联合肠内营养。及时纠正贫血、低蛋白血症及控制好血糖等。③抗菌药物规范的预防性应用。④规范、加强的护理。⑤早发现、早治疗，有效控制初期感染。

（三）治疗

1. 病人应在 ICU 或 NICU 治疗。

2. 控制感染。明确病原学诊断、针对性抗感染治疗和预防继发感染。

3. 容量治疗，包括：

（1）早期液体复苏：对于严重脓毒症和脓毒性休克病人，晶体液应作为液体复苏时的首选。必要时可联合白蛋白进行容量治疗。液体复苏的初期目标是保证足够的组织灌注。

（2）血管活性药：去甲肾上腺素是维持最初的复苏目标 MAP≥65mmHg 的首选血管活性药，必要时可联合使用肾上腺素以维持适当的血管张力。

（3）正性肌力药：对于存在心功能不全表现，应予试验剂量的多巴酚丁胺（最大量为$20\mu g/(kg\cdot min)$）单独输注或是在原已使用血管活性药的基础上联合应用。

（4）糖皮质激素：仅限于液体复苏和升压治疗无效的感染性休克病人，小剂量糖皮质激素能有效降低感染性休克病人的病死率。若已无休克征象，则无需再给予糖皮质激素治疗。

（5）成分输血。

（6）机械通气：严重脓毒症及脓毒性休克可以导致急性呼吸窘迫综合征（acute respiratory distress syndrome，ARDS）。在进行有效的容量复苏后，病人仍存在低氧血症时，可使用机械通气治疗。

十一、内分泌功能低下

因肿瘤或出血直接压迫或损伤下丘脑、垂体柄和垂体以及手术对这些结构的损伤，在术后可出现不同程度的下丘脑-垂体-肾上腺皮质轴、下丘脑-垂体-甲状腺轴、下丘脑-垂体-性腺轴一过性或永久性功能低下。术后需全面、动态监测相关的激素水平，出现激素水平低下者应给予有效的替代治疗。强调与内分泌科、妇产科、男科医师等协同诊治。术中应注意保护垂体柄，一旦损伤，术后可出现尿崩症，应作相应处理。

十二、褥疮

神经外科术后，如病人长期卧床局部长期受压、大小便护理不到位、营养不良就容易发生褥疮。预防重在做好护理工作和保证充足的营养。治疗重在早发现、早处理。

（康德智）

索　引